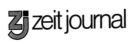

BARBARA BÜCHNER
Die Sterbehelfer

Authentische Erzählung

CIP-Titelaufnahme der Deutschen Bibliothek

Büchner, Barbara:
Die Sterbehelfer : Authentische Erzählung / Barbara Büchner. –
Berlin : Zeitjournal, 1990
ISBN 3-927390-07-0

Bestell-Nr. 8998.07
© Copyright 1990 by ZEITJOURNAL Verlag, Berlin
Verlagsauslieferung: ZEITJOURNAL Verlag, Postfach 12 20,
7303 Neuhausen-Stuttgart
Umschlaggestaltung: Ilona Arfaoui
Satz: Typo Schröder, Dernbach
Printed in West-Germany

Die Handlung dieser Erzählung orientiert sich an unserer gesellschaftlichen Wirklichkeit. So sind alle in diesem Buch erwähnten medizinischen und gesellschaftlichen Fakten zum Thema Euthanasie der Realität der neunziger Jahre entnommen. Geändert wurden nur persönliche Namen und Daten.

Barbara Büchner

Mein Dank gilt

Herrn Prof. Dr. Karl Steinbereithner, Leiter des Ludwig Boltzmann-Instituts für Experimentelle Anästhesiologie und Intensivmedizinische Forschung, dessen Entgegenkommen dieses Buch erst ermöglicht hat,

Herrn Dozent Dr. Walter Mauritz, Oberarzt an der Intensivstation 41, der entscheidende Ideen geliefert hat,

ganz besonders aber Frau Dozentin Dr. Sylvia Fitzal, Leiterin der chirurgischen Intensivstation B 200, die viele Stunden dafür aufgewandt hat, den medizinischen Teil des Buches bis ins Detail wahrheitsgetreu zu gestalten.

Barbara Büchner

Freitag, 3. November, 18.30 Uhr.

»Nächster Halt: Zentralkrankenhaus«, schmetterte die Lautsprecherstimme über Lisa Offenbachs Kopf. Sie schreckte aus einem Halbschlaf hoch, der mehr dem überheizten Schnellbahnabteil und der verbrauchten Luft darin zuzuschreiben war als Müdigkeit. Sie war immer ausgeschlafen, wenn sie zum Dienst fuhr. Sie achtete pedantisch darauf, mindestens neun Stunden vor der vorgesehenen Aufwachzeit gebadet und schlafbereit im Bett zu liegen – niemand auf C 12 konnte sich einen benebelten Kopf leisten. Sie schlug die Augen auf und bemühte sich, den Gedanken zu ignorieren, der sich ihr im Halbschlaf aufgedrängt hatte.

Sie fuhr sich mit einer schmucklosen Hand über Augen und Stirn und versuchte sich von der quälenden Erinnerung abzulenken, indem sie das Innere des langen Abteils in Augenschein nahm, aber da war nichts zu sehen außer zerfledderten Werbeblättern auf den Sitzen und Orangenschalen auf dem schmutzig cremefarbenen Vinylboden. Sie wandte sich dem Fenster zu. Es war kalt; die Scheiben des geheizten Abteils hatten sich mit trübem Nebelfilm beschlagen, in den die Passagiere mit Händen und Handschuhen Gucklöcher wischten. Der Vorortzug passierte auf einem Viadukt die gelbe Lichterflut einer Geschäftsstraße und gleich darauf in einer langgestreckten Kurve einen Vorstadtfriedhof, in dem jetzt, einen Tag nach Allerseelen, auf vielen Gräbern Lichter brannten. Lisa drückte die Stirn an das kaltfeuchte

Glas. Von der Höhe des Viadukts aus gesehen war der Friedhof eine schwarze Schneise im schrillen Licht der Stadt. Niemandsland. Steinerne Grabreihen flogen vorbei, vom Dunkel des Novemberabends und der Geschwindigkeit des Schnellbahnzuges verwischt. Vor dem gotischen Torgebäude erhob sich, von den Straßenlampen in kalten bläulichweißen Glanz getaucht, überlebensgroß eine Marmorstatue, den Todesengel nach antiker Art als schönen Jüngling mit ausgelöschter Fackel darstellend. Der Anblick erinnerte sie an Beraneks Buch.

Ihre Gedanken wanderten in unbehaglichen Erinnerungen hin und her.

Es war vorbei.

Was immer geschehen war, jetzt, da Beranek fortging, mußte es vorbei sein.

Der Gedanke nahm keine scharfumrissene Gestalt an. Er wanderte – wie die Nachtlandschaft vor dem Zugfenster zwischen Licht und Schatten wechselnd –, weiter zur Erinnerung an zwei tote Gesichter. Eines sah sie im Bett vor sich, Kopf und Schultern auf das im Todeskampf verrutschte Leintuch und die Unterlage darunter gebettet, inmitten der sinnlos gewordenen Takelage von Infusionsschläuchen, Kabeln, Sonden, Elektrodendrähten. Das andere war dem endgültigen Ende noch einen Schritt näher gerückt. Sie sah es in eisgrauem Dämmerlicht vor sich, in der tristen Umgebung des Hinterzimmers, in dem die Verstorbenen von C 12 die gesetzlich vorgeschriebenen drei Stunden Frist ablagen, ehe sie in die Kühlkeller der Pathologie gebracht wurden. Das Gesicht war leer und nackt, vom Leintuch, dessen Zipfel sie zurückgeschlagen hatte, wie von einer Nonnenhaube umgeben. In seiner Starre und gelblichen Blässe hatte es beklemmende Ähnlichkeit mit den Wachsmoulagen gehabt, die Reihe an Reihe in den Vitrinen des Pathologischen Museums hingen, jede die Maske einer anderen ehemals tödlichen Krankheit, Lues, Gelbsucht, Tuberkulose, Diphterie, Scharlach ...

Der Gedanke kehrte zu den Lichtern auf dem Friedhof zurück, wandernd und vage.

Freitag, 3. November, 18.45 Uhr.

Lisa stieg an der Station Zentralkrankenhaus aus, einer Schlucht aus Beton und Kacheln, in die die Natriumdampflampen der Auffahrtsrampe ihr kaltes oranges Licht warfen. Der Lift brachte sie nach oben aufs Niveau des riesigen Spitalskomplexes und dann noch einen Stock höher zu dem verglasten Steg, der die Stadtautobahn querte.

Durch die schmutzigen Scheiben sah sie die Landschaft des Krankenhauses vor sich. Von scharfen unnatürlichen Lichtern erhellte Betonwüsten, pechschwarze Schatten, die schwarzbraunen Betonklippen der beiden Bettenhäuser, die den Nachthimmel verdunkelten wie die Zwillingstürme in den letzten Szenen von »King Kong«. Daneben die Trabantenstadt der Kliniken – Wohntürme der Ärzte, Schwestern und Pfleger. Dazwischen hingeschachtelt die Glas- und Beton-Bauten verschiedener Ambulanzen und Administrationsgebäude, und immer wieder zwischen den Neubauten Baugruben, Erdkrater, von provisorischen Stegen überbrückte stockwerkstiefe Schächte, auf deren Grund unheilvoll glitzernd das Wasser stand. Die Nachtwächter patrouillierten hier bewaffnet und mit Hunden, denn in den hohläugigen Neubauten trieb sich jetzt, wo die Nächte kalt und feucht wurden, lichtscheues Volk herum. Stadtstreicher nächtigten in den Kellerräumen. Diebe suchten die Bauhütten und Kioske heim.

Lisa genoß es, das letzte Stück Weges zu Fuß zurückzulegen. Laufen war ein Vergnügen, fast eine Leidenschaft für sie. Auf den stundenlangen einsamen Spaziergängen, mit denen sie zu jeder Jahreszeit ihre dienstfreien Tage verbrachte – sie kehrte eben von einem solchen Spaziergang zurück –, fand sie wieder zu sich selbst, zog sich zurück in eine innere Schutzzone, zu der die Anforderungen von C 12 keinen Zugang hatten. Sie lief in bequemen Earth-Shoes, die wattierte Bomberjacke eng um sich gezogen, durch die kalte mondhelle Nacht, hinüber in den alten Teil des Zentralkrankenhauses, wo fahlweiß getünchte Altbauten mit lateinischen Inschriften über den Giebeln die Betonzitadellen ablösten. Vorbei am feuchtdunklen Abgang der Pathologie. Vorbei an schwarzen Gußfiguren unter den modrig riechenden Eiben, die in der Gründerzeit des damaligen Garnisonsspitals kunstvoll zu Kugeln und Kegeln beschnitten die geräumigen Höfe geziert hatten. Jetzt, zweihundert Jahre später, glich das Zentralkrankenhaus einer hochherrschaftlichen Wohnung, in die von Jahr zu Jahr mehr Menschen hineingepfercht werden, bis auch der letzte Winkel belegt ist, so verbaut waren die Höfe und Durchlässe zwischen den ursprünglichen Gebäuden.

Im Lazarett-Hof erreichte sie schließlich ihr Ziel, den langgestreckten Beton-Bungalow der Intensivpflegestation C 12. Licht glänzte hinter den schmalen Milchglasluken. Die Fenster blickten seitlich auf das Museum der Zahnklinik, rückwärts auf einen finsteren Depothof voll ausrangierter Bettgestelle und vorne hinaus ins architektonische Durcheinander des Hofes, in dem die häßlichsten Stilformen von zwei Jahrhunderten einander ein Stelldichein gaben.

Vor dem Gebäude waren zwei Putzfrauen damit beschäftigt, die orangen Abfallsäcke in den Container zu stopfen. Dragica, die plumpe Jugoslawin, die beständig ein schwarzes Kopftuch trug, rief ihr freundlich zu: »Je, schnell hinein und Kaffee trinken, Schwester, heute so kalt!« – dabei kreuzte sie die Arme über der Brust und schüttelte sich schnaubend. Die andere – Frau Isolde, die den inoffiziellen Rang einer Oberreinigungsfrau innehatte –, grüßte kühl, ohne die grellrot geschminkten Lippen zu öffnen. Ihr schwarzgefärbtes Haar glänzte im Neonlicht wie Nylon. Sie war vorzeiten – bevor die Ehe mit einem Alkoholiker sie zerstört hatte –, Ordinationsgehilfin eines noblen Frauenarztes gewesen, und in Erinnerung an diese glanzvolle Vergangenheit trug sie lange rotlackierte Nägel unter den Gummihandschuhen und verachtete nicht nur die Putzfrauen und Hausdiener, sondern auch die Schwestern und Pfleger der Intensivstation.

Zur Türe hinauf führten nebeneinander zwei flache Stufen und eine Rampe für die Transportwagen. Lisa stieg hinauf. Etwas am Türglas zog ihren Blick an – ein runder schwarz-weißer Fleck, der in Kniehöhe auf der milchig schimmernden Fläche klebte. Sie wußte, was es war. Dennoch blickte sie es einen Moment lang an, bevor sie es mit einem Ruck ablöste und zwischen den Fingern zu einer klebrigen Kugel zerknüllte: Ein Kleber, der auf weißem Grund zwei schwarze Palmzweige und dazwischen die Lettern R.I.P. trug.

Freitag, 3. November, 19 Uhr.

Die starke, immer verschlossene Drahtglastüre öffnete sich, als Lisa der Gegensprechanlage ihren Namen nannte. Nach der schillernden Dunkelheit draußen war das Licht, das sie empfing, hart und grell und die Wärme so aufdringlich wie in einem Heizkeller. Sie trat in den Raum neben dem Eingang, den das Türschild stolz als »Umkleideraum« auswies – ein schrankgroßes Kämmerchen mit einem so schlichten Interieur wie ein Volksduschbad minderer Klasse. Es gab Metallspinde, alle schmal, militärgrün und unpraktisch; es gab eine Bank aus hellem Vinyl, einen Waschraumspiegel und ein mit weißem Wachstuch ausgelegtes Regal, in dessen Fächern sich frische orange Overalls stapelten – und das war alles, was es gab. Außerdem war der kleine Raum mit den erstaunlichsten Dingen vollgestopft, Dingen wie einem Stapel Brandschutzdecken, einem Karton Schaffelle und zwei Bleischürzen. Entweder, dachte Lisa, wurden Intensivstationen prinzipiell zu klein gebaut, oder sie schwollen um so anspruchsvoller an, je großzügiger sie bemessen wurden. Woran immer es lag, der Platz reichte so wenig wie auf einem U-Boot, und das Bedürfnis, alles Nötige für jedermann jederzeit erreichbar zu machen, hatte zu einem System von geordnetem Chaos geführt, das nur den Eingeweihten einsichtig war.

Lisa zog sich um. Während sie ihre Straßenkleidung –, Cordhosen, Pulli, T-Shirt – in den Spind hängte und mit einem Gefühl der Befreiung in den losen Overall schlüpfte, betrachtete sie ohne Eitelkeit ihr Bild im Spiegel: Das Bild einer kleinen zarten Frau, die hübsch gewesen wäre, hätte sie sich bemüht, hübsch zu sein. Ihr Gesicht war sehr blaß und in dieser Blässe unansehnlich. Ungeschminkt, mit kurzgeschnittenem, fast geschorenem dunklem Haar und der runden Metallbrille war sie eine merkwürdig alterslose Erscheinung – es kam selten vor, daß jemand ihre 36 Lebensjahre auf Anhieb richtig schätzte. Während sie den Kittel um Brust und Hüften bequem zurechtschüttelte, ging ihr ein weiterer unbehaglicher Gedanke durch den Kopf, eine zynische Anspielung darauf, daß ihre Overalls in einem ähnlich grellen Orange eingefärbt waren wie die Arbeitskleidung der städtischen Müllabfuhr. Der Witz kursierte schon so lange unter den Schwestern und Pflegern der normalen Stationen, daß sie ihn zu ignorieren begannen, aber kürzlich hatte ihn ein Oberarzt der Medizinischen Klinik vor seinen Kollegen kolportiert, und seither waren die Beziehungen zwischen C 12 und den anderen Stationen, die immer schon etwas distanziert gewesen waren, vollkommen eingefroren.

Draußen summte der Türöffner, und gleich darauf drängte ein Assistenzarzt in den Umkleideraum. Lisa grüßte, obwohl sie längst wußte, daß Dr. Tilman nicht zurückgrüßte – jedenfalls nicht so wie andere Leute. Er wandte scharf den Kopf, als hätte ihr Gruß ihn erschreckt, blinzelte, zog die farblosen Brauen zusammen und gab dann zugleich mit einem Kopfnicken einen dumpf schnaubenden Laut von sich.

Sie beobachtete ihn, wie er seine Kleider ablegte. Sorgsam gewählte Kleider: Kurzer heller Kamelhaarmantel, farblich passender Pullover im irischen Stil, sandfarbene Hosen. Dr. Tilman wußte, wie sein Vorgesetzter ihn sehen wollte. Oberarzt Dr. Gregor Wiegand legte Wert auf einen Assistenten, der auch am Rednerpult eines internationalen Ärztekongresses präsentabel war, und Dr. David Tilman – innerhalb der Station als »Dr. David« angesprochen, was einen unbehaglichen Kompromiß zwischen Nähe und Distanz darstellte –, hatte gute Aussichten, auf vielen internationalen Ärztekongressen präsentiert zu werden. Seit seinen ersten Studiensemestern galt er als medizinisches »Wunderkind«. Er war zweifellos hochintelligent, und er war, was für eine Karriere noch mehr bedeutete, ein Workoholic ohne Privatleben. Er hatte ein Doppelstudium an der Technischen Hochschule und dann, als er sein Interesse an der Medizintechnik entdeckt hatte, an der medizinischen Fakultät absolviert und unmittelbar nach seiner Promotion die Einladung zu einem Praktikum am berühmten Massachusetts Hospital in Boston, dem Mekka aller Anästhesisten, erhalten.

Sein Interesse, daran gab es keinen Zweifel, galt in erster Linie der Technik, aber man mußte ihm zugestehen, daß der begabte Ingenieur auch ein erstaunlich engagierter Arzt war. Wie sein Vorgesetzter war er oft außerdienstlich auf C 12 anwesend, wenn ihn etwas interessierte.

In den Kreisen der Anästhesisten und Intensivmediziner wurde sein Gesicht allmählich bekannt – dieses ebenso farb- wie reizlose Milchgesicht mit den bläßlich-grauen Augen, über dem sich engelslockiges Haar ringelte, Haar von einem verwaschenen Erdbeerblond, das aussah, als sei es beim Waschen zu sehr ausgelaugt worden. Die Zähne fielen auf; wenn er sprach, zeigten sie sich in gepflegtem Weiß, aber schief und schartig zwischen den Lippen.

Seine Erscheinung hatte, als er in Slip und Leibchen dastand, etwas merkwürdig Inkongruentes an sich, als sei er aus zwei verschiedenen Personen zusammengestückelt. Der Körper war der eines hochgewachsenen jungen Mannes; rank und schlank wie der eines Tänzers (obwohl Dr. David weder tanzte, noch irgendeine Art Sport betrieb, sondern den größten Teil seiner Freizeit in Rocksymphonien versunken vor seiner Stereoanlage verbrachte) – aber zu diesem klassisch schönen Körper gehörte ein verdrießliches Gesicht und ein Paar Hände, die, ohne einen sichtbaren Defekt aufzuweisen, so unnatürlich wirkten wie Hände ohne Handlinien.

Dr. Davids Temperament war unter allen Umständen ziemlich unausgeglichen, aber an diesem Abend fiel Lisa auf, wie unruhig und aufgekratzt er sich benahm. Seine Hände flogen, als er an Knöpfen und Reißverschlüssen hantierte, und er murmelte in Abständen vor sich hin, als führte er ein Zwiegespräch mit einem unsichtbaren Partner. Plötzlicher Argwohn stieg in ihr auf: diese geschwätzige Unruhe war schon früher das Sturmzeichen gewesen, das unerfreuliche Entwicklungen ankündigte.

Dr. Wiegand würde es bemerken, aber er würde ihn, wie jedesmal, decken – als hätte nicht zumindest der innere Kreis von C 12 längst gewußt, worin Dr. Davids Problem bestand. Der Stationsleiter machte kein Hehl aus der Vorzugsstellung, die der Assistenzarzt bei ihm hatte, und er nannte ebenso offen den Grund: Sein eigener Sohn, jetzt – wie David Tilman auch –,

Anfang 30, war ein Versager, jedenfalls ein Versager aus der Sicht eines Vaters, der vom ersten Rigorosum an kein anderes Interesse gekannt hatte als die Intensivmedizin.

    David Tilman knallte die Tür seines Spinds zu und zwängte sich – wobei er Lisa ziemlich rücksichtslos beiseitestieß –, aus dem winzigen Umkleideraum. Ihr Blick blieb an der Spindtüre hängen. Auf dem Metall klebte rund und froschgrün ein Sticker mit einem fröhlichen Smiley und dem Text SCHLAF GUT MIT EINEM ANÄSTHESISTEN. Dr. David Tilman selbst, dachte Lisa, war es zweifellos nicht gewesen, der den Kleber dort angebracht hatte; er hatte absolut keinen Sinn für Späße, am allerwenigsten frivole Späße. Er war rundum und durch und durch ärztliche Würde und Autorität.

Sie schob die innere Türe auf, die zum eigentlichen Stationsbereich führte. Sofort hatte sie, wie immer bei Dienstbeginn, das Gefühl, in eine andere Welt zu tauchen, die eigenen Gesetzen gehorchte, in Treibhauswärme, voll von den schalen, üblen Gerüchen des Krankenhauses, in grelles Licht, unablässige Geschäftigkeit, ununterbrochene Anspannung – das Gefühl, daß hinter dem dicken geriffelten Milchglas der Außentüre mit der strikten Aufschrift EINTRITT STRENG VERBOTEN eine andere Dimension des Lebens begann, eine von der Welt draußen, selbst von der Welt des Krankenhauses abgeschottete Zone, deren Bewohner so isoliert und so völlig aufeinander angewiesen waren wie die Belegschaft einer antarktischen Forschungsstation. Jeder hier war von jedem abhängig. Zusammenhalt war alles. Wenn dieses Teamwork nicht funktionierte, kam die Kälte herein.

    Der Korridor war, wie immer, von Ecke zu Ecke vollgeräumt mit einer Unzahl von Gerätschaften und Zubehör. An der Wand entlang gereiht standen große metallene Container für steriles Verbandmaterial und farbige Abwurfsäcke für Wäsche und Müll. Auf den Ablagen stapelten sich Packungen mit Einweghandschuhen, Blutdruckmanschetten, in Folie eingeschweißte Schläuche, unbenutzte Geräte, orange Overalls. Diese Overalls, dachte Lisa, waren wie Kakerlaken, überall kamen sie einem entgegen, wo man die Türen öffnete, waren sie drinnen, sogar das Aktenregal im Ärztedienstzimmer beherbergte einen hohen Stapel davon.

    Im Vorbeigehen warf sie einen Blick in die beiden Krankenzimmer mit ihren je vier Betten, die – wie ein nur durch den Korridor getrennter Krankensaal –, links und rechts des Ganges lagen.

Von den Stirnwänden leuchteten ihr die Fototapeten paradiesischer Tropenlandschaften entgegen: sie sollten aufheiternd wirken. In den beiden stark ausgeleuchteten Räumen war alles ruhig. Die Patienten schliefen oder dösten; das leise summende und piepsende Geräusch der Überwachungssysteme war deutlich zu hören. Dann machte sich mit einemmal eine menschliche Stimme bemerkbar. Lisa steckte den Kopf durch die türlose Öffnung des linken Zimmers. Pfleger Jaroslav Lischka saß an Bett 3, in dem das Sorgenkind der Station lag, der 12jährige Patrick Sward, der nach einem Unfall mit dem Skateboard seit nunmehr neun Wochen im Koma lag. Lischka – ein großer bulliger Enddreißiger mit üppigem dunklem Haar und stumpfen slawischen Zügen –, sprach wie jeden Tag mit dem bewußtlosen Jungen. Er war von Anfang an überzeugt gewesen, Patrick würde nicht aufgeben, solange er mit ihm – wie Rettungsmannschaften mit verschütteten Bergleuten –, gewissermaßen Funkkontakt hielt. Jetzt sah es aus, als hätte er recht behalten: Patrick zeigte Anzeichen, aus seiner tiefen Dunkelheit zurückzukehren.

Sie hörte Lischka sprechen, in einem Tonfall, als verlautbarte er die Abendnachrichten. Seine tiefe dunkle Stimme mit ihrem leichten fremdländischen Akzent hob und senkte sich in gleichmäßigem Rhythmus. »Patrick? Da ist Jaroslav Lischka. Jaroslav kennst du, ja? Freilich kennst du. Heute ist Freitag, 3. November. Schöne Nacht, kalt, aber schneit noch nicht. Wir haben ein kleines Abschiedsfest heute, Lutz Beranek geht weg – den kennst du auch, der Dünne mit den schwarzen Haaren und dem bißchen Bart da und da.« Er streckte seine große glatte Hand aus und tätschelte einmal links, einmal rechts Patricks wachsbleiche Wangen.

Freitag, 3. November, 19.15 Uhr.

Es dauerte immer ein paar Minuten, bis die Geräusche der Station voll in ihr Bewußtsein drangen – oder besser, bis diese Geräusche sich von einer gedämpften Kakophonie in den harmonischen Klangteppich wandelten, der jeden Augenblick der nächsten zwölf Stunden begleiten würde. Allmählich ordneten sich die vielen Laute, sie vernahm das seltsam geisterhafte mechanische Atmen der Respiratoren, das gleichmäßige, dünne »Bliep«, mit dem die Herzüberwachungssysteme jeden Herzschlag anzeigten, das Summen der kleinen Motoren. Es waren Geräusche, die nach kurzer Zeit unter ihre Wahrnehmungsschwelle sanken und erst hörbar wurden, wenn eines plötzlich aussetzte.

Durch die offene Türe des Ärztedienstzimmers sah und hörte sie Dr. Gabriel Lukas telefonieren. Er winkte ihr mit den Fingern zu, und sie winkte zurück. Bei einer Wahl des allseits beliebtesten Mitarbeiters, dachte Lisa, hätte Dr. Lukas konkurrenzlos den ersten Platz belegt, und er war auch eine angenehme Erscheinung – 35, mittelgroß, athletisch gebaut, sein bräunlich-blondes Haar war glattgekämmt, seine Oberlippe deckte ein geradezu viktorianischer Schnauzbart, der einem weichen Gesicht mehr Männlichkeit verleihen sollte. Er telefonierte mit seiner Schwester, einer Neurologin, die in einem anderen Teil des Zentralkrankenhauses Dienst tat. Lisa hörte ihn sagen: »Kannst du ihm nicht klarmachen, daß ich kein Huhn Hawaii mag? Ich will nichts Gebratenes und Ananas und Kirschen dazu, das ist doch widerlich. – Wie? *Ich?* Oooh ... du weißt genau, wenn ich es ihm sage, ist er beleidigt, du bist da diplomatischer. – Was ich heute gegessen habe? Also zu Mittag ...«

Der kleine, von cognacgelbem Licht erhellte Aufenthaltsraum war überfüllt. Auf der rostfarbenen Sitzgruppe aus Lederimitation drängte sich Schulter an Schulter die halbe Belegschaft von C 12. Das Schild an der Türe besagte: »Teeküche«, aber der Raum mußte, wie die Einzimmer-Apartements armer Leute, in der klaustrophobischen Enge der Station eine ganze Anzahl Funktionen zugleich erfüllen. Er war zugleich Bereitschaftszimmer und Cafeteria und Kommandozentrale, doppelt und dreifach eng, weil die Ärzte lieber mit hochgezogenen Knien auf der Couch hockend ihre Berichte schrieben, als sich im Ärztedienstzimmer einsam zu fühlen.

Das Wenige, das man »privat« nennen konnte, sammelte sich hier in diesem Raum auf der Kommode und der braun gestrichenen Pinnwand darüber. Ein Kartengruß einer nach New York verzogenen Kollegin, der die Skyline von Manhattan in klebrigen Bonbonfarben zeigte. Ein paar von den maschinengeschriebenen internen Orders, die Dr. Wiegand in seinem eigentümlich sarkastischen Stil verfaßte. Ein schon etwas verstaubt aussehendes Billett, in dem ein Ex-Patient »für alle die Mühe und Fürsorge« dankte. Es war der einzige Dankesbrief, den sie jemals, soweit sie sich erinnern konnten, erhalten hatten. Dankesbriefe und Blumen und Pralinen und bewegte Worte bekam das Personal von Stationen, auf denen die Patienten gesund wurden. Auf der Kommode standen außerdem ein Fernsehapparat und ein Videorecorder, die beide ungenutzt verstaubten. Darüber hing ein Poster, das Plakat eines Anästhesiologenkongresses; es trug unter einem leuchtend bunten Regenbogen die Inschrift: INTENSIVPFLEGE BEDEUTET REALISMUS, LIEBE UND FÜRSORGE.

Diesmal war die Teeküche fast wirklich zu eng: Tag- und Nachtdienst waren kurz zusammengekommen, um Pfleger Lutz Beranek zu verabschieden, der nach zweijährigem Dienst ausschied. Etwas gekünstelte Fröhlichkeit herrschte, als wollten alle jetzt, beim Abschied, wieder gutmachen, daß sie ihn nie sehr gemocht hatten. Lutz Beranek hatte seinen letzten Tagdienst gemacht, war noch im orangen Overall: Ein Mann von 29 Jahren, eine überschlanke, beinahe schon kachektische Erscheinung, mit einem, wie es Lisa erschien, absichtlich kultivierten blauen Bartschatten auf den eingefallenen Wangen.

Lisa fragte sich, ob andere unter ihren Kollegen von dem »Buch« wußten.

Sie blickte sich im Kreis um. Die zwanzig und mehr Menschen, die in dem engen Raum nebeneinander und zum Teil aufeinander saßen, waren in gleichförmiges Orange gekleidet, eine tote Industriefarbe, die alle Unterschiede zwischen ihnen verwischte. Die Overalls verwandelten Männer und Frauen, Ärzte und Pflegepersonal in geschlechts- und ranglose Wesenheiten – orange Ameisen, wie Beranek sie genannt hatte. Lisa hatte bislang nicht herausgefunden, ob die Bemerkung als Beleidigung gemeint gewesen war. Zuzutrauen wäre es ihm gewesen, dachte sie, sie hatte nie einen Mann erlebt, der so unbarmherzig in seinem Witz war.

Sie sah rundum vertraute Gesichter:

Oberarzt Dr. Gregor Wiegand, der wie so oft in seiner Freizeit auf der Station anwesend war. Ein ungeschlachter Endfünfziger, dessen T-Shirt sich über einen Schmerbauch spannte. Er war eine einprägsame Erscheinung mit seinem grauweißen Haar, einem kurzen grauweißen Bart und starker randloser Brille. Sein Gesicht trug derbe, eher unattraktive, aber nicht unsympathische Züge, die einen starken und bis zur Extravaganz eigenwilligen Charakter verrieten. Eigenwillig war auch seine Aufmachung. Daß er zu den orangen Overallhosen Hosenträger trug, mochte Notwendigkeit sein, daß er aber ein hellblaues T-Shirt trug, war eindeutig Exzentrizität. Das T-Shirt trug den Aufdruck WHO'S MR. BIG? Soweit es C 12 betraf, dachte Lisa, war diese Frage ein für allemal geklärt. Es gab nur einen Mr. Big, und die T-Shirts waren seine Insignien. Einmal, ein einziges Mal, hatte Dr. David in seinem übersteigerten Selbstbewußtsein gewagt, seinerseits im T-Shirt zum Dienst anzutreten. Die Folgen waren so fürchterlich gewesen, daß sie alle erwartet hatten, der junge Anästhesist würde um seine Versetzung auf eine andere Station ansuchen. Er war aber geblieben, und mit der Zeit hatte sich die Lage wieder entspannt.

Lisas Blick glitt weiter: Schwester Cordula; eine stämmige Frau, die ihr dunkles Haar in einem Knoten trug und ein wenig aussah wie die altjüngferlichen Lehrerinnen, an die sie sich aus ihrer Volksschulzeit erinnerte.

Neben Schwester Cordula – wie immer im Hintergrund –, Schwester Edda, die in einem ihrer Liebesromanheftchen blätterte und tat, als kümmerte sie die muntere Gruppe nicht. Edda war eine unattraktive Frau, grobknochig wie ein Mann, mit fettigbleicher Haut und afrokrausem dunklem Haar. Sie sprach wenig, und wenn sie es tat, ließ sie zumeist etwas Unerfreuliches hören. Lisa dachte an ihren imaginären Beliebtheits-Wettbewerb und fand, daß Schwester Edda und Dr. Tilman sich den letzten Platz teilen mußten.

Der Raum schien plötzlich aus den Fugen zu bersten, als Pfleger Lischka hereinwatschelte und Beranek stürmisch in die Arme schloß. Er war der einzige auf der Station gewesen, der sich mit dem Unruhestifter verstanden hatte, und der einzige, dem es ehrlichen Herzens leid tat, daß er ging.

Sie wollte sich eben mit ihrer Kaffeetasse aus dem ärgsten Gedränge zurückziehen, als sie eine Gestalt an der Türe entdeckte. Im nächsten Augenblick kam Herr Leopold in seinem typisch unregelmäßigen, fast hopsenden Gang herein, obwohl er genau wußte, daß der Aufenthaltsraum verbotenes Land für ihn war. Das linksseitig hängende Gesicht zu seinem üblichen unterwürfigen Lächeln verzogen, stand er in seinem grauen Hausarbeiterkittel an der Türe. Seine Stimme stolperte beim Sprechen. »Ich wollt' mich auch von Ihnen verabschieden, Herr Beranek.«

Der Pfleger machte sich aus Lischkas Bärenumarmung los und ergriff die blasse, ein wenig klobige Hand des Mannes. »Das ist aber nett von Ihnen, Herr Leopold.«

Die Freundlichkeit des Dieners geriet wie immer etwas aufdringlich. Lisa spürte ein Zucken der Ungeduld in den Wangenmuskeln, als er seine Höflichkeitsfloskeln ein ums andere Mal wiederholte und dabei mit schiefem Mund lächelte. Er meinte es gut, er war ein braver Mann – und wenn man es genau betrachtete, ein sehr tapferer Mann –, aber er konnte einen ungeduldig machen. Sie war erleichtert, als Dr. Wiegand mehrmals in die Hände klatschte und mit seiner tiefen rauhen Stimme rief: »Kinder – Dienst ist Dienst und Schnaps ist Schnaps; wir haben fünf Patienten hier!«

Lisa sah Beranek nach, wie er ging. Einen Augenblick, nachdem die Türe ins Schloß gefallen war, zeichnete sich seine straffe hagere Gestalt noch vom hellen Drahtglas ab, dann verschwand sie. Scheinwerferlicht erhellte die milchige Fläche der Fenster. Ein Motor startete. Das Geräusch verlor sich in den anderen vagen Geräuschen des Krankenhauses. Beranek war fort.

Auf C 12 würde niemand mehr unter verdächtigen Umständen sterben.

Freitag, 3. November, 21 Uhr.

Gegen 21 Uhr wurde es ruhiger auf der Station. Die üblichen Arbeiten zu Beginn des Nachtdienstes waren erledigt, alle Patienten waren gewaschen und umgebettet, bei allen beatmeten Patienten war der Tubus abgesaugt worden, bei allen waren die neuesten Blutgas- und Blutzuckerwerte im stationseigenen Labor festgestellt und die Medikamente für die Nacht verabreicht worden.

Schwester Cordula steckte den Kopf aus der Türe. »Macht jemand Kaffee?« Sie streckte die Zungenspitze vor und verdrehte die Augen, um drastisch klarzumachen, wie durstig sie war. Sie pflegte literweise Kaffee und Cola zu trinken, ohne daß dieses Übermaß an Stimulantien irgendeinen Einfluß auf die heitere Gelassenheit gehabt hätte, die sie in praktisch jeder Situation an den Tag legte. Irgend jemand rief vom Aufenthaltsraum eine bejahende Antwort herüber.

Lisa legte die Gummihandschuhe und die blaue Plastikschürze ab, die sie über dem Overall getragen hatte, und warf sie in einen der Abwurfsäcke, die überall im Stationsbereich griffbereit standen. Sie seifte sich am Waschbecken die Arme bis über die Ellbogen ab und cremte sie ein. Dann machte sie sich, wie es ihre Gewohnheit war, zu ihrer Runde durch die Station auf. Sie war sich durchaus darüber im klaren, daß diese alltägliche und allnächtliche Runde eine milde Art von Zwangshandlung war –

wußte es schon deshalb, weil sie sich bemühte, dabei nicht gesehen zu werden, obwohl ihr Unterfangen weder verboten noch besonders auffällig war. Sie wußte, daß kein Unbefugter in die Station eindringen konnte, jedenfalls nicht, ohne einen Satz Einbruchswerkzeuge anzuwenden: Die dicken dreifachen Kunststofffenster des ebenerdigen Gebäudes ließen sich nicht öffnen; die Vordertüre wurde über die Gegensprechanlage geöffnet und fiel automatisch ins Schloß. Dennoch hatte sie in den letzten Wochen ein nagendes Gefühl von Bedrohung und Gefahr überkommen, das erst erträglich wurde, wenn sie alle Räume überprüft hatte.

Sie öffnete Tür um Tür. Sie spähte in den schmalen Technikraum, der im grauen Halblicht wie das Set eines altmodischen Science-fiction-Films wirkte. Eine Tür weiter befand sich der Abstellraum am rückwärtigen Ende der Station, »das Hinterzimmer« genannt, der einzige Raum, der eine Türe ins Freie aufwies – diese Türe war jedoch von innen verriegelt. Sie wurde überhaupt nur geöffnet, wenn der kleine graue Kombiwagen der Pathologie hinten im Depothof vorfuhr und die Männer mit dem metallenen Transportsarg ausstiegen. Sie öffnete die Labortüre. Ein Dutzend starrer glutroter Augen, blickten ihr die Kontrolllämpchen an den Geräten entgegen, deren dunkel glänzende Metallkästen auf dem U-förmigen Bord an den Wänden entlang aufgereiht standen: Osmometer, Hämatokritzentrifuge, Onkometer, das Gerät zur Serumelektrolytanalyse und – den Raum dominierend –, das große Blutgasanalysegerät. Sie wollte die Türe schon wieder schließen, als plötzlich ein Laut durch die Stille brach: ein boshaftes, halb organisches, halb anorganisches Zischen. Sie erschrak so heftig, daß sie mit der Hand an den Mund fuhr. Dann entspannte sich ihr Körper wieder, als sie sah, woher der Laut gekommen war: Die Heizung hatte sich eingeschaltet.

Ein paar Schritte weiter öffnete sich in der Wand des Korridors das Sichtfenster des Sonderkrankenzimmers, das besonders infektionsgefährdeten Patienten wie beispielsweise frisch transplantierten Organempfängern vorbehalten war. Es konnte, falls notwendig, streng steril gemacht werden, deshalb hatte es eine luftdicht schließende und von innen versperrbare Türe, neben der sich eine Sprechanlage befand. Es war unbelegt; auf der Wandkonsole über dem leeren Metallgerüst des Bettes zeichneten sich die dunklen Umrisse eines außer Betrieb befindlichen Überwachungssystems ab.

Auf dem Korridor war es still. Die Reinigungsfrauen in ihren ockergelben Kleidern, die tagsüber unablässig mit dem Putzwagen unterwegs waren, hatten die Station wie alles nichtmedizinische Personal um 19 Uhr verlassen. Die Türe des Ärztedienstzimmers stand offen und gab den Blick frei in ein Chaos von Computer-Hardware, Leuchtschirmen, Instrumenten und Papieren, das sich vom Schreibtisch ausgehend über die gesamte Einrichtung und die mit Regalen bestückten Wände bis fast hinauf zur Decke ausgebreitet hatte. Ein großer, in warmen goldenen und rostroten Tönen gefärbter Fleck sprang unerwartet daraus hervor – ein Fotoposter, das unter dem Bild eines dunkelgoldenen Sonnenuntergangs den Vers trug:

> GOTT SPRICHT:
> ICH WILL DAS VERLORENE WIEDER SUCHEN
> UND DAS VERIRRTE ZURÜCKBRINGEN
> UND DAS VERWUNDETE VERBINDEN
> UND DAS SCHWACHE STÄRKEN.
> Hesekiel 34,16.

Es war das einzige äußerliche Zeichen für den tiefen christlichen Glauben des Stationsleiters.

Er lag mitten im medizinisch-technischen Tohuwabohu auf der abgewetzten cremefarbenen Couch, die Hände über dem Bauch gefaltet, ein aufgeschlagenes Magazin auf der Brust, was ihm eine gewisse Ähnlichkeit mit den bärtigen Pennern verlieh, die in kalten Nächten mit Zeitungen zugedeckt auf den Heizungsschächten kampierten. Er schnarchte durchdringend, aber so tief und selbstvergessen sein Schlaf auch schien, Lisa wußte, daß er wie eine Katze nie wirklich schlief – ein Teil seines Hirns blieb wach, und sobald ihn die geringste Kleinigkeit alarmierte, fuhr er hoch und war dann mit einem Schlag hellwach.

Er verbrachte von den vierundzwanzig Stunden jedes Tages mindestens zwanzig auf der Station. Alles, was ihn beschäftigte, was ihn faszinierte, was seinem Leben Inhalt gab, war hier, in dieser Betonbaracke, während er in seinem offiziellen Heim nichts weiter vorfand als die Erinnerungen an eine verstorbene Frau und die Gegenwart eines Sohnes, mit dem er über das »Guten Tag« hinaus kein Gesprächsthema fand. Lisa fand, daß sie seinen Dauereinsatz auf C 12 ebenso gut verstehen konnte wie seine Vorliebe für David Tilman. Der junge Arzt mit dem schekkigen erdbeerblonden Haar war vielleicht kein besonders liebenswerter Mensch, aber man konnte sich mit ihm stundenlang über die Fragen unterhalten, die Dr. Wiegand interessierten – Fragen wie die präzise Feststellung der Todeszeit bei Spendern; Fragen wie den neuesten Stand der Forschung über Schockmediatoren und die fortschrittlichsten Beatmungstechniken und Methoden zur Kreislaufüberwachung. Außerdem waren sie beide Musikliebhaber, wobei Dr. Wiegand unter Musik schwergewichtige und pompöse Opern alten Stils verstand, während Dr. Tilman Rockopern und Musicals liebte und ganze Passagen aus »Chicago« und »Cats« und »Das Phantom der Oper« nachsingen konnte.

Lisa ging am Stationsschwesternzimmer vorbei, in dem Schwester Cordula Bestellscheine ausfüllte. Aus dem Aufenthaltsraum drang bereits stark und aromatisch der Geruch von frischgemahlenem Kaffee hervor. Sie stand schon in der Türöffnung, als sie sich wieder umdrehte. Im Glaszylinder der Maschine fauchte und blubberte es noch, in der Kanne stand kaum ein Fingerbreit schwarzer Flüssigkeit; sie hatte Zeit genug, noch einmal durch die Krankenzimmer zu gehen, um alle Betten zu kontrollieren und sich den Patienten, die wach und ansprechbar waren, ein paar Minuten zu widmen.

Schwester Birgit folgte ihr. Lisa war nicht besonders erfreut darüber; Birgit war eine der Kolleginnen, mit denen sie nicht harmonierte. Sie war sehr viel jünger als die meisten auf C 12, erst 22, mit einem runden Gesicht unter glattem, modisch asymmetrisch geschnittenem blondem Haar. Sie hatte erst nach der Matura die Krankenpflegeschule gemacht, nachdem ihr ursprünglicher Berufswunsch – in einem Entwicklungsland als Lehrerin tätig zu werden –, fehlgeschlagen war. Nach Lisas Meinung war auch ihre zweite Entscheidung, sich der Intensivmedizin zu widmen, ein Fehlschlag – Birgit war fachlich nicht untüchtig, aber psychisch war sie eine Fehlbesetzung auf C 12.

Und eine Fehlbesetzung war immer eine potentielle Gefahr.

Freitag, 3. November, 21.30 Uhr.

Als sie ins Einserzimmer trat, fand sie Schwester Radana darin beschäftigt, eine schmächtige Jugoslawin, deren schmales braunes Gesicht von großen Augen und weit vorspringenden Zähnen beherrscht wurde. Wenn sie lächelte – was sie gerne und oft tat –, zeigte sie wie ein Pferd die Zähne bis zum Zahnhals und einen breiten Saum rosa Zahnfleisch darüber. Sie sprach perfekt Deutsch, und dennoch schien sie ihrer eigenen Sprachfähigkeit nicht zu trauen, denn sie illustrierte, was sie sagte, häufig mit bildhaften Gesten. Sie lächelte Lisa an, dann beugte sie sich wieder über die Patientin im ersten Bett, die ihr für diese Nacht zugeteilt worden war. Es war eine Neuaufnahme, und Lisa trat interessiert näher. Ein massiver Dunst schlug ihr entgegen: Radana hatte einen ausgeprägten Körpergeruch und eine Vorliebe für modersüße Parfüms wie Patschuli und Moschus. Die Mischung wirkte so stark auf Männer, daß sie ungeniert schnupperten, wenn sie in ihrer Nähe zu tun hatten.

Über Bett 1 ragte das glitzernde Stahlrohrgestell eines Extensionsapparats auf. Die neue Patientin schlief unter dem Einfluß starker Medikamente. Sie war am Morgen erst von der Unfallchirurgie herübergebracht worden: Eine ältliche Frau mit graubraunem Haar, das eine Dauerwelle kräuselte. Sie sah fast kindlich klein aus, wie sie – gelblichblaß und nackt, nur mit einem Leintuch bedeckt –, inmitten der Maschinerie lag. Der Tagdienst hatte sie sauber gewaschen und sorgfältig eingecremt, dennoch lag es wie ein trüber Film über ihrer fahlen Haut, ihrem schweißigen Haar. Ihr Körper dünstete einen unangenehmen Geruch aus.

Radana rollte die Augen, legte den Kopf weit in den Nacken und kippte imaginäre Drinks aus einem unsichtbaren Glas. Lisa nickte. Sie hatte gewußt, daß die Frau eine Trinkerin war, noch bevor sie einen Blick auf das Dekursblatt am Fußende des Bettes geworfen hatte. Sie kannte diesen Typ: verhärmte, ausgepowerte arme Luder, ihren Männern und sich selbst verhaßt, die die Panik der langen leeren Stunden zwischen Bettenlüften und Vorabendprogramm mit Alkohol und Glückspillen narkotisierten ... sie war in einem Zustand akuter Vergiftung mit Alkohol und Pillen aus einem Fenster ihres Wohnhauses gefallen – oder gesprungen. Die sechs Meter Höhe zwischen Fensterbrett und Hof waren nicht genug gewesen, ihr das Leben zu nehmen, aber genug für eine Beckenringfraktur, eine Fraktur der Lendenwirbelsäule und einen Milzriß.

Schwester Birgit, zu deren Fehlern ein unersättliches Informationsbedürfnis gehörte, gab den Bericht des Tagdienstes weiter, wie die Frau morgens eingeliefert worden war: geschockt, schmutzig, ungepflegt und geradezu durchtränkt von einem zum Erbrechen reizenden Geruch nach klebrigem Maraschino-Likör.

Lisa blickte das eingeschrumpfte Gesicht an, das die Magensonde im einen und der Tubus im anderen Nasenloch grotesk entstellten, und dachte: Vielleicht hatte sie sich von einem Sprung aus dem Fenster einen starken Abgang erhofft, vielleicht hatte sie sich selbst als schöne Leiche gesehen, vom Tod veredelt auf weißem Satin aufgebahrt wie Grace Kelly ... statt dessen hatte sie nur ihr Elend verdoppelt. Ihren lehmgelben Bauch spaltete, kreuzweise vernäht und von einem Verband verdeckt, die frische Wunde der Operation, bei der die zerstörte und lebensgefährlich blutende Milz entfernt worden war. Der untere Teil ihres Körpers steckte fixiert in dem Extensionsapparat, der ihre gebrochenen Beckenknochen und Lendenwirbel über Wochen hinweg unbeweglich halten würde. Durch den Kopf jedes Unterschenkelknochens war ein Stück Draht gezogen worden, an denen je ein 3-Kilogramm-Gewicht hing. Ein gelber Katheterschlauch schlängelte sich unter dem eingegipsten Becken hervor und entleerte ihre Blase in den Harnbeutel am Bettgestell. Von dem chromglänzenden Infusionsgestell am Bett hingen IV-Flaschen und durchsichtige Schläuche herab, in denen sich farbige Flüssigkeiten rhythmisch bewegten, rote Blutkonserve, milchig trübe und farblos durchsichtige Infusionen.

Lisa hob den Kopf, als vom Bett nebenan eine gutturale Stimme sie ansprach. »Schwester Lisa?«

Ein blasses Mondgesicht unter einem blonden Popperhaarschnitt strahlte sie an, als sie ans Bett trat. Andreas Mohr, der vor kurzem an einem Aortenaneurysma operiert worden war, war ein achtzehnjähriger Bursche von geradezu unglaublicher Leibesfülle, zu der er immer weiter beitrug, indem er das Privileg der Wunschkost weidlich ausnützte und tagaus, tagein »Hendl und Pudding« bestellte. Seine Krankengeschichte verzeichnete außer einem schwachen Herzen eine lange Liste weiterer Schwächen, aber zur Zeit ging es ihm offenkundig gut: Sein weiches blondes Haar hatte einen gesunden Glanz, seine Augen waren klar und munter, und er war in ausgesprochen geselliger Stimmung. Als sie sich über ihn beugte, öffnete er zuvorkommend die Vorderseite seines cremefarbenen Spitalhemdchens und präsentierte – wobei er den Rücken durchdrückte –, seine haarlose Brust, auf der die Elektroden des Herzüberwachungssystems klebten. Von der Operationswunde entlang des Brustbeins war nicht mehr viel zu sehen, nur die Einstichlöcher der Naht, deren Fäden bereits gezogen waren. »Ist alles in Ordnung?« fragte er mit ernstem Blick und gerunzelten Brauen.

Lisa lächelte. Das gelbe Leuchtbild des Herzmonitors zeigte das beruhigende Muster eines gleichmäßigen Sinusrhythmus, das akustische Signal wiederholte, einen ruhigen regelmäßigen Pulsschlag anzeigend, siebzig Mal in der Minute sein helles »Bliep!« Andreas war fieberfrei, seine Werte waren so gut, wie man nur erwarten konnte. Trotzdem nahm sie das Krankenblatt aus seiner Halterung und studierte es aufmerksam: Der Junge legte – seit er begriffen hatte, daß diese Tätigkeit etwas mit seinem Wohlbefinden zu tun hatte –, Wert auf genaue Kontrollen. Noch mehr Wert legte er darauf, daß man sich mit ihm befaßte. Jetzt deutete er auf die Fototapete auf der gegenüberliegenden Mauer. Sie zeigte einen Wasserfall in einem blumenreichen Urwald.

»Da ist's schön, was?«

»Oja.« Sie hatte immer noch nicht die richtige Wellenlänge für das Gespräch mit ihm gefunden und fragte sich, ob es ihr je gelingen würde. Vielleicht mußte man es lernen – wie Blindenschrift oder Gehörlosensprache.

Andreas war aber schon zufrieden damit, daß er überhaupt Antwort bekam, wenn auch eine so einsilbige. »Da wohnt der Tassa und sein Aff'.«

»Wer?«

Seine Stirnmuskeln zogen sich zusammen, als er sich um eine klare Aussprache bemühte: »Der Tas-san.«

»Tarzan?«

Er nickte so eifrig, daß die lange blonde Stirnwelle über das Auge fiel. »Der Tarzan und sei' Frau und sein Aff'. Da« – er deutete mit ausgestreckter Hand auf den smaragdgrünen Weiher unter dem Wasserfall, »da gehn's schwimmen und der Ölefant schaut zu und brüllt.« Er pflegte sich die Langeweile zu vertreiben, indem er Geschichten erfand, die alle im imaginären Raum der Fototapete spielten. Sie war verwundert gewesen, welche Phantasie er dabei an den Tag legte.

»Na, das ist schön. – Ich muß jetzt schaun, wie es Patrick geht.«

Er sah zum gegenüberliegenden Bett hinüber. »Der kleine Bub schlaft allerweil«, bemerkte er enttäuscht. Anfangs hatte er versucht, Patrick durch ermunternde Zurufe dazu zu bringen, daß er ihm Gesellschaft leistete, hatte aber bald resigniert. Jetzt sah er Lisa mit neu erwachender Hoffnung an. »Weck ihn auf.«

»Das versuchen wir die ganze Zeit, Andreas, aber ...« Sie sprach nicht weiter. Sie fand keinen Weg, um ihm einigermaßen klarzumachen, was Patrick fehlte und warum er auf keinen lokkenden Ruf Antwort gab.

Er mußte aber doch verstanden haben, daß der Junge gegenüber sehr ernsthaft krank war, denn er blickte hinüber und bemerkte mit einem tiefen seelenvollen Seufzer: »Arm's Kind.«

Sie hob einen kleinen gelben Gegenstand auf, der in die Falten des Leintuchs gerollt war, und hielt ihn lockend hoch. »Willst du Sternderln ansehen, ja? Und dann ist Schlafenszeit.«

Andreas zögerte, hin und her gerissen zwischen der Hoffnung auf weitere Konversation und seinem Interesse an dem Kaleidoskop, dessen Farben- und Formenspiel ihn stundenlang faszinieren konnte. Jaroslav Lischka hatte es ihm gekauft, als er angefangen hatte, vor Langeweile mürrisch und raunzig zu werden. Eines mußte man dem dicken Tschechen lassen, dachte Lisa: Er war nie um einen Einfall verlegen, er fand aus jeder Situation einen Ausweg, ob es darum ging, schwierige Patienten zu beruhigen oder –

Sie runzelte einen Moment lang die Stirn, dann zuckte sie, ein inneres Zwiegespräch abrupt beendend, die Achseln.

Jaroslav Lischka war ein ausgezeichneter Krankenpfleger. Alles andere zählte nicht.

Freitag, 3. November, 22 Uhr.

Sobald Andreas in den Anblick seiner bunten Sterne versunken war, wandte sie sich dem Patienten im dritten Bett zu. Schwester Birgit, bemerkte sie, hielt sich mit einemmal nicht mehr so eng an ihrer Seite. Während sich die meisten Schwestern und Pfleger dazu drängten, einen extra Handgriff für den bewußtlosen Jungen zu tun, wich Birgit dem Dienst an ihm aus, wo sie konnte, und ihr rundes Gesicht wurde straff, wenn sie es nicht konnte. Sie sollte irgendwo anders sein, dachte Lisa, irgendwo in einem ruhigen Sanatorium bei Kranken, die nicht zu schlimm aussahen und nicht zu viel Kraft kosteten ...

Plötzlich hatte sie Lenas Stimme im Ohr: »Es gibt Jobs, bei denen man nicht anders kann als wunderlich werden, und das ist einer davon.« Seither hatte sie mit ihrer Schwester nie wieder über ihre Arbeit gesprochen.

Das Kind lag auf Schaffellstreifen gebettet, um das Wundliegen zu verhindern, und von Kissen in einer halb seitlichen Lage gestützt. Sie beugte sich vor und strich mit der Handfläche sanft über Arm und Schulter. Die Haut fühlte sich kühl an, und trotz der häufigen Einreibungen mit medizinischer Hautemulsion war sie spröde wie Seidenpapier.

Patrick war ein hübscher 12jähriger Junge gewesen, bevor er mit seinem Skateboard eine steile Altstadtgasse hinuntergerast und unten in eine Mauer gekracht war. Jetzt war er das Gespenst eines hübschen Jungen.

Er hatte sich bei dem Unfall eine Menge Knochen gebrochen, Nasenbein, Schulter, Oberarm, Handgelenk, ein Knie; aber diese Brüche waren nicht wirklich schlimm gewesen, sie waren versorgt worden, und jetzt waren weiter keine Spuren zurückgeblieben als die Kallusbildung am Schlüsselbein, die an dem fleischlosen Körper ganz deutlich zu sehen war, und leichte Schwellungen an Hand- und Fußgelenk. Das Schlimme war die Gehirnkontusion gewesen und das lange Koma, das sie nach sich zog.

Er hatte, wie alle langfristig Bewußtlosen, erschreckend viel Gewicht verloren: obwohl seinem Körper über Magensonde und Infusionskanülen von morgens bis abends hochkonzentrierte und kalorienreiche Spezialnahrung zugeführt wurde, schien er vor ihren Augen zu verhungern. Das Gesicht unter dem lockigen dunkelbraunen Haar zeigte tiefe dunkle Augenhöhlen und gespenstig lange Zähne wie die Gesichter hungernder Proletarierkinder auf alten Zeichnungen. Der Kopf wirkte zu groß für den Körper. Seine Muskeln waren in den Wochen der Bettlägerigkeit fast völlig abgebaut; seine Arme und Beine, an denen sich bei der Einlieferung die stramme Muskulatur eines lebhaften und aktiven Kindes gezeigt hatte, waren zu dürren Fliegenbeinen verfallen.

Auf dem Monitorschirm blinkten in gelber Leuchtanzeige auf dunklem Grund vier verschiedene Anzeigen. Ein Muster rhythmisch emporschnellender schlanker Zacken verzeichnete den Herzschlag, zwei weitere Muster den Blutdruck in Arterien und Venen. In der vierten Rubrik schlich eine schwach gekrümmte Linie in langsamem Auf- und Abschwellen dahin – die Atemkurve. Sein Herz schlug fast völlig normal, er war fieberfrei, und es gab nirgends Anzeichen der gefürchteten Lungenentzündung.

»Du mußt es schaffen, hörst du?« sagte Lisa. »Du hast ein fabelhaft gesundes Herz. Alle deine Werte sind fabelhaft. Jetzt wach auf. Du brauchst nur noch aufzuwachen.« Sie legte beide Handflächen auf seine Oberarme und wölbte sie um die Rundung der Schultern. »Nur aufwachen. Das geht ganz leicht. Mach einfach die Augen auf, und du bist wieder da.«

Sie wünschte, sie hätte eine Stimme wie Lischkas hypnotischer Bariton, dem man glauben konnte, daß er bis in die Tiefen hinabdrang, in die Patricks Persönlichkeit sich zurückgezogen hatte. Ihre eigene Stimme klang spröde und verschnupft. Sie fügte gewissermaßen erklärend hinzu: »Jetzt bin ich da – Lisa.«

Das Kind lag unbeweglich. Das Beatmungsgerät an seinem Bett gab im Rhythmus des Ein- und Ausatmens leise fauchende Geräusche von sich, der Blasebalg hinter der Sichtscheibe dehnte sich und sank zusammen, dehnte sich und sank zusammen. Jedesmal wurde ein Schub Atemluft durch den gerippten blauen Kunststoffschlauch gedrückt und die ausgeatmete Luft durch einen zweiten Schlauch abgeführt. Patrick atmete – ähnlich wie ein Taucher –, Luft aus einer Preßluftflasche, die zusammen mit Dutzenden anderen in einem Depot im Keller lag. Die Luft wurde durch ein Schlauchsystem über die verschiedensten Regulierungen in den Anschlußstutzen des Respirators gepumpt. Die dünnen Rippen des Jungen hoben und senkten sich mit den mechanisch gleichmäßigen Atemzügen des Apparats. Von selbst bewegten sie sich nicht. Durch die Gehirnverletzung war das Atemzentrum im Hirnstamm ausgefallen, er wäre ohne den Luftstrom, der durch den Tubus in seine Lungen floß, kläglich erstickt. Er hatte bereits ein paar schwache Ansätze gezeigt, wieder aus eigener Kraft zu atmen, aber noch brauchte er die Hilfe der Maschine.

Sie verstärkte den Druck ihrer Hände langsam, bis sie sich spürbar um Patricks Schultern preßten. »Wach auf«, wiederholte sie eindringlich. »Wach auf ... du bist schon so nah dran. Du schaffst es, ich weiß es.«

Das hohlwangige Gesicht des Jungen war so unbeweglich wie die Gesichter der ruhenden Steinfiguren auf einem Grab. Sie hob mit den Fingerspitzen die kleinen feuchten Tücher an, die seine Augen vor Austrocknung schützten; halb und halb in der Hoffnung, ein Flattern der Lider zu sehen, aber da war keine Spur von Mimik. Wieder überkam sie das alptraumhafte Gefühl, ihre Hoffnungen seien zuletzt doch enttäuscht worden, und dieses Gesicht sei nichts anderes als ein Deckel über einem schwarzen Nichts.

Wochenlang hatten sie gefürchtet, er würde nicht mehr aufwachen, er würde, vom Koma verzehrt, an Entkräftung sterben oder zu einem der seltenen schrecklichen Fälle werden, die aus unerfindlichen Gründen der Auszehrung trotzten und über Monate oder Jahre in ihrem trostlosen Zustand verharrten. Aber vor drei Wochen hatte er – ohne daß man wußte, wie es dazu gekommen war –, erste Anzeichen gezeigt, aufzuwachen. Er hatte sich erst schwach, dann merklich bewegt, und vor einigen Tagen hatte er sogar die Augen aufgeschlagen, noch blinde Augen, die sich immer wieder für Sekunden öffneten und erschöpft wieder schlossen. Lisa hatte gespürt, wie sich ihr Magen jedesmal mit Schmetterlingen füllte, wenn sie an Bett 3 vorüberging.

Die anderen hatten, jeder auf seine Weise, ebenso angespannt reagiert, allen voran Dr. David. Der blonde Assistenzarzt hatte seit jeher besonderes Interesse an der Hirnforschung gezeigt – vielleicht, weil sein eigenes geniales und krankes Gehirn so absonderlich funktionierte. Das rätselhafte Zentralorgan war der hauptsächliche Grund gewesen, warum er sich der Anästhesie zugewandt hatte, und er hatte sich von Anfang an von den Komapatienten fasziniert gezeigt, weil sie die Fähigkeiten eines Forschers herausforderten wie kein anderer Patient. Manchmal allerdings hatte Lisa den Eindruck gehabt, daß dahinter noch ein anderes, mehr emotionelles Motiv – etwas wie Affinität –, steckte. Lutz Beranek mochte ins Schwarze getroffen haben, als er eine seiner beißenden Bemerkungen darüber gemacht hatte: David Tilman liebte seine Patienten um so mehr, je weniger sie ihn wahrnehmen konnten. Tatsache war, daß sein Interesse an einem solchen Fall anstieg, je länger und tiefer der bewußtlose Zustand andauerte, und daß es schwand, wenn ein Patient sich erholte.

Vom Korridor her näherten sich Schritte und Stimmen dem Zimmer. Dr. Wiegand und Dr. Tilman traten ein, Schwester Edda folgte ihnen mit dem Rollwägelchen, auf dem das EEG-Gerät stand.

Der Oberarzt hatte den Arm um die Schultern des Jüngeren gelegt und hielt ihn mit derbem Griff an sich gedrückt, wie er es gerne mit Leuten tat, mit denen er sich angeregt unterhielt. Anfangs hatte diese Kontaktbereitschaft Lisa mit Unbehagen erfüllt. Sie hatte mehrmals auf Stationen gearbeitet, deren Leiter ihre Hände nicht bei sich behalten konnten, aber sie hatte rasch erkannt, daß Dr. Wiegand von einem anderen Schlag war. Hinter dem Äußeren eines Pferdeschlächters steckte ein impulsives und zärtliches Wesen, wie Lisa es bei wenigen Männern bislang gesehen hatte. Er konnte Männer und Frauen in die Arme schließen und an seine Brust ziehen, ohne im geringsten etwas anderes zu vermitteln als ein Gefühl von Kraft und Wärme, und Lisa war überzeugt, daß nicht wenige ihrer Kollegen sich aus diesen Umarmungen wie aus einer Batterie die Kraft holten, die die Station ihnen entzog.

David Tilman war, obwohl er an dem Tag nicht zum Dienst eingeteilt war, gekommen, um Patrick zu untersuchen – kein Tag verging, ohne daß er bei dem Jungen Visite machte und ihn rundum überprüfte. Er zog sich einen Sessel heran und begann mit einer Serie routinemäßiger Untersuchungen. Lisa sah, wie er ein kleines Instrument – ähnlich dem Stichel, den Akupunkteure zum Testen verwenden –, an verschiedenen Stellen gegen die bloße weiche Fußsohle drückte. Die beiden Ärzte unterhielten sich – allerdings war es ein ziemlich einseitiges Gespräch, das sie führten. Der Oberarzt beschränkte seinen Beitrag auf ein zustimmendes Schnauben, wenn Dr. David, der rasch und viel redete, sich einmal unterbrach. Lisa konnte nicht ganz folgen, worum es ging, augenscheinlich um eine neuartige Methode in der Hirnforschung, mit der das Wunderkind sich seit neuestem beschäftigte. David Tilman war immer auf dem Laufenden, was sich auf seinem Gebiet an Neuentwicklungen tat. Er hielt Kontakt mit bedeutenden medizinischen Gesellschaften seiner Fachrichtung wie der »Europäischen Schock-Gesellschaft« und der »Europäischen Gesellschaft für Intensivpflege« und verschiedenen medizinischen Dokumentationszentren und besuchte jedes Seminar in Reichweite, das die Entwicklung und den Einsatz von Geräten auf dem Gebiet der Anästhesie und Intensivmedizin zum Thema hatte.

Er sagte: »Es wird PET genannt – Positronen-Emissions-Tomograph – und an der Washington University haben Neurologen Untersuchungen damit angestellt, in welchen Regionen das Gehirn akustisch übermittelte Begriffe aufnimmt, erkennt und in sinnvolle Zusammenhänge einordnet. Das Ganze beruht auf der Erkenntnis, daß aktive Hirnpartien stärker durchblutet werden als ruhende. Man injiziert bei diesem PET-Test der Versuchsperson schwach radioaktive Substanzen als Markierungsstoffe, zum Beispiel Kohlenstoff 11 oder Fluordeoxyglucose, und wenn sich diese Partikel im Gehirn herumbewegen, senden sie Positronen aus, die der Detektor registriert und ortet. Man braucht dann nur noch einen Computer, der diese Signale zu farbigen Diagrammen verarbeitet ... und was du auf dem Monitor zu sehen bekommst, ist eine Live-Übertragung des Gehirns in Aktion. Sie haben einen Film darüber gezeigt – Mann!« Die Begeisterung hallte so heftig in ihm nach, daß er mit scharfem trockenem Laut eine Hand in die andere schlug. Er liebte Apparate, je komplizierter, desto besser. Als er das EEG-Gerät an sich heranzog und betriebsbereit machte, war der chronisch übellaunige Ausdruck auf seinem Gesicht einer Art lustvoller Spannung gewichen. Seine blassen weibischen Hände hantierten sensibel und geschickt mit den EEG-Nadeln, die er selbst an Schläfenbein, Stirne und Hinterkopf des Patienten ansetzte. In dieser Hinsicht war er seinem Vorgesetzten ähnlich, auch Dr. Wiegand ließ ungern einen anderen tun, was er selbst tun konnte, ob es zu den Aufgaben eines Oberarztes gehörte oder nicht.

Der Stationsleiter hatte die Arme vor der mächtigen Brust verschränkt und sah ihm beifällig zu. Fast alles, was das Wunderkind tat, fand seinen Beifall – und man mußte zugeben, daß Dr. David selten Fehler machte, selbst dann nicht, wenn er seine schwierigen Phasen hatte.

»Das heißt«, fuhr der Assistenzarzt fort, »daß man die feinsten Regungen der Hirnaktivität verfolgen kann; sie können in Washington nicht nur feststellen, wann der Patient geistig aktiv ist, sie können sogar feststellen, was er denkt.«

Dr. Wiegand brummte zweifelnd.

Dr. Tilman zögerte, dann zog er zurück. »Jedenfalls werden sie es vermutlich bald können.«

Er setzte das EEG-Gerät in Betrieb und eichte es, indem er es ohne Anschluß an die Nadeln laufen ließ. Der Motor begann zu summen und den Papierstreifen an der Oberseite der Maschine zu transportieren. Die acht elektronisch gesteuerten Schreibstifte zitterten in ihren Halterungen. David Tilman griff, ohne in seinem Redefluß zu stocken, nach den Kabeln und koppelte sie an die Nadelelektroden an.

»Sie haben damit herausgefunden, warum das Gehirn, obwohl seine Schaltelemente so viel langsamer arbeiten als ein Computer, so schnell denken kann: Es arbeitet mit Parallelschaltungen. Es teilt die Aufgabe einfach auf und löst sie sozusagen auf Time-sharing-Basis.« David Tilman hob den Kopf und wandte seinem Vorgesetzten sein milchigbleiches Gesicht zu. »Jetzt stell dir vor, wir hätten hier ein PET statt dem popeligen Elektroenzephalograph da.«

Dr. Wiegand sagte: »Nachdem das Ding vermutlich so viel kostet wie das ganze Krankenhaus samt dir und mir, stelle ich es mir erst gar nicht vor.«

David Tilman, der keinen Sinn für Humor hatte, zuckte unwillig die Achseln. Ohne den Einwurf weiter zu beachten, fuhr er fort: »Nimm nur einmal an, wir könnten tatsächlich herausfinden, was in diesem Gehirn hier vorgeht.« Er klopfte mit dem Zeigefinger leicht auf die Nasenwurzel zwischen Patricks geschlossenen Augen. »Was läuft da drinnen ab? Denkt er? Woran denkt er? Wie denkt er?« Offenbar hatte der Video-Film über die amerikanischen Forschungen ihn heftig aufgewühlt und seinen Eifer ebenso wie seinen Neid angestachelt, denn plötzlich platzte er heraus: »Ich möchte bei Patrick eine mikrosphärentechnische Untersuchung vornehmen lassen.«

»Hmh.« Dr. Wiegand, der die Kette von Emotionen und Assoziationen in der Seele seines Assistenten zweifellos mitverfolgt hatte, rieb mit der Handfläche über seinen struppigen Schnurrbart. »Das wird sehr selten gemacht.«

»Mir egal, ob das –« Ein stumpfes Rosa war in Tilmans Wangen gestiegen, als der Jähzorn in ihm hochschoß, aber gerade noch rechtzeitig fiel ihm ein, mit wem er redete, und seine Stimme sank zu ihrer üblichen Tonlage ab. »Ich meine nur«, verbesserte er sich mürrisch, »wir werden nie große Durchbrüche erzielen, wenn wir nicht alle Möglichkeiten ausnützen.«

»Schon recht, David, aber – es geht schließlich auch darum, daß eine solche Untersuchung eine Belastung für den Patienten bedeutet. Und wenn ich mir keinen unmittelbaren Nutzen für ihn davon erwarten kann –«

Tilman fiel ihm ins Wort. »In Amerika –«

Dr. Wiegand bückte sich, legte beide Hände auf seine Schultern und massierte sein Genick mit den Daumen. »Nach Amerika ist's weit, mein Lieber. Jetzt laß mich sehn, was Patrick uns zu sagen hat.«

Über David Tilmans Züge glitt sekundenlang ein böser Ausdruck frustrierten Ärgers. Dann konzentrierte er sich auf seine Arbeit. Das EEG-Gerät lief an und begann, leise klickernd und summend, die geheimnisvollen Signale aufzuzeichnen, die aus Patrick Swards Gehirn drangen.

Während Lisa ins Zweierzimmer hinüberging, kehrten ihre Gedanken zu der Stunde zurück, als Andreas vom OP herübergebracht worden war: ein blasser Buddha auf dem Transportwagen, in grüne Tücher und eine der dicken sandfarbenen Spitalsdecken gewickelt ... noch tief in Narkose, totenblaß, das grüne Papierhäubchen, das man ihm im Operationssaal aufgesetzt hatte, auf dem Kopf.

Die zwei Spitalsdiener, die ihn in die Station geschoben hatten, hatten merkwürdige Gesichter geschnitten, als sie ihn ablieferten, aber damals hatte sie angenommen, diese Grimassen hätten mit seinem beträchtlichen Gewicht zu tun, das sie über den hundertfach ausgebesserten Belag des Hofes transportiert hatten. Erst war ihr nur die zarte glatte Haut aufgefallen, dann, als der Patient im Bett lag und versorgt war, hatte sie sein Gesicht genauer angesehen – und da erst hatte sie die dicke Zunge bemerkt, die feinen Fältchen um die verschwollen wirkenden Augen. Sie hatte eine seiner Hände aufgehoben: eine kindlich geformte, mollige Hand mit weichen faltigen Fingern.

Ihre unmittelbare Reaktion war Verblüffung gewesen, Unsicherheit, wie mit ihm umzugehen sei, Unsicherheit aber auch, wie sie sich den Angehörigen gegenüber verhalten sollte. Konnte man den Eltern eines mongoloiden Kindes so einfach sagen: »Danken Sie Gott, es geht ihm gut?« Vielleicht bedeutete die Nachricht für sie nur, daß sie eine jetzt schon zu schwere Last noch Jahre weiter schleppen mußten. Als die Eltern in der Station aufgetaucht waren – ein kultiviertes, offenbar wohlhabendes Paar –, hatte sie plötzlich den Mut verloren und sich hinter Dr. Tilman versteckt: »Genaueres muß Ihnen der Arzt sagen.« Später dachte sie, daß es vielleicht das Klügste gewesen war, was sie hatte tun können. David Tilman war es vollkommen gleichgültig, ob der Bursche mongoloid war und was das für ihn und seine Familie bedeuten mochte – für ihn war ein Patient ein abstraktes System von Werten und Funktionen, das er prüfte und beobachtete und an dessen Knöpfen er herumregelte, wenn es Abweichungen von der Norm zeigte.

Allmählich hatte sich die Situation dann entspannt, als Andreas sich wohler fühlte und ein freundliches und unbefangen zugängliches Wesen entfaltete. Er war ein wohlerzogenes Kind (sie hatte sich angewöhnt, an ihn als »Kind« zu denken, obwohl sie wußte, daß sie damit einen Fehler beging) und verlangte nicht viel, um zufrieden zu sein – Jaroslav Lischka hatte ihn eines Abends eine halbe Stunde damit belustigt, daß er ihn mit zwei Fingern in die Nasenspitze kniff.

Das Zweierzimmer war das genaue Spiegelbild des Einserzimmers: Hier wie dort standen vier Betten einander zwei und zwei gegenüber; Fototapeten an der Wand, ein nie geöffnetes Kunststoffenster in der Stirnwand des Raumes, hellbeige geflammter Vinylbelag auf dem Fußboden. Nur zwei Betten waren belegt, und beide Patienten waren, nach den Maßstäben von C 12, in gutem Zustand, dennoch betrat Lisa das Zweierzimmer weniger gern als sein Gegenstück.

Ein Stich doppelten schlechten Gewissens ging durch sie hindurch. Wenn sie ehrlich mit sich selbst war, mußte sie zugeben: sie mochte diese beiden nicht, und sie war froh, daß sie ihr für diese Nacht nicht zugeteilt worden waren. Beides kam ihr schäbig vor.

Wann immer sie mit solchen Fällen zu tun hatte, folgte ihr das schlechte Gewissen wie ein Schatten nach, und es ließ sich nicht damit beschwichtigen, daß sie alle vorgeschriebenen Pflegemaßnahmen aufs pünktlichste erledigte. Es verlangte, daß sie positive Gefühle aufbrachte, Mitgefühl, Zuwendung, Zärtlichkeit; es verlangte, daß sie diesen Patienten genauso ein Streicheln und ein paar aufmunternde Worte zukommen ließ – während ihre ganze Persönlichkeit sich in physischem und psychischem Widerwillen dagegen sträubte, ihnen nahezukommen.

In Bett 6 lag ein schlanker junger Mann, der bei einer Messerstecherei in einem Vorstadtcafé den kürzeren gezogen hatte. Selbst jetzt, da er blaß und apathisch in einem unkleidsamen Spitalshemd im Bett lag, waren in seinem sauber rasierten und frisierten Gesicht die Spuren seines guten Aussehens erkennbar. Blond, mit engstehenden Augen und schmaler höckriger Nase sah er für Lisas Augen aus wie ein SS-Leutnant, und dieses Aussehen deckte sich mit seinem Charakter. Er hatte eine armlange Liste von Vorstrafen, und es waren sämtlich Vorstrafen wegen Delikten, die einen psychopathischen Charakter ahnen ließen. Bei dem Recontre im Billardzimmer des Cafés hatte er Fleischwunden an Armen und Brust davongetragen und einen Bauchstich, der Leber und Darm verletzt hatte. Über dem Leintuch, das ihn bis zur Hüfte bedeckte, sah ein straff um Brust und Bauch gewickelter Verband heraus, auch die Arme waren verbunden. In einer Notoperation um vier Uhr morgens hatte ein Operationsteam sein Können darangesetzt, ihm das Leben zu retten, und auf C 12 setzte ein weiteres Team sein Können daran, dieses Leben zu erhalten. Er erholte sich gut; ein paar Wochen sorgfältiger Pflege noch, und er würde wieder in der Lage sein, wehrlose Spiritusbrüder mit Fußtritten zu traktieren und Nachtklubkellnerinnen Rasierklingen unter die Nase zu halten.

Sie warf einen flüchtigen Blick auf ihn, nur um sich gewohnheitsmäßig zu vergewissern, daß alles in Ordnung war. Die Infusion an seinem Bett, die Nahrungskonzentrat in seinen Körper transportierte, war fast durchgelaufen. Die Herzüberwachung zeigte einen unauffälligen Sinusrhythmus. Er war bei Bewußtsein, aber wenigstens war er nicht in der Stimmung, sie anzureden oder auch nur richtig anzusehen. Er döste in träger Benommenheit, seine Lider flatterten über den blaßblauen Augen.

Im zweiten Bett lag ein Pensionist namens Peter-Paul Gramm – ein übergewichtiges Wrack, mit zahlreichen Altersleiden behaftet, wie man sie ansammelte, wenn man den größten Teil von 76 Lebensjahren rauchte wie ein Schlot und kein Bier und keinen Braten ausließ. Er hatte vor zwei Wochen eine Herzattacke erlitten, und in der Folge einen bösen Sturz, der ihm Oberschenkelhalsbrüche an beiden Beinen und eine Serienrippenfraktur eingetragen hatte. Lisa nahm das Krankenblatt aus dem Halter und las die letzten Eintragungen nach. Der Zustand des Patienten war schlecht, einfach alles an ihm befand sich im letzten Stadium ruinösen Verfalls, von den sklerotischen Gefäßen angefangen über die teergetränkten und Tbc-verkalkten Lungen bis zum merklich vergreisten Gehirn. Dennoch – unmittelbare Lebensgefahr bestand nicht für ihn.

Er lag, von Medikamenten gedämpft, reglos im Bett. Das Leintuch, das ihn bedeckt hatte, war verschoben und entblößte seinen Körper – eine häßliche unbewegliche Masse senil erschöpften Fleisches. Das fleischige Gesicht des alten Mannes war eingefallen, in den Nasenlöchern klemmten die Magensonde und der Beatmungsschlauch, durch den alle fünf Sekunden ein Luftstrom in seinen kraftlosen Brustkorb gepumpt wurde. Farblose Infusionsflüssigkeit tropfte langsam durch die Plastikkanülen. Die gelben Leuchtzacken auf dem Monitor der Herzüberwachung formten sich zu einem unregelmäßigen Muster, das eine atypische Schlagfolge mit Extrasystolen – vielen rasch hopsenden Zwischenschlägen –, erkennen ließ. Die beiden Oberschenkelbrüche waren operativ versorgt worden, an der Außenseite beider Oberschenkel waren deutlich die mit Gaze bedeckten Wunden zu sehen.

Während Lisa das verrutschte Leintuch zurechtzog, erinnerte sie sich an Fräulein Paula Gramm, die verhärmte, nervlich zermürbte Tochter des alten Mannes, für die der Spitalsaufenthalt des Vaters einen sehnsüchtig erwarteten Urlaub vom kaum noch erträglichen Pflege-Alltag bedeutete. Gramm war keine liebenswerte Persönlichkeit, und er hatte begonnen, senil zu werden, war zeitweise desorientiert gewesen. Wenn er das Haus verließ, hatte er zuweilen nicht wieder heimgefunden, oder er hatte absurde Dinge getan. Die Tochter hatte ihn ständig überwachen müssen ...

Plötzlich mußte sie an ihre verstorbene Wahltante denken, die alte Frau Hofrat, von der sie und ihre Schwester die Wohnung geerbt hatten. Die war zuletzt auch wirr im Kopf geworden, hatte sich verfolgt und vergiftet gefühlt und war im Versorgungsheim gestorben. Lisa erinnerte sich, wie die alte Frau sie bei jedem ihrer wenigen Besuche gewarnt hatte: »Leise! Leise! Jedes Wort wird auf Tonbändern aufgenommen und der Stationsschwester hinterbracht, und die ist gefährlich, sehr gefährlich ... viele Pfleglinge hier werden heimlich ermordet, und die Namen werden gelöscht, so daß niemand etwas bemerkt ...«

Zum erstenmal kam ihr der Gedanke, daß die alte Frau vielleicht nicht nur paranoid gewesen war.

Freitag, 3. November, 23 Uhr.

Der dritte November ging seinem Ende zu.
»Guten Abend«, murmelte die Stimme des Radiosprechers. »Heute ist Freitag, der 3. November, es ist 23 Uhr. Die Nachrichten ...« Der Apparat auf der Kommode der Teeküche lief leise, seine phosphorgrüne Digitalanzeige glühte in der schwachen Helligkeit, die die Lampe hinten im Winkel der Couch verbreitete. Dr. David erschien in der Tür. Als er die Espressomaschine bis oben hin gefüllt sah, sagte er: »Für mich auch Kaffee.«
Jaroslav Lischka, der an der Kommode stand und einen Pflegebericht ausfüllte, blickte auf. Lisa hörte ihn brummen: »Sagt man ›bitte‹, wenn man etwas möchte.« Dr. David hatte es anscheinend auch gehört, denn er sah sich rasch und mit aggressiv zugekniffenen Augen um, aber Lischka war einer der Leute, mit denen er sich ungern anlegte. Körperliche Überlegenheit imponierte ihm mehr als jede offizielle Autorität.
Lisa schenkte Kaffee ein und reichte dem Arzt die Tasse. Er trank hastig, und seine Finger zitterten plötzlich so stark, daß ein schwarzes Rinnsal neben den Lippen herabrann. Als er ausgetrunken hatte, stellte er die Tasse ab, sagte für alle hörbar »Danke« und verschwand wieder ins Ärztedienstzimmer, wo Dr. Wiegand auf ihn wartete.
Schwester Radana, Schwester Edda und Schwester Cordula waren in den beiden Krankenzimmern. Lisa hätte sich eine Weile

ausruhen können, aber als sie versucht hatte, sich hinzusetzen und entspannt die Augen zu schließen, war eine plötzliche Welle erstickender Angst in ihr aufgestiegen, ein so unmittelbares und so heftiges Gefühl von Bedrohung, daß ihr Herz zu stocken schien und ihre Handflächen naß wurden.

Sie fuhr so heftig auf, daß Jaroslav Lischka irritiert den Kopf hob. »Was hast du denn?« fragte er.

»Ach – plötzlich so ein Kneifen im Bauch«, antwortete sie – und wunderte sich, wie rasch und selbstverständlich ihr die Lüge eingefallen war. »Ich geh einmal ...« Sie deutete vage in Richtung Toilette. Er nickte gleichgültig.

Sie schlug den Weg zur Toilette ein, aber anstatt sie zu benutzen, öffnete sie zum zweitenmal an diesem Abend eine nach der anderen die unverschlossenen Türen und spähte angstvoll in halbdunkle Zimmer.

Sie wurde das Gefühl von Unheimlichkeit nicht los, das seit dem frühen Abend um sie herumgeisterte, schwach, aber entnervend wie ein kalter Luftzug im Rücken. Was sollte geschehen? Was konnte geschehen? Woher kam das Gefühl, daß ein Druck auf dem Gebäude lastete, eine allgegenwärtige Bedrohung, wie sie die Bewohner eines Tiefseehabitats in den Schlünden des Ozeans empfinden mochten? Sie befand sich an ihrem vertrauten Arbeitsplatz, an einem sorgsam verschlossenen Ort, von Menschen umgeben, von denen sie jeden einzelnen kannte.

Kannte sie sie?

Das Prinzip, daß man miteinander auskommen mußte, galt auf C 12 mit unerbittlicher Strenge, und es war nicht nur ein äußerliches Gesetz, über dessen Einhaltung Dr. Wiegand mit Argusaugen wachte ... es war durch lange Gewohnheit (und Einsicht in seine Notwendigkeit) ein innerliches Gesetz geworden, so daß sie sich alle schämten, wenn sie Kollegen nicht mochten. Deshalb hatte Lisa Offenbach auch gewisse kleine Erlebnisse in den Aschenwinkel ihrer Seele geräumt, in dem sie andere häßliche und unakzeptable Dinge versteckte.

Sie kehrte ins Zimmer zurück. Lischka hockte breit und bäurisch auf der Couch und las ein Rundschreiben der Gewerkschaft. Sein Gesicht war so völlig ausdruckslos, als sei es aus Seife geformt.

Lisa wandte den Blick ab, aber das Gesicht verfolgte sie. Sie mußte daran denken, daß Jaroslav Lischka in seiner Heimat als vorbildlicher Kommunist gegolten hatte. Nicht allzu engagiert (das erklärte sich aus seinem strapaziösen Beruf), aber so untadelig linientreu, daß man ihn völlig unbesorgt zu einem Medizinkongreß in den Westen hatte ziehen lassen. Er war über die Grenze gegangen und hatte beim nächsten Gendarmerieposten um politisches Asyl angesucht.

In den drei Jahren, die er schon auf C 12 arbeitete, hatte er sich als Musterexemplar von Krankenpfleger erwiesen. Er schien nie müde zu werden, er geriet nie aus dem Gleichgewicht, er war immun gegen Depressionen und Krisen, die sie alle von Zeit zu Zeit heimsuchten. Wenn irgendwo ein Schatten auf seine geradezu bedrückende Perfektion fiel, so war es seine eigenwillige Beziehung zu seinen Patienten. Er wählte sich Lieblinge aus, die er ungeniert bevorzugte und eifersüchtig hütete, und es war immer ein etwas unbehagliches Gefühl, einen von diesen Lieblingen zugeteilt zu erhalten: Lischka faßte es als Eingriff in seine Rechte auf und ließ auf subtile Weise sein Mißfallen spüren.

Sie hörte das Rundschreiben hinter ihrem Rücken rascheln. Plötzlich hatte sie das unheimliche Gefühl, daß seine Augen auf ihr ruhten, groß und dunkel wie Tieraugen.

Freitag, 3. November, 23.30 Uhr.

Edda und Cordula kamen zurück; die ältere Schwester ließ sich auf die Couch fallen, streckte mit knackenden Gelenken alle Viere von sich und begann dann, ihren späten Snack aus dem Seidenpapier zu wickeln – ein großes, gefülltes, von fetter Kaffeecreme und Schokoladebohnen gekröntes Stück Roulade. Cordulas Schwager besaß eine Bäckerei, aus der die ganze Station mit Kaffeegebäck versorgt wurde. Sie pflegte große flache Schachteln mitzubringen, in denen auf Seidenpapier Plundergebäck und Mohnstrudel und glasierte Kuchen lagen, und diese Köstlichkeiten verteilte sie großzügig an jeden, der zugreifen wollte.

Edda warf einen schrägen Blick auf die üppige Kaffeeroulade. »Du bist ja verrückt – es wird dir im Magen liegen wie ein Wackerstein bis morgen früh«, bemerkte sie. Schwester Edda befaßte sich viel mit Ernährung und versuchte ständig ebenso extravagante wie nutzlose Diäten zu halten.

»Nö«, erwiderte Cordula. »Mein Magen weiß seit Jahren, daß er um Mitternacht noch was bekommt, der geht nicht früher schlafen. Nicht wahr, Schätzchen?« Dabei klopfte sie mit der flachen Hand auf ihren Bauch, der für eine Frau von fünfzig Jahren bemerkenswert straff war. Merkwürdigerweise sah Schwester Cordula in dem orangen Overall geradezu schick aus, er paßte zu ihr wie die Uniform zum Soldaten, während sie in Zivil immer langweilig und altjüngferlich wirkte.

Lisa stand auf. »Ich bin im Einserzimmer – Andreas braucht was zum Schlafen, sonst tanzt er die ganze Nacht herum.«

Am Ende des langen Korridors blieb sie stehen und sah sich um. Das geriffelte Drahtglasfenster über der inneren Eingangstüre, das tagsüber einen milchig-grauen Ton wie eine Eisplatte zeigte, war jetzt schwarz, und auch die beiden Fenster in den Stirnwänden der Krankenzimmer waren vollkommen dunkel, aber das war auf C 12 der einzige Unterschied zwischen Tag und Nacht. In der Station herrschte immer die gleiche Geschäftigkeit, immer die gleichen Geräusche, immer das gleiche helle Neonlicht ... anfangs hatte Lisa einen leichten Schock der Verwirrung empfunden, so oft sie aus dieser unwandelbaren Welt hinausgetreten war und nur einen Schritt jenseits der Schwelle goldenen Sonnenschein oder pechschwarze Nacht oder strahlend weißen Schnee vorgefunden hatte.

Die Medikamentenvorräte lagen, wie alle anderen Vorräte in C 12, griffbereit in einem offenen Regal am Gang vor den Krankenzimmern. In einer Nische dahinter (»Zimmer« war ein zu großartiger Ausdruck) waren die dazugehörigen Instrumente und Geräte verwahrt, Packungen mit Einwegspritzen, Kanülen, die großen Drei-Liter-Beutel, in denen die Nährmittelinfusionen für jeden Patienten einzeln nach Vorschrift gemischt wurden. Hier befand sich auch ein winziger Küchenblock mit einem Eisschrank und einem Kocher. Lisa rührte ein paar Löffel Ovomaltine in Milch – Ovomaltine würde Andreas zu jeder Tages- und Nachtzeit trinken –, und wählte aus dem Medikamentenvorrat ein mildes Schlafmittel aus. Während sie wartete, daß das Getränk im Topf warm wurde, kam Birgit herbei und lehnte sich an den Türstock. Ihr Haar war im Kontrast zu dem orangen Anzug und dem ockerfarbenen Anstrich der Türe sehr blond, ihre hellen, fast gelblichen Augen schimmerten feucht. Sie zog einen nackten Fuß aus dem Gesundheitspantoffel und stützte die Sohle gegen den Türstock.

»Wir haben heut'n Mörder hier gehabt«, sagte sie.

Einen Moment lang glaubte Lisa, ihre Blase entleerte sich. Der Schock kam so plötzlich, daß sie ganz still stand, ihre Haut wurde über und über kalt, und ihr Herz schien erst nach langen Minuten den nächsten Schlag zu tun. Sie war froh, daß sie mit dem Rücken zu Birgit gestanden war. Sie hob den Blick nicht von dem Topf, in dem die Ovomaltine sich am Rand zu kräuseln begann. »Wer?« fragte sie. Ihre Stimme, erschien es ihr, klang gebrochen und heiser wie die einer alten Frau.

Birgits Stimme hallte fern. »Der Typ, der seine Frau aus'm Fenster gestoßen hat.«

»Welche Frau?« fragte Lisa tonlos. Das zurückströmende Blut erfüllte ihren Kopf mit einer heißen, betäubenden roten Welle.

»Na, welche wohl? Unsere Frau im Bett 1. Erst hat er sie aus dem Fenster gestoßen, und als das nichts nützte, kam er hierher und sagte Dr. Wiegand, er sollte sie wegmachen.«

Lisa drehte sich um. Sie sah die blonde junge Schwester an und fühlte, wie heftige, fast aggressive Abneigung in ihr aufstieg. Es war nicht nur, daß sie Klatsch nicht mochte – Birgits Klatsch war von einer bösartigen und krankhaften Art, sie fand Vergnügen daran, widerliche Geschichten über den und jenen zu kolportieren ... und es waren immer Geschichten, die man jedenfalls *beinahe* glauben konnte ... zum Beispiel, daß Herr Leopold immer dann etwas Wichtiges an der Türe des Krankenzimmers zu tun hatte, wenn weibliche Patienten gewaschen wurden. Oder daß die Beziehung zwischen Dr. Lukas und seiner ledigen Schwester ungewöhnlich gefühlsintensiv war. Und ebenso infam waren die anderen Gerüchte, die sie heimlich in Umlauf gesetzt hatte: Daß die Behörden im Ostblock Jaroslav Lischkas Frau in ein Lager verschleppt hätten, nachdem er ohne sie in den Westen geflüchtet war –, daß Schwester Eddas grobe männliche Erscheinung die Folge einer anatomischen Anormalität sei –, daß die Chefin der Putzbrigade, Frau Isolde, ihren alten Hund auf abscheulich grausame Weise getötet hätte, indem sie schwere Steine auf seinen Kopf fallen ließ –, daß Schwester Radana merkwürdige Delikatessen liebte und gebratenen Igel als eine leckere Sache bezeichnet hätte.

»Woher willst du das überhaupt wissen?« fragte sie mürrisch.

Birgit schnitt ein Gesicht. »Von jemand, der's weiß. Ist ja egal, wer das Ohr an der Türe gehabt hat, nicht? Jedenfalls sagte der Typ ganz offen zum Chef, ob er nicht was machen könnte, was sei denn das für'n Leben, versoffen und tablettensüchtig, und sie käme nachher ohnehin bloß in die Psychiatrie, also vielleicht könnte man gleich hier was machen. Und natürlich – cherchez la femme! – hatte er eine junge Freundin. Dr. Wiegand hat ihn rausgeschmissen.«

»Das ist das einzige von der ganzen Story, was ich dir glaube«, gab Lisa zurück.

Birgit ließ sich nicht einschüchtern. Sie lachte auf, ein kurzes, helles und klirrend kaltes Lachen. »Na, 's wäre nicht das erstemal.«

Nein, dachte Lisa. Da hatte Birgit recht ... Was immer an ihrer Skandalgeschichte dran war oder nicht – solche Dinge geschahen. Solche Ansinnen wurden an Ärzte und Pflegepersonal herangetragen, nicht nur auf den Intensivstationen, sondern auch in Pflegeheimen und geriatrischen Abteilungen. Und der Trend kam den Mördern entgegen. Es brauchte kein kriminelles Verschwörertum mehr, keine Scham, keine Angst, von einem empörten Arzt bloßgestellt zu werden. Es brauchte nur noch ein bekümmertes Gesicht, vielleicht eine Träne im Augenwinkel, und den Satz: »Es ist doch nicht mehr zum Ansehn, Herr Doktor – wäre es nicht barmherziger, Schluß zu machen?«

Sie rührte so wütend in der fertigen Ovomaltine, daß die Spritzer über den Topfrand flogen.

Es war eine Art Flucht vor Birgit, daß sie – sofort nachdem sie Andreas seinen Schlaftrunk verabreicht hatte –, auf Patricks Bett zueilte. Der Junge war ihr für diese Nacht zugeteilt worden, und er mußte ausgiebiger und gründlicher als alle anderen durchbewegt werden. Sie tat es gerne, und sie war erleichtert, als Birgit – die in dieser Schicht mit dem Strolch ein schlechtes Los gezogen hatte –, prompt ins Zweierzimmer hinüber verschwand.

Ein paar Sekunden stand Lisa noch in Gedanken versunken da. Sie erinnerte sich an die Szene, die Birgit beinahe ihre Stelle auf C 12 gekostet hätte, die Szene, als sie mitten in einer kritischen Situation die Nerven verloren und ein furchtbares Chaos verursacht hatte. Dr. Wiegand hatte damals gesagt: »Wir alle hier haben schon Fehler gemacht, darum geht es nicht. Aber jeder, der hier arbeitet, muß von Zeit zu Zeit seine eigenen Systeme durchchecken, ob er oder sie weitermachen kann und weitermachen will. Wenn die Antwort ›Nein‹ heißt, dann gibt es absolut nur einen einzigen Weg, nämlich durch diese Tür hinaus, und zwar sofort.«

Birgit hatte über den Alten gemault, der beim ersten Fehler mit der Kündigung drohte, und war geblieben.

Lisa zuckte die Achseln. Ihr Blick wanderte zu Andreas hinüber.

Meistens gab es nachts Probleme mit ihm; er hatte sich nicht daran gewöhnen können, bei Licht zu schlafen, und hatte auch nicht schlafen wollen, so lange er die anderen wach wußte; aber die Ovomaltine hatte ihr Werk bereits getan – er lag, den rosabraunen Schaum noch auf den Lippen, in seine Kissen gekuschelt da und brummelte und knurrte im Schlaf. Sie hob den Blick zu der Fototapete. Vielleicht war er jetzt im Traum mit Tarzan und seinem Elefanten unterwegs.

Während sie Patricks linken Fuß auf ihren Schenkel legte und die kalten Zehen einzeln durchknetete, dachte sie an Andreas' Eltern, den Diplomingenieur Mohr und seine Frau. Sie waren ein prachtvolles Paar – ihr fiel kein anderes Wort ein. Zwei attraktive Menschen, die ihre mittleren Jahre mit Würde trugen, wohlhabend, kultiviert, von der ruhigen Liebenswürdigkeit vornehmer Charaktere. Andreas war ihr einziges Kind. Sie kamen abwechselnd zu jeder Besuchszeit, und jeden Tag mußte irgend jemand vom Personal sie hinauskomplimentieren, weil sie viel länger als die vorgesehene Stunde am Bett sitzenblieben. Der Vater war etwas zurückhaltend, aber Frau Mohr hatte sich sofort mit allen angefreundet, und stückweise hatten sie Andreas' ganze Geschichte erfahren.

Sie sah die hochgewachsene, statuenhafte Brünette vor sich, wie sie das Krankenzimmer betrat und auf Andreas – der sie immer mit weit ausgebreiteten Armen erwartete –, zueilte. In Gedanken hörte sie die weiche dunkle Stimme der Frau:

»Am zweiten Tag nach der Geburt bekam Andreas Gelbsucht. Er wurde in die Kinderklinik verlegt, und dort begannen die Ärzte, ihn genauer zu untersuchen. Am dritten Tag nach der Geburt sagte man mir dann, daß er geistig behindert sei. Ich fragte den Arzt, was uns bevorstünde, und er sagte uns wortwörtlich folgendes: ›Lassen Sie Andreas bei uns in der Klinik, er stirbt sowieso bald. Warum wollen Sie sich mit einem Kind belasten, das nie in der Lage sein wird, ein normales Leben zu führen?‹ Daraufhin fragte ich ihn, was denn in der Klinik getan würde. Er erwiderte: ›Nichts! Es ist ja alles schade, was man tut. Es ist umsonst.‹

Wir bestanden darauf, Andreas nach Hause zu nehmen, sobald die Gelbsucht abgeklungen sei ... ich kann Ihnen nicht beschreiben, welche Angst ich ausstand, solange er dort war; mein Herz raste jedesmal, wenn ich zur Besuchszeit den Gang entlangging; ich war eigentlich immer darauf gefaßt, sie würden mir sagen, es seien Komplikationen eingetreten und er sei daran gestorben ... ich wäre überzeugt gewesen, daß sie ihn ermordet hatten, und ich hätte es nie beweisen können. Wir mußten eine Erklärung unterschreiben, daß wir auf eigene Verantwortung handelten, und die Stationsschwester gab uns die schöne Bemerkung mit auf den Weg: ›Wenn er wieder krank wird, brauchen Sie gar nicht daherkommen, wir tun doch nichts.‹«

Lisa wechselte zu Patricks rechtem Bein. Sie hatte den Eindruck, daß die Nerven in diesem Bein viel besser reagierten; der Fuß war nicht so leblos schlaff wie früher, und wenn sie das Gelenk drehte, fühlte sie eine Spannung in den Muskeln, die ihr Widerstand entgegensetzte.

Die Stimme in ihren Gedanken redete weiter.

»Wir suchten damals einen berühmten Pädiater auf, der für geistige Behinderungen fachkompetent ist. Wir wollten ärztliche Anweisungen, wie wir Andreas pflegen und erziehen müßten, um sein Leben so gut und glücklich wie möglich zu gestalten. Er gab uns keine Ratschläge. Er machte mir Vorwürfe, daß ich die Schwangerschaft nicht rechtzeitig abgebrochen hätte. Er sagte wortwörtlich: ›Wenn Sie glauben, ein mongoloider Junge könnte jemals ein glückliches Leben führen, dann haben Sie nicht nur keine Erfahrung, Sie haben auch keine Phantasie.‹ Ich war wie vor den Kopf geschlagen. Heute weiß ich, daß Andreas glücklich und unglücklich sein kann wie andere Jungen, aber damals – sehen Sie, er sagte uns etwas Schreckliches. Er sagte: ›Ein Kind mit Down Syndrom ist kein menschliches Wesen.‹ Und das war nicht etwa seine persönliche Meinung, sondern er zitierte einen berühmten Experten, den Professor für Ethik und Theologie Joseph Fletcher, dessen Ansichten unter Ärzten wie die Bibel zitiert werden.

Es war das letztemal, daß ich einen Arzt um Rat fragte. Wir packten Andreas zusammen und zogen uns in unser Haus zurück wie in einen Bunker.«

Lisa sah das wehmütige Lächeln der Frau vor sich.

»Es klingt so albern, aber als ich ihn dann zu Hause in seinem Bettchen sah, mußte ich weinen, weil er so abstehende Ohren hatte. Das Down Syndrom und alle die vielen Funktionsschwächen, die er hatte, all das kam mir nicht so schlimm vor wie diese Segelohren. Wir ließen sie bei erster Gelegenheit operieren. Wissen Sie, was man mir im Büro der Krankenkasse sagte? Das sei eine Schönheitsoperation, und bei einem Idioten sei es doch wohl gleichgültig, wie er aussähe. Die Frau schrie mich richtiggehend an – ob mir nicht klar sei, daß ich das Geld der Steuerzahler für läppische Hirngespinste verschwende? Wir mußten wie die Löwen kämpfen, bis diese winzige Operation durchgeführt wurde – aber sehen Sie ihn jetzt an!«

Lisa blickte zum Bett hinüber. Die Mohrs hatten wirklich alles getan, um die Deformation, die das Down Syndrom mit sich brachte, zu mildern; Andreas hatte jetzt anliegende Ohren und regulierte Zähne, er hatte die weiche, samtige Haut eines wohlgenährten und reichlich gebadeten jungen Mannes, und seine Effekten waren Boutiquenstücke im Stil der gängigen Mode gewesen. Kein Wunder, daß er so oft voll Überzeugung von sich sagte: »Ich bin fesch.«

Es mußte kommen, daß sie an Patricks Mutter dachte. Sie hatte sich bemüht, den Gedanken nicht aufkommen zu lassen, aber sie hatte zu lange an Eltern und Kinder gedacht, er drängte sich in ihr Bewußtsein, und mit ihm ein häßliches Bild – Dr. Tilman und Jaroslav Lischka, die zu zweit darum rangen, eine schreiende Frau zu bändigen. Es war Glück oder Gottes Gnade gewesen, daß Dr. Tilman, der Angehörige als bloßen Störfaktor betrachtete, sich im Zimmer herumgedrückt und nach Anzeichen ausgespäht hatte, daß die Frau endlich gehen wollte – so hatte er sie im Auge behalten, während die Schwester, die im Zimmer Dienst tat, sich nicht allzuviel um die schweigsame Besucherin gekümmert hatte. Dr. Tilman hatte im Augenblick erkannt, was sie vorhatte, als sie mit diesem merkwürdigen Blick in den Augen aufgestanden war und sich wie zu einem Abschiedskuß über das Kind gebeugt hatte. Als ihre Hand den Respiratorschlauch fassen wollte, hatte er sie angesprungen und vom Bett weggeschleudert, daß sie in einem Hagel von Gegenständen gegen ein Ablageregal prallte und zu Boden fiel.

Lisa klopfte mit der flachen Hand den Bauch des bewußtlosen Jungen. »Du hast eine arme Mutter, Schatz«, sagte sie. »Eine arme dumme Mutter – von deinem Stiefvater gar nicht zu reden.«

Samstag, 4. November, 00.30 Uhr.

Um Mitternacht sah es aus, als sollte es eine ruhige Nacht werden. Sie wechselten sich in halbstündigem Rhythmus mit der Arbeit in den Krankenzimmern ab. Zu tun gab es immer etwas: Abgelaufene Infusionen mußten ersetzt werden, die Tuben abgesaugt und gereinigt; die Patienten, die sich nicht aus eigener Kraft bewegten, mußten stündlich auf die andere Körperseite gedreht und durchbewegt werden, um Wundliegen und Durchblutungsstörungen zu verhindern.

Für die Frau mit den Sturzverletzungen war die Dosis sedierender Medikamente zu niedrig bemessen worden, sie wachte halb auf und begann sich verwirrt hin und her zu wälzen. Dr. Lukas kam mit einer Injektion. Lisa hörte ihn ärgerlich mit der Zunge klicken, als er anhand des Dekursblattes seinen Fehler bemerkte: Er hatte das Beruhigungsmittel routinemäßig nach Alter und Gewicht der Patientin dosiert und vergessen, daß sie durch den jahrelangen Mißbrauch an weit höhere Dosen gewöhnt war.

Niemand machte eine Bemerkung. Auf C 12 war es ein offenes Geheimnis, daß Dr. Lukas ein eher mittelmäßiger Arzt war. Nicht, daß er es an Sorgfalt und Engagement fehlen ließ, aber er war konservativ und neigte dazu, sich ängstlich ans Lehrbuch zu halten, und er hatte keine Freude an Fällen, die sich allzuweit vom Schema F entfernten. Daß er trotzdem auch bei Dr. Wiegand gut angeschrieben war, lag an seinen menschlichen Qualitäten. Er verstand es, jedem und jeder Kranken das Gefühl zu vermitteln, daß er lebhaften Anteil an ihren Nöten nahm – mit dem Ergebnis, daß die meisten Patienten dringend nach ihm verlangten, wenn es ihnen schlecht ging, und sich sofort beruhigt fühlten, wenn sein brauner Schnurrbart in ihr Blickfeld kam.

Um halb eins hatte Lisa Ruhepause. Sie zog die Gummihandschuhe ab, warf die Kunststoffschürze weg und wechselte den verschwitzten Overall: In der Station war es warm wie in einem Palmenhaus, die Arbeit war körperlich anstrengend, spätestens um Mitternacht waren die Overalls reif für den Schmutzwäschesack. Als sie auf dem Rückweg an der geschlossenen Türe des Ärztedienstzimmers vorbeikam, fiel ihr Birgits Behauptung wieder ein, und sie konnte der Versuchung nicht widerstehen – sie hielt an und lauschte, ob man wirklich verstehen konnte, was drin gesprochen wurde.

Man konnte es verstehen, zumindest dann, wenn Dr. Wiegand so zornig die Stimme erhob wie eben jetzt. Sie hörte ihn sagen: »Ich sage es dir nicht noch einmal, David: du triffst hier keine eigenmächtigen Verordnungen – hier wird nicht experimentiert; hier ist eine Pflegestation und kein Versuchstierstall –«

Dr. Tilman unterbrach mit einer Bemerkung, die bei seiner leiseren Stimme unverständlich blieb, und dann war das laute Organ des Stationsleiters wieder zu hören: »Das weiß ich selbst, daß es ihn nicht umbringt; ich habe die Untersuchung schon gemacht, da hast du noch Spinat gespuckt. Aber du bist bei so etwas nie sicher vor einer überschießenden Reaktion, und in seinem kritischen Zustand –«

Lisa schnellte von der Türe weg, bevor Schwester Cordula, die aus dem Zweierzimmer kam, sie beim Lauschen ertappen konnte.

Samstag, 4. November, 2 Uhr.

Kurz nach zwei Uhr nachts war Lisa wieder an der Reihe, Pause zu machen. Sie zog sich in den Aufenthaltsraum zurück, der still im honiggelben Halblicht der Lampe lag. Schwester Edda hatte sich auf der Couch ausgestreckt und las in einem Liebesroman mit rosa-goldenem Umschlag. Lisa hätte schwören können, daß sie diesen selben Roman schon dreimal gelesen hatte – der Stapel Billigliteratur, mit dem sie sich die Zeit vertrieb, schien nie erneuert zu werden. Lisa fand diese Rosen-Romane entsetzlich, aber sie mußte zugeben, daß es das einzige war, was man im Nachtdienst lesen konnte. Es war unmöglich, sich auf irgend etwas wirklich zu konzentrieren. Und wenn alles noch so ruhig und friedlich war – da war immer irgendwo hinten in einem Winkel des Gehirns ein Lauern, ein Gefühl von Alarmbereitschaft.

Dr. Lukas und Schwester Radana kamen herein. Der Arzt wandte sich an Lisa. »Hast du Patrick schon massiert?«

»Ja.«

»Und? Irgendwelche Reaktionen?«

»Der Muskeltonus wird immer besser, und er reagiert, vor allem auf den Fußsohlen. Aber mir wäre leichter, wenn er die Augen aufmachen würde – wirklich ordentlich aufmachen und wahrnehmen, was er sieht.«

»Wem sagst du das? Uns allen wäre leichter.« Gabriel Lukas setzte sich und trank seinen Kaffee aus, der längst kalt geworden war. Radana nahm ihm die Tasse ab und setzte frischen Kaffee an. Dr. Lukas war ein Mann, der alle Frauen seiner Umgebung zu schwesterlicher Fürsorge animierte. Bei Radana schien es etwas mehr als schwesterliche Fürsorge zu sein. Den neugierigen Augen der Station war längst aufgefallen, wie beflissen sie ihn bediente und wie geschickt sie sich bei jeder Gelegenheit an seine Seite manövrierte. Auf C 12, dachte Lisa, blieb nichts unbemerkt, in dieser seltsam komprimierten Welt lebten sie alle wie unter einem Mikroskop.

Dr. Lukas sagte: »Die Mutter hat sich wohl nicht mehr gerührt, oder?«

Lisa schüttelte den Kopf. Frau Sward hatte striktes Hausverbot, und trotz der wüsten Szene, die sie bei ihrem Abgang geliefert hatte, hatte sie offenbar nicht den Mut, noch einmal von sich hören zu lassen.

»Was ist das für eine Frau!« rief Schwester Radana aus und hob mit theatralischer Geste die Hände. »Eine verrückte Frau, und schlecht.«

Dr. Lukas bemühte sich, ein milder Richter zu sein. »Ein Komapatient, vor allem ein so langwieriger Fall, ist eine immense Belastung für seine Angehörigen, und sie – sie hat es einfach nicht gepackt.«

Schwester Edda, die – wie sie alle – ihre Sinne an zwei oder drei Orten zugleich hatte, hob den Kopf, ihre Augen glitzerten fahl und hart hinter der starken Brille. »Die hat nie etwas gepackt«, bemerkte sie.

Es war ein gehässiger Kommentar, dachte Lisa, aber er traf ins Schwarze. Verena Sward, Tochter aus reichem Haus, hatte nie im Leben etwas Sinnvolles fertiggebracht – Beruf, Ehe, Mutterschaft, was diese magere Frau mit dem metallisch blonden Haar und den unruhigen Augen angefaßt hatte, war ihr mißlungen. Sie hatte keinen Beruf erlernt, der sie hätte ernähren können; sie war in drei Ehen gescheitert; sie tat den ganzen Tag nichts weiter, als stundenlang mit ihrer Mutter zu telefonieren und über ihren neuesten Ehemann herzuziehen. Der neueste Ehemann war ein 25jähriger Schwede, ein blonder Apoll, der sich von dieser Verbindung Angenehmeres erwartet hatte als eine ständig nörgelnde Frau und ein todkrankes Kind. Er war ein einzigesmal zu Besuch gekommen; Lisa erinnerte sich, wie er, ein Bild völliger Rat- und Hilflosigkeit, vor dem bewußtlosen Jungen gestanden war. Nach zehn Minuten war er wieder gegangen. An der Türe hatte er der diensthabenden Schwester ein Päckchen in die Hand gedrückt und gesagt: »Ich habe das für ihn gekauft ... geben Sie es ihm, wenn er aufwacht.« Das Päckchen hatte ein ferngesteuertes Batmobil enthalten.

»Glaubst du...«, wandte Schwester Radana sich an den Arzt, »glaubst du, diese schlechte Frau hat es wirklich getan – was sie gesagt hat?«

Dr. Lukas hob die Achseln. »Keine Ahnung. Und selbst wenn Dr. Antosch für sie zu Gericht geht – ich glaube nicht, daß wir uns wirklich Sorgen machen müssen, jedenfalls nicht um Patrick. Solche Prozesse ziehen sich jahrelang durch die Instanzen – bis da etwas entschieden wird, ist der Junge zehnmal gesund oder tot. Ich kann mir auch nicht vorstellen, daß Antosch und die R.I.P. eine reelle Chance haben – mein Gott, so weit kommt's noch, daß sie einen Henker hierherschicken!«

Den Blick fest auf ihren Roman geheftet, bemerkte Schwester Edda: »Die Quinlans haben ihren Prozeß gewonnen. Warum sollte nicht auch Frau Sward gewinnen?«

»Sei doch nicht immer so –« Die Art, wie Dr. Lukas sich aufsetzte, verriet, welche innere Anspannung ihn erfüllte. Er bezwang sich mit Mühe so weit, daß er nicht aufbrauste. »Du siehst immer dermaßen schwarz –«

Edda schlug ihren Rosen-Roman zu und wälzte sich träg auf den Rücken. »Ich bin realistisch, Doktor. Antosch ist ein Schwein, und die Schweine behalten auf dieser Welt immer die Oberhand.« Sie schwang die Beine von der Liege, setzte sich auf und reckte sich, daß ihr üppiger Busen die Vorderseite des Kittels spannte. »Ich gehe nachsehen, was mein Fenstersturz macht.«

Die drei blieben zurück, in unbehaglichem Schweigen befangen.

Die Ziffern der Uhr auf der Kommode sprangen eben auf 2.20, als drüben im Ärztedienstzimmer das Telefon anschlug. Gleich darauf tauchte Dr. David in der Türe des Aufenthaltsraumes auf. Seine hellen Augen glitzerten unruhig. Er sah aus, als hätte er heimlich getrunken. »Aufnahme«, verkündete er.

Samstag, 4. November, 2.30 Uhr.

Lisa zog die Milchglastüre auf und blickte in den nachtschwarzen Hof hinaus. In den hohen Mauern der Gebäude rundum brannten nur die dämmrigen Lichter in den Zimmern der Nachtdiensthabenden. Der erste Schnee des Jahres fiel – ein schwacher Schauer kleiner kristallener Flocken. In der neonbeleuchteten Mauerwölbung der Passage zur Chirurgie tauchte der Trupp auf, zwei Rollwagen, jeder von Begleitern umgeben. Die Wagen holperten auf dem unebenen Asphaltbelag des Hofes.

Sie wandte sich um, Dr. Wiegand zu, der ihnen die Informationen weitergab, die er vom Operationsteam der Unfallchirurgie erhalten hatte. »Wir müssen zwei Patienten auf einmal aufnehmen, es hat eine Massenkarambolage mit einer Toten und sechs Schwerverletzten gegeben.«

Auf der Stadtautobahn, sagte er, war ein Sportwagen, auf der falschen Straßenseite dahinrasend, mit zwei entgegenkommenden Autos kollidiert, in dem einen hatten vier junge Leute gesessen, der Discjockey und drei weitere Angestellte einer Discothek, im anderen ein Geistlicher und sein Begleiter. Den Sportwagen hatte der Aufprall in zwei Teile zerrissen, die Lenkerin war sofort tot gewesen. Die übrigen Opfer des Unfalls waren, alle in kritischem Zustand, nach den Anweisungen der Rettungsleitstelle in verschiedene Spitäler eingeliefert worden; C 12 waren der Geistliche und der Discjockey zugeteilt worden.

»Na«, bemerkte Schwester Cordula, »dann sind wir heute nacht ja nicht die einzigen, die alle Hände voll zu tun haben.«

»Wahrscheinlich gibt's gar nicht viel zu tun.« Dr. Wiegand hatte seine Brille abgenommen und putzte sie sorgfältig. Das Brillenputzen war ein privates Ritual, das er jedesmal absolvierte, bevor er eine Aufgabe in Angriff nahm. »Auf der Chirurgie meinten sie, bei beiden wäre wahrscheinlich nichts mehr zu retten, sie hätten sie nur grade notdürftig stabilisiert –«

»Die schicken sie immer zu uns, damit sie den Exitus aus ihrer Statistik draußen haben«, meldete sich Schwester Eddas mürrische Stimme im Hintergrund. »Und dann heißt's, wir sind die Sterbestation.«

Lisa spürte, wie kalt die Nacht war. Die Gummireifen der Transportwagen knirschten auf Eis. Schneeflocken sprenkelten die Pelerinen der Anästhesieschwestern und die Mäntel der Ärzte, die die Patienten begleiteten.

Der Raum hinter ihr hatte sich mit Menschen gefüllt, die Nachtschicht der Station wartete, einsatzbereit. Jedes Gesicht war angespannt, auf jedem drückte sich die Spannung anders aus. Dr. David hatte (was er immer tat, wenn er aufgeregt war, ohne daß es ihm selbst bewußt wurde) den Mund offen, seine Zungenspitze lag auf der Unterlippe. Schwester Cordula rieb sich unablässig die nackten Arme zwischen Handgelenk und Ellbogen. Schwester Eddas teigig-blasses Gesicht war unbeweglich, der Mund eine straffe gerade Linie. Dr. Wiegand stand reglos, die herabhängenden Hände zu Fäusten geballt, das Gesicht erhoben, einen innenwärts gewandten Blick in den Augen. Lisa wußte – alle wußten es –, daß er wie immer in solchen Augenblicken betete.

Die Transportwagen kamen holpernd und klirrend näher. Sie hörte einen der beiden Ärzte, die den Transport begleiteten, lauthals fluchen, als einer der Wagen trotz der dicken Gummireifen in einem Schlagloch hängenblieb und das Infusionsgestell wippte und wackelte, daß die Flaschen aneinanderklirrten.

Dann war der Konvoi da, und augenblicklich zerfiel die nervöse Gruppe im Korridor in kleine funktionelle Einheiten, die mit der Präzision hundertfacher Übung die nötigen Handgriffe taten.

Plötzlich war der schmale Korridor der Station überfüllt, und ein beängstigendes Gedränge herrschte. Lisa zwängte sich an der Anästhesieschwester vorbei, auf deren dunkelblauem Umhang die Schneeflocken zu Tröpfchen schmolzen. Der schlechtere Patient war als erster gekommen; an seinem Infusionsgestell hing außer den Flaschen mit kreislaufstabilisierenden Mitteln auch eine Blutkonserve. Das transportable EKG-Gerät gab sein Signal in beunruhigend unregelmäßigen Intervallen ab. Der Diener, der den Wagen schob, kam in dem vollgeräumten Gang in Schwierigkeiten. Die Schwester wurde gegen die Wand gequetscht, als er das schwerfällige Gefährt ungeschickt manövrierte. Sie gab einen Ausruf von sich, bei dem ein betrunkener Seemann errötet wäre, aber ihre Hand, die den schwarzen Gummiballon des Ambubeutels hielt, änderte ihren rhythmischen Druck keine Sekunde lang, pünktlich zwölfmal in der Minute preßte der Blasebalg Sauerstoff aus der anhängenden Flasche durch den im Schlund fixierten Tubus und blähte die Lungen des Mannes, der noch tief in der Operationsnarkose lag.

Schwester Birgit hatte das erste der unbelegten Betten aus dem Zweierzimmer auf den Korridor geschoben. Die dicken sandfarbenen Decken über den Patienten wurden zurückgeschlagen. Die beiden jungen Männer, die in grüne Operationstücher gehüllt auf den Chromstahlgestellen lagen, waren nackt, ihre Körper waren im Operationssaal der Chirurgie nur oberflächlich gereinigt worden, auf den blassen blutigen Gliedern waren die Spuren zu sehen, wie sie in einem Hagel von Kies und Glassplittern auf die Fahrbahn aufgeprallt waren. Die eingefallenen Gesichter hatten im Neonlicht eine schmutzig bleigraue Farbe.

Einer der beiden war rundum eingegipst – sein Skelett mußte ein Trümmerhaufen sein. Lisa registrierte, als er an ihr vorbei ins Zimmer geschoben wurde, einen Schädelbruch, Brüche an beiden Beinen, eine Serienrippenfraktur, ein zerschmettertes Schlüsselbein und einen beidseitig gebrochenen Unterkiefer. Der andere – der Geistliche war es, hörte sie –, hatte den Schädel rundum mit einem straffen Turban weißer Binden umwickelt, aus denen seitlich das Drainageröhrchen mit seinem Auffangbeutel heraushing, aber der Rest seines Körpers wies keine ernsthafte Wunde auf.

Der Transferierungsschein wies den Zustand des Mannes als schwere Schädelfraktur mit Gehirnquetschung und Hirnödem aus, weitere Verletzungen waren nicht angeführt. Als sie zu viert das Leintuch unter ihm packten und ihn damit vom Transportkarren ins Bett hoben, war sein Körper völlig atonisch, so schlaff, als seien die Knochen unter den Muskeln geschmolzen. Sein bleifarbenes Gesicht war entspannt und zeigte keine Spur von Mimik.

Er reagierte auch in keiner Weise, als die Geräte für die Sekunden, während er ins Bett gehoben wurde, abgekoppelt wurden, seine Brust fiel ein und blieb unbeweglich mit flachgepreßten Lungen liegen.

Schwester Birgit schob das Beatmungsgerät auf seinen Rollen herbei, sie löste die Steckverbindung zwischen Ambubeutel und Tubus und fixierte den Schlauch des Standgeräts. Während Lisa die drei Klebeelektroden des EKG auf der Haut befestigte, begann auf Birgits Seite des Bettes der Respirator bereits zu arbeiten. Hinter dem Sichtglas straffte sich und erschlaffte der zickzack gefaltete Balg, die roten Leuchtbalken auf dem Anzeigeschirm schrumpften und streckten sich wieder, schrumpften und streckten sich. Die Brust des Verunglückten – eine magere Brust mit einem schütteren bräunlichen Haarstreifen –, hob und senkte sich im selben Takt in tiefen, langsamen Atemzügen. Lisa atmete unwillkürlich ebenso tief. Atemnot gehörte zu den schlimmsten Schrecken, die sie sich vorstellen konnte; sie litt gelegentlich unter grausigen Alpträumen, in denen sie mit berstenden Lungen in Schlamm oder Treibsand versank.

Sie begann, aus der Armvene des Mannes die Blutproben fürs Labor abzunehmen. Hinter ihrem Rücken hörte sie das piepsende Geräusch eines zweiten EKG-Geräts, das Klirren eines Infusionsgestells, das ans Bett geschoben wurde, hörte Gabriel Lukas' Stimme, die in weichem freundlichem Ton Anweisungen gab. Es war eine seiner Eigenheiten, seine eigene Arbeit und die anderer Leute mit solchen kleinen Kommandos zu begleiten, die nichts Wirkliches zu bedeuten hatten – »langsam – mehr nach rechts – vorsichtig – halt, nicht so schnell – ganz sanft!«

Sie wich beiseite, als Dr. David ans Bett ihres Patienten trat. Er beugte sich so tief über den reglosen Körper, als könnte seinen kurzsichtigen Augen etwas entgehen, trommelte einen Moment in Gedanken versunken mit den gummibehandschuhten Fingern auf die schlaffe Bauchdecke, dann schob er ein Augenlid vorsichtig mit der Fingerkuppe zurück und leuchtete mit einem Lämpchen ins Auge. Die weit offene Pupille, inmitten einer verwaschen bräunlichen Iris gelegen, reagierte nicht, zog sich nicht in Abwehr gegen den Lichtstrahl zusammen, sondern blieb rund und starr. David Tilman stieß einen der kurzen nasalen Laute aus, die seine negativsten Emotionen ausdrückten. Sein glatter Finger schob das zweite Lid zurück. Dasselbe: die Pupille blieb lichtstarr.

Er richtete sich auf und wischte sich unruhig mit dem nackten Unterarm über den Mund. Dann legte er die Handfläche auf die Stirn des Patienten, zog beide Lider zurück und bewegte den

Kopf, wobei er ihn mit der anderen Hand am Kinn faßte, langsam von einer Seite zur anderen. Die Augen starrten, anstatt im Kopf zu rollen, unbeweglich wie gläserne Puppenaugen geradeaus. David nahm einen Wattetupfer vom Wagen, spreizte mit zwei Fingern die Lider und tupfte mit dem Wattestäbchen prüfend auf die empfindliche Hornhaut; einmal, dann noch einmal. Das Auge reagierte so wenig wie ein Glasauge.

»Gregor?« drang die Stimme des Assistenzarztes durch die mannigfaltigen Geräusche rundum. Dr. Wiegand, der am anderen Bett stand, blickte auf. Als er sich umdrehte, hob David Tilman die Hand und drehte den ausgestreckten Daumen nach unten.

Der Oberarzt kam herüber. Seine kleinen graugrünen Augen hinter den starken Brillengläsern beobachteten angespannt, wie der Assistent die Demonstration wiederholte. Das Ergebnis war dasselbe wie zuvor: Die Pupillen blieben lichtstarr, die Augen saßen wie festgefroren im Schädel, die Cornea reagierte nicht auf den Reiz, der sonst unweigerlich ein heftiges Blinzeln zur Folge gehabt hätte. Tilman stützte sich mit einer Hand auf den Bettrand, suchte mit Daumen und Zeigefinger der anderen die nervenreiche Stelle im Naseninneren des Patienten und zwickte kräftig hinein. Der scharfe Schmerz löste nicht die geringste Reaktion aus.

Dr. Wiegand verschränkte die Arme vor der Brust und rieb sich langsam mit beiden Händen die eigenen Schultern, sagte aber nur: »Warten wir ab.«

Lisa machte sich daran, den Mann zu waschen. Der starke Parfümeriegeruch nach Desinfektionsmittel überdeckte kurzfristig alle anderen Gerüche im Raum, als sie das weiche Schwammtuch ausdrückte und vorsichtig über die aufgeschürfte Haut wischte. Ihr Blick glitt, von der Gewohnheit ständigen Kontrollierens getrieben, über das Bett. Beatmung und Herzüberwachung arbeiteten, die Infusionen mit kreislauf- und stoffwechselstabilisierenden Medikamenten tropften in vorschriftsmäßiger Geschwindigkeit durch die Kanülen, der frisch gesetzte Kathether leitete den Harn ab, die Magensonde war angelegt, um Sekret und überschüssige Magensäure abzuheben. Im Augenblick war alles Menschenmögliche für den Mann getan.

Sie tupfte mit dem weichen nassen Schwammtuch über sein grausam zerschürftes Gesicht, in dessen Wundflächen Schmutz und Steinchen und winzige Glassplitter klebten. Sie konnte nicht erkennen, was für eine Art Gesicht es war. Ein Gesicht mit hellbraunen Augen, das war alles, was sie wußte. Mund und Nase waren von einem harten Aufprall angeschwollen, und schräg über die Stirn verlief ein bräunlich blutverkrusteter Schnitt.

Sie bemühte sich, das aufsteigende Gefühl von Elend zu unterdrücken. Noch war es zu früh, noch wußte niemand, ob das schlechte Ergebnis der neurologischen Kontrollen das Ende bedeutete. Im Verlauf der nächsten Stunden würde immer wieder geprüft werden, ob die Lichtstarre, die Gefühllosigkeit der Cornea, die Schmerzunempfindlichkeit und die übrigen Ausfälle unverändert bestehen blieben. Sie würden stündlich die Temperatur messen. Wenn das zutraf, was Dr. David mit seiner Handbewegung angedeutet hatte, würde sie im Lauf der Nacht von der normalen Körpertemperatur von 36,5 Grad auf 34 Grad absinken.

Sie blickte zum Bett 7 hinüber, in dem der zweite Verunglückte lag, jetzt ebenfalls mit Respirator, Infusionen, Monitorüberwachung versorgt. Dr. David war jetzt dort damit beschäftigt, die neurologischen Kontrollen durchzuführen. Nach seinen Bemerkungen zu schließen, sah es in diesem Fall nicht ganz so düster aus. Die Pupillen des Burschen waren zwar ebenfalls starr, aber als Tilman ihn mit seinen harten Knöcheln in die Innenseite des Oberschenkels kniff, reagierte er mit einem krampfhaften Strecken der Arme – irgendwo hatte er den Schmerz wahrgenommen, und das bedeutete, daß immerhin Teile seines Gehirns aktiv und funktionsfähig waren.

Das große Problem, dachte Lisa, war, daß das Gehirn nicht so leicht Zugang zu seinen Geheimnissen gewährte. Was in dieser gefurchten, gewundenen, von glatter zäher Haut überzogenen Masse von Milliarden Nervenzellen tatsächlich vor sich ging, wußten nicht einmal die Psychiater, die einen lebenden und bewußten Patienten vor sich hatten, geschweige denn Anästhesisten, die die Hirntätigkeit eines tief im Koma liegenden Kranken zu sondieren versuchten. Dieser wabbelige graue Klumpen tat erstaunliche Dinge: Es war das zarteste und sensibelste Zellgewebe des menschlichen Körpers, die Hirnzellen, allen voran die Zellen der Großhirnrinde, waren die ersten, deren Leben erlosch, wenn mit dem Herzstillstand die Sauerstoffversorgung aussetzte, während andere Körperzellen erst Stunden, manche sogar Tage nach dem letzten Herzschlag abstarben. Dieses selbe Organ aber konnte großflächige und tiefgehende Verletzungen überstehen, es konnte Ausfälle riesiger Funktionsbereiche kompensieren, indem es anderen Kontingenten seiner Abermilliarden Zellen deren

Aufgaben übertrug. Das Großhirn konnte über Tage, Wochen, Monate hinweg seine Tätigkeit einstellen und dann ohne äußeren Einfluß wieder anspringen. Es war, dachte sie, tatsächlich wie bei einem Computer – wenn das Gehirn das Daten- und Betriebssystem war, dann waren die Reflexe, Aktivitäten und Äußerungen des Patienten der Bildschirm, auf dem die unsichtbaren Impulse sichtbar wurden. Man konnte zwar mit einiger Sicherheit feststellen, wann das gesamte System außer Betrieb war, aber was es tatsächlich in seinem Speicher verbarg, darüber gaben die paar Daten, die man ihm bislang entlockt hatte, keine erschöpfende Auskunft.

Die Stimmen wurden plötzlich laut: Dr. David verlangte jetzt schon ein EEG – als Gabriel Lukas einwandte, das sei unüblich, brauste er streitsüchtig auf. Wahrscheinlich wäre eine der häufigen Zänkereien zwischen den beiden Assistenzärzten ausgebrochen, hätte Lischka sich nicht eingemischt. Er wandte sich mit einer nebensächlichen technischen Frage an Dr. David und lenkte damit sein Interesse zurück aufs Fachliche. Während Lisas Hände mit gleichmäßig kreisenden Bewegungen die Hautpflegeemulsion auf dem Körper ihres Patienten verteilten, dachte sie an die hunderterlei Gelegenheiten, bei denen Lischka sich schon als Friedensstifter bewährt hatte. Wie die Luftkissen, die den Aufprall eines Zusammenstoßes dämpfen, schob er sich blitzartig zwischen Kontrahenten und fing die Feindseligkeiten ab. Seine ständige schützende Gegenwart hatte Lutz Beraneks Bosheit die Spitze abgebrochen und milderte Dr. Davids zänkisches Naturell. Sie blickte ihm liebevoll nach, als er sich schwergewichtig zur Türe schob, um dem Assistenzarzt irgendein ausgefallenes Stück Zubehör zu bringen. Wie sie alle es taten, kontrollierte er im Vorbeigehen die Betten, sein Blick glitt rasch, aber aufmerksam über die beiden älteren Patienten des Zweierzimmers. Der Unterweltler hatte sich das Leintuch über den Kopf gezogen und döste im Schatten dieses improvisierten Zelts; Gramm lag, die Beine auf Kissen erhöht, reglos und teilnahmslos da. Der Pfleger runzelte die Stirn und trat an den alten Mann heran. Sein Rücken, eine orange Mauer, verdeckte das halbe Bett, als er sich tief über den Patienten beugte.

Dann geschahen zwei Dinge gleichzeitig. Lischkas tiefe dunkle Stimme brach in eine dröhnende Lautfolge aus, die sich nach einem tschechischen Fluch anhörte, und zwei durchdringende Dauergeräusche erfüllten den Raum, als Respirator und EKG an Peter-Paul Gramms Bett gleichzeitig Alarm schlugen.

Samstag, 4. November, 3.30 Uhr.

Alle Köpfe wandten sich um, der Quelle des doppelten Lärms zu. Dr. David vergaß das EEG, um das er eben noch gestritten hatte, er fuhr mit einer seiner typisch jähen, eckigen Bewegungen hoch und eilte zu dem Bett des alten Mannes hinüber. Gramms Gesicht war blau verfärbt und grotesk erschlafft. Die Augen standen halb offen, sein Hals, Hände und Füße waren bläulich verfärbt. Der Körper war völlig atonisch. Über den Bildschirm des EKG-Geräts lief eine gelbe Linie ohne einen einzigen Zacken, das Piepsen des akustischen Signals war verstummt.

Im Augenblick waren sie alle an Gramms Bett. Lischka hatte seine großen weißen Hände flach auf das Brustbein des Alten gelegt und begann nun mit rhythmischem Druck das stillstehende Herz zu massieren, während Schwester Cordula einen Ambu-Beutel an den Respiratorschlauch ansetzte und Luft in die schlaffen Lungen preßte. Dr. David hatte eine Spritze Adrenalin aufgezogen und injizierte das starke herzanregende Mittel in den Dreizackhahn der Infusionskanüle.

Lisa hielt den Blick starr auf den Bildschirm über dem Bett gerichtet. Einen Moment lief die stumme Linie noch weiter, die den Stillstand des Herzens anzeigte, dann tauchte quälend langsam ein gelber Zacken auf – nicht die schlanke Spitze eines normalen Herzschlags, sondern ein wunderlich verformter Buckel, der gleich darauf wieder verflachte. Lischka holte tief

Luft und drückte wieder. Der Brustkorb des Alten mit seinen schwabbeligen Fleisch- und Fettmassen war widerspenstig, der Pfleger mußte viel von seiner Kraft einsetzen, bis das Brustbein widerwillig nachgab. Wieder tauchte ein Zacken auf und verschwand.

Drei Minuten später drückte David Tilman den Inhalt einer zweiten Adrenalinspritze in den Infusionsschlauch. Diesmal zeigte sich sehr rasch eine Wirkung. Das EKG piepste, und eine ganze Serie der atypischen Zacken lief über den Bildschirm. Lischka verdoppelte seine Anstrengungen. Sein Kittel war schweißgetränkt, große dunkle Flecken zeichneten sich unter den Achseln und am Rücken ab. Er schnaufte rhythmisch, so oft er die schwere Masse unter seinen Händen niederdrückte.

Seine Anstrengung blieb vergeblich: Die kuriosen Hügel und Buckel auf dem EKG-Monitor streckten sich aus und verschwanden endgültig.

Eine halbe Stunde lang setzten sie ihre Bemühungen noch fort, dann schlug Dr. David sich plötzlich mit beiden flachen Händen scharf gegen die Schenkel, warf den Kopf in den Nacken und trat resigniert zurück. Sein lockiges Haar war, wo es ihm ins Gesicht hing, durchtränkt von Schweiß. Sein farbloses Gesicht hatte einen rosafarbenen Ton angenommen, der sich auf den Wangenknochen zu stumpfroten Flecken verdichtete. Er atmete angestrengt. Einen Augenblick sah es aus, als wollte er eine giftige Bemerkung anbringen, aber dann begnügte er sich mit einer Handbewegung, die das Bett, die Infusionsgestelle und das Herzüberwachungssystem umfaßte und besagte: »Weg mit dem Zeug.« Ohne einen weiteren Blick auf den Toten zu werfen, lief er zu dem Unfallopfer mit den zahlreichen Brüchen zurück und begann von neuem, die Reaktion der Augen zu testen und die Schmerzempfindlichkeit zu überprüfen, indem er ihn an allen möglichen Stellen grob ins Fleisch zwickte. Bei dieser Tätigkeit fiel ihm das EEG wieder ein, das er gewünscht und nicht bekommen hatte, und er begann Schwester Edda anzuschreien. Die grobknochige Frau nahm es gleichmütig hin; sie antwortete »Ja, Dr. David, wird gemacht, Dr. David«, ohne daß auch nur ein Schatten von Ärger über ihr Gesicht glitt. Lisa dachte, daß jeder normale Mensch sich angesichts dieser Ruhe wie ein ungezogenes Kind gefühlt hätte, aber das betraf David Tilman nicht – er war ein Genie oder ein Wahnsinniger oder ein rotziger Balg, dem die Protektion seines Vorgesetzten zu Kopf gestiegen war, alles, nur kein normaler Mensch.

Sie senkte den Blick auf die schwere Fleischmasse, die Peter Paul Gramm gewesen war. Ihre schmächtigen Hände zogen das biegsame Plastikrohr aus Nase und Schlund. Sie zupfte die Heftpflaster ab, die die Kanülen der Infusion an ihrem Platz hielten, und zog die dünnen Schläuche aus dem toten Fleisch. Auf der anderen Seite des Bettes entfernte Schwester Birgit den Katheter aus dem Penis und die Elektroden des EKG von der schwammigen Brust, deren Haut jetzt ebenfalls eine bläulichgraue Leichenfarbe annahm. Jeder an einer Seite schüttelten sie das Leintuch zurecht und zogen es über den Kopf. So zugedeckt, schoben sie ihn aus dem Zimmer auf den Gang.

Die gummibereiften Räder quietschten leise auf dem Vinylbelag des Korridors, als sie das Bett ins Hinterzimmer bugsierten. Birgit, die voranging, drückte den Schalter. Mattes Licht flackerte in der Halbkugel an der Decke auf und erhellte den kleinen unordentlichen Raum, der für die verschiedensten Zwecke verwendet wurde – er diente als Totenkammer ebenso wie als Rumpelkammer für selten gebrauchte Geräte und sonstiges Zubehör. Ein Sofa stand darin, zwei Metallspinde; an den Wänden stapelten sich Kartons mit Infusionen, alte Monitore, dunkelgrün bezogene Schaumstoffunterlagen, Kabel und anderes technisches Zubehör. Im Licht der Funzel an der Zimmerdecke sah alles vergilbt aus.

Sie manövrierten das Bett mit dem Toten vorsichtig zwischen dem Gerümpel hindurch und parkten es neben der Türe, die in den Depothof hinausführte. Lisa sah auf die Uhr, deren Ziffern und Zeiger schwach phosphorgrün schimmerten. Fünfzehn Minuten nach vier.

Sie löschte das Licht und schloß die Türe hinter sich.

Samstag, 4. November, 4.30 Uhr.

Gemeinsam mit Schwester Edda machte sie sich daran, das Chaos, das die Neuaufnahme im Zweierzimmer angerichtet hatte, wieder in Ordnung zu bringen. Der Raum war übersät mit blutgetränktem Verbandszeug, das beim Anlegen neuer Verbände achtlos zu Boden geworfen worden war, mit schmutzigen Tüchern, leeren Blutbeuteln, leeren Infusionsflaschen. Die Abfallsäcke am Fuß der Betten waren bis oben hin mit medizinischem Müll gefüllt. Die Waschschüsseln standen noch da, mit trübem Wasser gefüllt, auf dem rosafarbener Schaum schwamm, und die zahlreichen Papiere, die den Transport begleitet hatten, lagen ungeordnet herum.

Sie war froh, mit Edda allein zu sein, es gab ihr Gelegenheit, eine Frage zu stellen, die sie nicht allzu öffentlich stellen wollte. »Edda? Meinst du wirklich, Dr. Antosch hat einen Prozeß angestrengt?«

Edda, die eben den Abwurfsack am Fuß von Bett 8 aus dem Gestell genommen hatte, blieb mit dem großen roten Plastikbeutel in Händen stehen. »Und ob ich das glaube.«

»Aber – sie könnten es nicht zulassen. Nicht hier.«

Edda schnaubte verächtlich und ging, ihren Müllbeutel hinter sich herschleifend.

Lisa hatte ihre rauhe Männerstimme im Ohr: »Die Quinlans haben ihren Prozeß gewonnen. Warum sollte Frau Sward nicht auch gewinnen?«

Sie rief sich den Fall, der Medizingeschichte gemacht hatte, ins Gedächtnis zurück.

In den Siebzigerjahren war eine amerikanische Studentin, die achtzehnjährige Karen Quinlan, nach einer Drogenparty, bei der sie Alkohol und Schlaftabletten konsumiert hatte, ins Koma gefallen und nicht mehr erwacht. Normalerweise starben bewußtlose Patienten nach einer Frist von einigen Monaten, weil der geschwächte Körper keine Abwehrkraft gegen schädliche Keime mehr aufbrachte und trotz der Behandlung mit Antibiotika an Infektionen zugrundeging. Aber hin und wieder war ein Organismus robust genug, dem Verfall zu widerstehen – vielleicht einer von hundert. Karen war einer von diesen Fällen gewesen.

Sie hatte Jahre in tiefer Bewußtlosigkeit überlebt. Schließlich hatten die Eltern den Antrag gestellt, die Behandlung abzubrechen. Sie hatten einen Musterprozeß geführt – und gewonnen: Das Gericht hatte die Anordnung getroffen, das Beatmungsgerät abzuschalten und das Leben der jungen Frau damit zu beenden. Nur war das Unerwartete geschehen: Die Bewußtlose hatte aus eigener Kraft weitergeatmet. Und damit war die problematische Frage aufgetaucht: Nachdem die Kranke durch gerichtliche Anordnung zur Tötung freigegeben war – denn das Abschalten des Beatmungsgeräts sollte ja nichts anderes bewirken, als ihren Tod durch Ersticken herbeizuführen –, war dann in diesem Urteil nicht die Erlaubnis enthalten, sie auf andere Weise zu töten? Ihr die Nahrungsinfusionen zu entziehen, so daß sie langsam verhungerte und verdurstete, oder nachts die Heizung abzustellen und die Decken wegzunehmen, so daß sie an Lungenentzündung verstarb? Oder unmittelbar und direkt eine Giftinjektion in den entkräfteten Körper zu pumpen? Wie immer die gesetzliche Lage war, offenbar hatten die Ärzte und das Personal der Station denn doch Skrupel gehabt, das Gerichtsurteil durch brutale Vernachlässigung oder unverhohlenen Mord zu exekutieren. Karen Quinlan hatte noch fast zwei Jahre gelebt, ohne jemals das Bewußtsein wiedererlangt zu haben.

Es war nicht der einzige Fall dieser Art gewesen – amerikanische Gerichte hatten bereits in rund zwanzig Fällen ähnliche Entscheidungen getroffen –, aber es war der erste Fall gewesen, der in den europäischen Medien Schlagzeilen gemacht hatte, vermutlich, weil es um eine junge und attraktive Frau ging. Mit dem Schicksal der Studentin, das in den Medien über Jahre hinweg diskutiert worden war, war der Begriff »Koma« in die Begriffswelt einer breiten Öffentlichkeit gedrungen, und seit Sensationsjournalisten das Wort – das an sich nichts weiter bedeutete als »tiefe Bewußtlosigkeit« –, mit »Todesschlaf« übersetzt und Komapatienten als »lebende Leichen« apostrophiert hatten, war die übliche Reaktion von Angehörigen bewußtloser Patienten Panik. »Wird er je wieder aufwachen?« war die wohl meistgestellte Frage an solchen Krankenbetten.

Edda kam zurück, einen Stapel Schaffellflecken auf dem Arm. Mit einer Kopfbewegung zu dem Discjockey bemerkte sie: »Der liegt noch lang hier, also machen wir's ihm gleich bequem. Heb einmal seine Beine hoch.«

Lisa gehorchte, und Edda breitete überall, wo zwischen den Gipsverbänden bloße Haut hervorsah, einen Flecken Fell unter Beine und Becken. Das zottige Fell verringerte die Fläche, wo die Haut auflag, und half so eine der gefährlichsten Begleiterscheinungen langer Bettlägerigkeit zu verhindern – Decubitus, das Wundliegen von Kranken, das ohne solche Vorsichtsmaßnahmen rasch zu riesigen fressenden Geschwüren an Gesäß und Beinen führte.

Edda nahm von sich aus das Gespräch wieder auf. »Weißt du, warum ich's glaube? Diese Frau – Patricks sogenannte Mutter –, hat im Beruf versagt, in der Ehe versagt, in Patricks Erziehung versagt. Sie ist eine Null, und sie weiß es. Und jetzt hat sie plötzlich die Gelegenheit ihres Lebens, das alles auszugleichen.«

»Ich verstehe nicht ganz«, sagte Lisa. Sie wurde langsam müde, und jetzt, wo der unmittelbare Trubel der Aufnahme vorbei war, begann sich ein kaltes klammes Gefühl der Depression in ihr auszubreiten.

»Nicht? Ich wette, sie hat sich schon vorsorglich einen schwarzen Hut mit Schleier und ein paar seidene Taschentücher gekauft. Überleg doch einmal. Wenn Antosch die Sache durchzieht und in die Medien bringt, und das wird er – jede Zeitung vom Nachrichtenmagazin bis zum letzten Käseblättchen wird darüber berichten –, dann ist sie sein Star: LIEBENDE MUTTER KÄMPFT UM EINEN FRIEDLICHEN TOD IHRES KINDES. Dann ist sie keine silberblonde Ziege mehr, die außer dem ›Ja‹ am Standesamt noch nichts fertiggebracht hat, sondern ein tolles ...« Sie machte eine Bewegung, die andeuten sollte, daß ihr die Worte fehlten. »Ein Was-weiß-ich. Wetten, die kann für ein Dutzend Fotografen weinen, ohne eine rote Nase zu kriegen oder das Make-up zu verschmieren!« Plötzlich lachte sie auf eine Art, die ihr häßliches

Gesicht zu einer Grimasse verzog.»Und ich kann dir auch gleich sagen, wer in dem Melodram die Schurken sein werden.« Als Lisa sie verblüfft ansah, deutete sie mit dem Zeigefinger erst auf ihre eigene, dann auf Lisas Brust und zuletzt auf imaginäre Personen rundum. »Ich. Du. Wir alle. Wir sind diejenigen, die es Patrick nicht gönnen, daß er friedlich und ganz natürlich verreckt.«

Einen Moment lang schien es Lisa, als flackerte das Neonlicht im Raum und würde trüber, so trüb, daß sie kaum noch sehen konnte. Dann erhellte sich das Zimmer wieder. »Gut«, sagte sie, von einem Zorn erfüllt, der sich unfairerweise gegen Edda richtete. »Angenommen, Dr. Antosch und die R.I.P. bringen eine Klage ein. Angenommen sogar, sie bekommen recht. Was glaubst du eigentlich, was passiert, wenn einer hier mit einem amtlichen Wisch hereinkommt und uns befehlen will, Patrick sterben zu lassen? Hier hat keiner was zu sagen außer Dr. Wiegand.«

»Vorderhand noch«, entgegnete Edda. »Hilf mir hier einmal, das Gestell klemmt.« Sie war dabei, das Fußteil des Bettes höherzustellen, um die gebrochenen Beine des Discjockeys bequemer zu lagern. »Schau einmal«, bemerkte sie, auf die nackten Füße deutend, die aus den Gipsverbänden hervorlugten. Die Zehennägel waren lang und hatten schwarze Nagelränder, und die graugesprenkelte Haut zwischen den Zehen verriet, daß das letzte Fußbad lange zurücklag. »Weißt du jetzt, warum Mutter immer sagte: ›Wasch dich ordentlich, du könntest einen Unfall haben und ins Spital kommen?‹ So wird heimliche Schande offenbar.«

»Was meinst du damit«, unterbrach Lisa, »Dr. Wiegand hat hier *vorderhand noch* das Sagen? Auf einer Station entscheidet der Stationsleiter und sonst keiner.«

»Ich meine nicht, daß ab morgen die R.I.P. hier die Herrschaft übernimmt. Aber ... ich lese einiges darüber, und die amerikanische Ärztekammer, die du ruhig als Trendsetter betrachten kannst, ist beispielsweise ganz offiziell der Ansicht, daß die Entscheidung darüber, ob ein schwer geschädigtes Kind behandelt werden sollte, den Eltern vorbehalten bleiben soll. Kann ja sein, daß unsere Gerichte sich eines Tages dieser Auffassung anschließen. Dann brauchen wir hier nichts mehr weiter zu tun, als unsere Tagesbefehle von den Angehörigen entgegenzunehmen: den bringt durch und den laßt sterben.«

»Mensch«, sagte Lisa, »du malst doch immer den Teufel an die Wand.«

»Mag sein.« Eddas Blick glitt prüfend über den verwundeten Körper des Discjockeys, dann, als sie alles zu ihrer Zufriedenheit fand, breitete sie die leichte weiche Decke fürsorglich über ihn. »Aber vergiß nicht, es sind immer die Paranoiker, die zuletzt recht behalten.«

Samstag, 4. November, 5 Uhr.

Um fünf Uhr morgens summte die Gegensprechanlage der Türe, und der diensthabende neurologische Konsiliararzt erschien, ein müde aussehender Endvierziger mit dünnem lehmgelbem Haar. Dr. Wiegand und David Tilman begleiteten ihn, als er das Zweierzimmer betrat. Lisa hörte drei Stimmen durcheinanderreden, verstand aber nicht, was sie sagten.

Der Neurologe war selbst unter günstigen Umständen ein mürrischer Mensch, und Nachtdienste zählten eindeutig zu den ungünstigen Umständen. Er führte wortlos seine Untersuchungen durch, kontrollierte noch einmal die Reflexe des Patienten – die ebenso ausblieben wie bei der ersten Untersuchung –, las die Fieberkurve ab und maß selbst noch einmal mit dem elektrischen Fieberthermometer die Temperatur, die auf 34 Grad abgesunken war und verlangte schließlich das EEG-Gerät.

Lisa schob den kleinen chromglänzenden Wagen ins Zimmer. Sie begann die zwölf Nadeln der Elektroden am Kopf des Verletzten zu befestigen, indem sie sie an Hinterhaupt, Stirn und Schläfenbein durch den Kopfverband und unter die Haut stach. Das Gerät lief an. Die sensiblen Schreibstifte zitterten in ihren Halterungen. Als der Motor die Papierrolle durchzog, setzten sie auf und begannen zu schreiben, aber was sie aufzeichneten, waren nur acht gerade Linien.

In keinem Bereich des Gehirns waren noch Hirnströme meßbar. Das riesige Zellareal – rund hunderttausend Nervenzellen in einem einzigen Quadratmillimeter Großhirnrinde, jede über eine Wirrnis von Leitungsbahnen mit rund fünftausend anderen Zellen verbunden –, war abgestorben. Das verletzte Organ war gewissermaßen an seiner eigenen Schwellung erstickt, hatte sich selbst die Blutzufuhr und damit die lebenswichtige Sauerstoffversorgung abgeschnitten, als es im knöchernen Schädel angeschwollen war und damit seine eigenen Hohlräume verschlossen hatte, die vier Ventrikel – die Hirnkammern – ebenso wie die vier großen Adern, die es durchbluteten. Es hatte nichts mehr genützt, daß das Herz schlug, der lebenspendende sauerstofführende Blutstrom hatte das Gehirn nicht mehr erreicht, und das empfindliche Gewebe war abgestorben. Nirgends waren mehr Spuren der elektrischen Ströme meßbar, die sonst die Tätigkeit des lebendigen Organs anzeigten, weder im Großhirn – dem Sitz des Bewußtseins –, noch im komplexen Steuerzentrum des Kleinhirns, noch im Hirnstamm, der die wichtigsten Vitalfunktionen kontrollierte wie das Atemzentrum, die Steuerung des Kreislaufs, die Temperaturregelung im Körper. Das Hirn war tot, und damit war der ganze Mann tot. Ohne diese komplizierte Kommandozentrale in seinem Schädel würden innerhalb der nächsten Tage allen medizinischen Maßnahmen zum Trotz seine sämtlichen körperlichen Funktionen zusammenbrechen ... und bald darauf würde die Fäulnis einsetzen, der »biologische Tod«, wie der diskrete Sprachgebrauch der Fachliteratur den Zustand bezeichnete, wenn der Körper aufschwoll und schwarz wurde und zuletzt der Verwesung anheimfiel.

Der Neurologe wandte den Blick vom Bildschirm ab und blickte über die Schulter zu Dr. Wiegand auf. »Da wird wohl nichts mehr ... aber warten wir sicherheitshalber noch eine Stunde. Ich komme um sechs Uhr noch einmal.«

Das leise kratzende Geräusch des EEG-Geräts verstummte abrupt, als er den Schalter niederdrückte.

Lisa koppelte die Kabel ab, ließ aber die Nadeln in der Kopfhaut des Patienten stecken. Die Hirntodkommission, die in Kürze eintreffen mußte, würde zweifellos noch ein EEG sehen wollen, und dann begannen die sechs Stunden Schwebezeit mit ihren stündlichen Hirnstrommessungen.

Dr. Wiegand begleitete den Neurologen zur Türe, aber David Tilman blieb vor dem stummen EEG-Gerät sitzen, so tief in Gedanken versunken, daß er sich nicht einmal die Höflichkeitsfloskel eines Grußes abrang. Seine Augen fixierten starr den Kopf des Patienten, während er sich mit der Linken mit kleinen unsinnigen Bewegungen über Mund und Kinn rieb. Plötzlich drückte er mit einer kindischen Geste die geballte Faust an den Mund und grub die Zähne in den Zeigefinger. Der Schmerz schreckte ihn auf. Er blinzelte, atmete laut und heftig aus und blickte um sich. Als er Lisa bemerkte, sagte er ohne jede Einleitung: »Was geht da drin vor?« Dabei streckte er einen langen farblosen Zeigefinger aus und richtete die Spitze genau auf die Stirn des Mannes, der in seinem trügerischen Scheinleben atmend vor ihnen lag.

Lisa zögerte. Ihr Eindruck, daß sich Dr. David in einer ziemlich exzentrischen seelischen Verfassung befand, hatte sich in den letzten Stunden bestätigt, und sie wollte keinen Streit mit ihm. Ganz ohne Antwort aber konnte sie ihn auch nicht lassen. Also sagte sie: »Nichts mehr ... der Mann ist tot.«

Der Arzt lachte leise. Sein Blick hing am Gesicht des Patienten; als er weitersprach, hatte Lisa das eigenartige und unheimliche Gefühl, daß er nicht mit ihr redete, sondern mit dem Toten. »Was heißt schon tot? Wir haben erst seit knapp fünfundzwanzig Jahren überhaupt eine Definition dafür, wann ein Mensch tot ist, da wurde von der Wissenschaft festgelegt, daß der Tod des Gehirns mit dem Tod des Gesamtorganismus gleichzusetzen sei ... das ist zweifellos eine ganz ausgezeichnete Definition, aber auch nichts anderes als eine Konvention. Wenn das Hirn völlig tot ist! Aber gerade das wissen wir nicht, Euer Magnifizenz, meine Herren Kollegen. Der Mensch stirbt langsam. Erst das Hirn. Dann, über Stunden hinweg, Tage hinweg, ganz langsam alles andere, bis hinunter zu den Hornhautzellen der Haare und Nägel. Wann im Verlauf dieser überaus langen und langsamen Prozedur ist er nun tatsächlich tot?« Plötzlich erinnerte er sich wieder an Lisas Gegenwart. Seine nebelfarbenen Augen funkelten sie aus einem leichenblassen Gesicht an. »Dem Mann, der diese Frage beantworten kann, gebührt ein Preis, nicht wahr? Und ich kann dir auch ganz genau sagen, wer den Preis gewinnen wird, nämlich der Ingenieur Doktor der Medizin David Tilman.«

Als sie keine Antwort gab, stand er, sichtlich gereizt, abrupt auf und eilte an ihr vorbei auf den Korridor hinaus. Sie hörte ihn – obwohl er es leise tat –, mit sich selbst reden.

Sie dachte: Er mochte recht behalten mit dieser Ankündigung, obwohl er im Augenblick sehr dazu neigte, Unsinn zu schwatzen. Er hatte das Zeug zu einem großen Entdecker: Intelligenz und Fleiß und eine absolute Bereitschaft, dem Ziel, das er anstrebte, alles andere unterzuordnen, sein eigenes Wohlergehen ebenso wie das anderer Menschen. Er schonte sich selbst nicht, und er war gelegentlich bis zur Skrupellosigkeit gleichgültig, was andere anging. Er wäre zu allem imstande gewesen –

Lisa schloß die Augen, deren Müdigkeit sich mit einem leichten Brennen bemerkbar machte.

Wie schnell einem solche Gedanken kommen, dachte sie.

Sie blickte den Spender an. Seine Brust hob und senkte sich, vom Luftstrom der Maschine aufgepumpt, wie in tiefem ruhigem Schlaf. An der Seite, von der sie ihn sah, lag ein nackter Arm ausgestreckt an der Flanke. Jede Spannung war aus den Muskeln gewichen, Arm und Hand hoben sich in einer einzigen schlaffen fließenden Linie vom weißen Laken ab. Die Hand war schön: lang, mit schmalem Handrücken und schlanken Fingern, die in spatelförmigen Kuppen endeten. Als sie die Finger unter das Gelenk schob und es ein paar Zentimeter hochhob, knickte es in lebloser Schwere nach unten.

Samstag, 4. November, 7.15 Uhr.

Kurz nach sieben Uhr morgens verließ sie die Station. Die Neonlampen des Spitals verblichen im Licht eines merkwürdigen Sonnenaufgangs: Im Osten türmten sich – wie ein verkehrter Sonnenuntergang –, Wolken in feuriger Färbung, flammendrot, purpur, rosa, grün, violett, tintenschwarz und jeder nur erdenklichen Schattierung von Gold, die die schwere stumpfe Bleifarbe der Novemberwolken überstrahlte. Lisa blieb vor der Türe stehen, um die Wolken zu betrachten.

Minuten vergingen, bevor sie den Blick vom Himmel abwandte und entdeckte, was direkt zu ihren Füßen auf der flachen Eingangsstufe stand.

Sie zog scharf die Luft ein.

Eine kleine billige Plastikvase stand da, mit billigen Blumen gefüllt, und daneben ein Grablicht in einer Stanniolpapierhülse, dessen Flämmchen in der Helle des Morgens fast schon durchsichtig war.

Sekundenlang verharrte sie reglos. Dann holte sie mit dem Fuß aus und trat in jäher Wut gegen Vase und Licht, daß beides davonflog und zerstreut und ausgelöscht vor dem Container mit den Müllsäcken liegenblieb.

Samstag, 4. November, 7.30 Uhr morgens.

Der Himmel war blaugrau, als Lisa ihr Wohnhaus erreichte, das keine zehn Gehminuten von C 12 entfernt am äußeren Rand des Krankenhauskomplexes lag, in einer Gasse, deren Häuserfronten so ziemlich jeden Stil von Biedermeier über Gründerzeit und Jugendstil bis zur Moderne aufwiesen. Einige der Häuser waren renoviert worden, aber die weitaus meisten präsentierten ihre schokoladebraunen, steingrünen und rosabraunen Fassaden in einem Zustand verwitterter Eleganz. Das Haus, dessen dritten Stock sie bewohnte, stand auf der Überwölbung eines unterirdischen Baches; das Foyer, in dem ein gelblich blinder Wandspiegel das Bild jedes Eintretenden geisterhaft zurückwarf, roch kühl und kalkig wie ein Apfelkeller. Die hohen Türen, aus glänzendem rostbraunem Holz gefertigt und mit Messingornamenten verziert, führten im Mezzanin in die Ordinationen eines Zahnarztes – links – und eines Psychiaters – rechts –, im ersten und zweiten Stock in eine Fremdenpension; im dritten Stock stand auf dem Türschild links ELISABETH OFFENBACH und auf dem Türschild rechts HELENE OFFENBACH. Es war einer von Lenas skurrilen Einfällen gewesen, diese Türschilder anzubringen, denn tatsächlich führten die Türen links und rechts in ganz dieselbe Wohnung – sogar in ganz denselben Vorraum. Lena liebte solche Scherze, und Lisa erhob keinen Einwand dagegen.

Sie schloß die Türe rechts auf und trat ins Halbdunkel. Die Wohnung, eine weitläufige Altbauwohnung, empfing sie mit einem Geruch nach gepflegten alten Möbeln und indischem Parfüm. Der zweite Geruch war Lena; aber der erste Geruch war der der alten Frau Hofrat, der verstorbenen Tante, von der sie die Wohnung geerbt hatten. Der Geruch erinnerte Lisa an Sonntage ihrer Kindheit, an Besuche, die in einer Art Hofzeremoniell absolviert wurden, Kaffee mit Schlag, ein paar Stück teure Bäkkerei, eineinhalb Stunden Langeweile, die sie damit überbrückt hatte, daß sie vor dem Glaskasten der alten Dame kauerte und die unberührbaren Schätze hinter den Scheiben bewunderte.

Eine der offenen Türen, die vom Vorraum abgingen, bewegte sich. Aus den dunklen Tiefen eines Zimmers tauchten schattenhaft die beiden Katzen auf, Baghira und Blondie. Beiden stand der Schlaf in den Augen, beide gähnten gewaltig, als sie pflichtgemäß zur Begrüßung herauskamen. Lisa fühlte, wie sie eine Höflichkeitsrunde lang um ihre Beine strichen und dann eilig wieder verschwanden, bevor ihre Schlafplätze allzusehr auskühlten. Einen Augenblick ging es ihr durch den Kopf, daß Dr. David, sofern er nach Hause gegangen war, jetzt auf dieselbe Weise von seiner weißen Katze Trilby begrüßt wurde ... wahrscheinlich dem einzigen Lebewesen, dem er Zuneigung entgegenbrachte; jedenfalls kaufte er immer ziemlich luxuriöses Katzenfutter. Radana hatte ihn einmal – halb lachend, halb in echter abergläubischer Sorge –, gewarnt: Männer, die zu oft eine Katze streichelten, bekämen keine Frau. Er hatte zurückgemurrt, Weiber und Katzen könnten ihm gleichermaßen gestohlen bleiben, aber keine Stunde später hatte er im Feinkostladen des Spitals frischen Rahm und Makrelenfilets gekauft.

Ihre Augen hatten sich ans Halbdunkel gewöhnt. Sie machte nie Licht, obwohl Lena in einem weit abseits liegenden Zimmer schlief und es sie nicht gestört hätte. Das blaue Leuchtturmfeuer eines Rettungswagens blitzte draußen auf der Straße auf und fing sich im Garderobenspiegel, einer raumhohen Glasfläche im geschwungenen Kirschholzrahmen. Überall schimmerte Glas – die Wände waren voll gerahmter Grafiken und Gemälde. Sie suchte sehr vorsichtig ihren Weg über den rostfarbenen Teppich: Lenas Bücher und Bilder, ihre Stiefel und Schuhe und ihre extravaganten Kleidungsstücke lagen und hingen herum, wo sich Platz fand.

Es gab Augenblicke, wo Lisa unbestimmten Ärger darüber empfand, daß sie ihren Weg im Halbdunkel ins Bett suchte, daß sie solche Hemmungen hatte, sich Lena bemerkbar zu machen, als käme sie nicht vom Nachtdienst heim, sondern von wüsten Exzessen in übelbeleumundeten Bars. Sie fühlte sich unbehaglich fremd in der Wohnung, in der ihr Zimmer eine winzige Insel »Lisa« in einem Meer von »Lena« war – andererseits, sie hatte nie die Zeit und Kraft, sich um die Wohnung zu kümmern, alles mußte Lena besorgen; Lena suchte die Kacheln fürs Bad aus, Lena stritt sich mit der Hausverwaltung herum, wenn die Betriebskosten zu hoch kalkuliert waren.

Sie schlüpfte in ihr Zimmer, ein Kabinett, dessen südseitiges Ende aus einem einzigen überhohen Fenster bestand. Die Scheiben glänzten silbern im Neonlicht der Straßenbeleuchtung. Draußen wurde es von Minute zu Minute lauter, immer mehr Geräusche fielen in die Kakophonie des beginnenden Tages ein. Sie zog sich hastig aus und kroch ins Bett, ohne die gehäkelte Überdecke von der Tuchent zu nehmen. Die Müdigkeit hatte einen Grad erreicht, wo aus dem Unbehagen Schmerz wurde; eine leichte Übelkeit, die in Wellen kam und ging, eine Kälte, die das ausgekühlte Bettzeug nicht erwärmte. Sie rollte sich in eine foetale Haltung zusammen, in der Hoffnung, dann wärmer zu werden, aber sie erreichte damit nur, daß das kalte Areal um sie größer wurde. Duschen, dachte sie. Heiß duschen – das würde sie wieder erwärmen. Aber zwischen ihr und dem Bad lag ein so weiter Weg, lagen so viele strapaziöse Verrichtungen, sich aufrichten, aus dem Bett (in dem es jetzt doch eine Spur wärmer wurde) wieder in die Kälte kriechen, den Schlafrock anziehen...

Sie zog die Daunendecke ganz über sich, schloß das Dämmerlicht und die Geräusche des Tages aus. Unter der Decke wurde es warm. Sie fiel, wie von einer Injektion betäubt, ganz plötzlich in einen kalten, narkotischen Schlaf, aus dem sie drei Stunden später wieder erwachte.

Das Erwachen folgte einem beklemmenden Traum, der diese ganzen drei Stunden Schlaf auszufüllen schien, obwohl sie wußte, daß Träume nie länger als ein paar Sekunden dauern.

In dem Traum hatte Dr. Wiegand sie mit einem Auftrag (an den sie sich nicht erinnerte) in den Depothof hinter C 12 geschickt. Es war sehr dunkel; das einzige erkennbare Licht weit und breit war ein brandroter Schein knapp über dem Horizont, der eine traurige und unheimliche Aura über den Spitalshof breitete. Der Platz war jetzt ein Friedhof, in dem – was ihr im Traum wie in Worten gesagt wurde –, alle Toten des Krankenhauses ruhten. Es war ihr daher ganz logisch erschienen, daß sie im Vorübergehen statt Gräbern nur erdige Schächte sah, die bodenlos in die Tiefe hinabführten; schließlich mußten es Tausende sein, die in den über zweihundert Jahren seit der Gründung des Garnisonsspitals hier den Tod gefunden hatten. Das Gräberfeld lag schwarz und schmucklos unter dem rotgesäumten Nachthimmel, nur am entferntesten Ende leuchtete – gespenstig hell und schön in dieser tristen Umgebung –, ein Monument: auf einem hohen Sockel erhob sich eine in schneeweißem Marmor ausgeführte Kopie des »David« von Michelangelo. Lisa schritt immer schneller werdend darauf zu. Es zog sie an, bis sie fast Angst empfand bei dem Gedanken, es nicht rasch genug zu erreichen. Sie kam hin: Es ragte in makellosem Weiß vor ihr auf, aber jetzt war es nicht mehr David, sondern das Bildwerk, das sie abends vor dem Friedhofstor gesehen hatte: der Jüngling, der die ausgelöschte Fackel in Händen hielt.

Sie erwachte mit einem so heftigen Ruck, daß ihre Zähne zusammenschlugen.

Samstag, 4. November, 11 Uhr.

Eine Stunde später war sie wieder auf dem Weg zur Station. Sie hatte nicht wieder einschlafen können, und sie hatte nicht gewußt, was sie mit sich anfangen sollte. Sie hatte sich auf nichts, was sie anfangen wollte, konzentrieren können, ein Brief war ungeschrieben, ein Buch ungelesen geblieben. Es gab nur einen Ort, wo sie ihre Unruhe und Niedergeschlagenheit und Angst hintragen konnte: die Station.

Aus den schwachen Schneeschauern der vergangenen Nacht war ein Schneeregen geworden, der dünn herabtröpfelte. Was daran Schnee war, zerschmolz, noch bevor es den Boden erreichte.

Als sie am neurenovierten Gebäude des Instituts für Blutgruppenserologie vorbeikam, verhielt sie im Schritt und sah zu den erleuchteten Fenstern im ersten Stock hinauf, hinter denen sich die örtliche Leitstelle für Transplant-Koordination befand. Dann blickte sie auf die Uhr. Punkt elf Uhr vormittags. Eine Stunde noch, und die Schwebezeit des Spenders war abgelaufen. Seit sechs Uhr morgens war zu jeder vollen Stunde zwanzig Minuten lang ein EEG aufgezeichnet worden, um die Feststellung des Todes durch den Neurologen zweifelsfrei zu bestätigen.

Der Koordinator für Transplantationschirurgie war verständigt worden und hatte seinerseits alle Ärzte verständigt, die Organe brauchten. Sobald der Tote freigegeben war, würden sie kommen:

Chirurgen um Nieren, Leber, Herz, Orthopäden um Knochen, Augenärzte um Hornhaut. Im Institut für Blutgruppenserologie war man jetzt eben dabei, die Verträglichkeitsbestimmungen durchzuführen. Blut- und Gewebeproben des Spenders wurden klassifiziert und mit den Daten der Empfänger verglichen, die auf der Liste der Transplantstelle standen. Für über hundert Menschen mit unheilbaren Defekten an großen inneren Organen hatte mit dem Tod des Spenders im Morgengrauen eine Art Roulette begonnen – wessen biologische Merkmale den seinen am ähnlichsten waren, den erwartete noch am selben Tag die Operation, die ihm Gesundheit und Leben retten konnte. Fand der Computer, der die Daten verglich, keinen geeigneten Empfänger im Land, so gingen die Befunde über das Datennetz an die Computerzentrale der Euro-Transplant in der holländischen Stadt Leyden, die die Empfänger in ganz Europa erfaßt hatte.

Einen Augenblick starrte sie blind in das dunkle Scherenschnittmuster, das die nackten Äste der Bäume auf die lachsfarben getünchte Mauer des Instituts zeichnete. Sie dachte an die Urämiepatienten, die sie so oft vor dem Aufgang zur Dialysestation aus den Krankentransportwagen steigen gesehen hatte. Gelbgesichtige, vom eigenen Harn vergiftete, vertrocknete Kranke, die sich auf die Arme der Sanitäter gestützt zur Station schleppten, um durch eine weitere Blutwäsche ein paar Tage dahinsiechendes Leben mehr zu gewinnen. Für Menschen, die sie nicht kannte und nie kennen würde, brachte dieser Tag eine Wende, brachte eine unvermutet aufblühende Hoffnung. Es tröstete sie. Es ließ den Unfalltod eines jungen Mannes nicht so völlig sinnlos erscheinen.

Samstag, 4. November, 11.15 Uhr.

Als sie in den Lazarett-Hof einbog, fiel ihr eine Gruppe von vier jungen Leuten auf, zwei Männer und zwei Mädchen, die offenbar ratlos den Wegweiser studierten. Einer von ihnen, ein kräftiger junger Mann mit einem Vollbart, sprach sie an, als sie vorbeiging. »Entschuldigen Sie ... Wir suchen die Station« – er warf einen Blick auf das Telegrammformular, das er in Händen hielt, und sprach dann sehr klar und korrekt, als fürchtete er, daß sie das Wort nicht verstand: »Intensiv-pflege-station C 12.«

»Zu wem wollen Sie? – Ich bin Schwester auf C 12«, fügte sie erklärend hinzu.

Der junge Mann war sichtlich erleichtert, jemand gefunden zu haben, der sie durch das räumliche und behördliche Labyrinth des Krankenhauses lotsen konnte. Er zog eine Visitenkarte aus seiner Brieftasche und reichte sie ihr. Auf dem Kärtchen stand:

BETHEL-GEMEINDE
Nordring 14
Besucher herzlich willkommen!

Sie wollte die Visitenkarte zurückgeben, aber er schüttelte den Kopf. »Nein nein ... behalten Sie sie, vielleicht möchten Sie einmal Kontakt aufnehmen. Wir wurden verständigt, daß Bruder

Johann ... daß er tot ist.« Seine Stimme zitterte ein wenig, und er bemühte sich sichtlich, Haltung zu bewahren.

Lisa blickte von einem zum anderen. Ihre Gesichter spiegelten mehr Verwirrung als Trauer – für Trauer war es noch zu früh, die kam später, oft erst nach dem Begräbnis, wenn alle Aufregung vorbei war und sich die Erkenntnis langsam ins Denken stahl, daß der oder die Verstorbene tatsächlich nicht mehr in der Welt war.

Lisa nickte und bemühte sich um den professionell sanften und festen Ton, von dem man ihnen gesagt hatte, daß er beruhigend wirkte.»Kommen Sie mit ... seine Effekten werden Ihnen ausgehändigt, und Sie müssen dann die Formalitäten in der Spitalskanzlei erledigen.« Sie begann ihnen voraus auf die Station zuzugehen.

»Können wir ihn sehen?« fragte eines der beiden Mädchen.

Lisa zog sich augenblicklich hinter die für solche Situationen vorgesehene Maske zurück. Sie haßte die Maske, wie sie alles Hohle und Gekünstelte haßte, aber je länger sie auf C 12 arbeitete, desto deutlicher wurde ihr klar, daß sie nicht darauf verzichten konnte. Sie fügte ihrem sanften Ton einen leisen Verweis hinzu, als sie sagte: »Es wäre besser, Sie würden ihn so in Erinnerung behalten, wie er ... im Leben war.« Sie war nicht sicher, wieviel Einzelheiten die jungen Leute wußten und was sie eigentlich zu sehen erwarteten, aber die wenigsten Menschen wurden mit dem Anblick eines atmenden Toten fertig.

Sie erinnerte sich an den Betriebsgehilfen der Bestattung, der ihr einmal erzählt hatte, wie viele Menschen ihre Toten im Sarg noch einmal sehen wollten. Weniger, um Abschied zu nehmen, als um sich zu vergewissern, daß der Betreffende tatsächlich tot war. »Im Grunde«, hatte der Mann gesagt, »glaubt es keiner.« Und wenn sie es in der Aufbahrungshalle nicht glaubten, wo sie einen mittlerweile zehn Tage alten Leichnam inmitten aller Paraphernalien feierlicher Verabschiedung zu sehen bekamen, wie sollten sie es in einem Spitalszimmer glauben, in dem der hirntote Leib so beängstigend lebendig wirkte?

Sie fügte ihrer Abweisung rasch den einzigen Trost hinzu, den sie geben konnte: »Er hat nicht gelitten, das kann ich Ihnen mit Sicherheit sagen. Er war von dem Augenblick an, in dem der Unfall passierte, tief bewußtlos; er hat keinen Schmerz gespürt.«

»Dem Herrn sei Dank«, sagte der zweite Mann, ein großer junger Mensch mit rehbraunen Locken und einem runden rosigen Gesicht. »Dürfen wir?« Er sah die drei anderen an, und mit einemmal blieb die kleine Gruppe stehen. Der Mann zögerte, als hätte er Angst, etwas Falsches zu sagen, dann nahm er sich zusammen. »Schwester – Sie können uns vielleicht weiterhelfen, wir sind da nicht so informiert ... wir wissen, daß die Organe von Toten gebraucht werden können, und wir wollten fragen, wo wir das anmelden müssen – sehen Sie, wir sind sicher, es wäre sein Wille gewesen. Er liebte die Kranken sehr.«

Lisa war ebenfalls stehengeblieben. Sie blickte die Vier an, im Augenblick zu verblüfft, um zu antworten. Der junge Mann mißverstand ihr Zögern. Er sagte in fast entschuldigendem Ton: »Wenn Sie uns nur sagen, wer zuständig wäre ...«

»Wir sind schon zuständig.« Ihre berufsgeprägte Selbstdisziplin gewann die Oberhand. »Sie brauchen es auch nirgends anzumelden, alles Notwendige ist schon getan. Sehen Sie – es muß sehr schnell gehen, also wurden alle notwendigen Maßnahmen noch in der Nacht getroffen.«

Der junge Mann nickte, schien aber immer noch das Gefühl zu haben, daß sie sich rechtfertigen oder etwas erklären müßten, denn er fuhr fort: »Wir fragen das, weil wir ... weil wir glauben, daß der fleischliche Leib nach dem Tode bedeutungslos ist, und wenn er anderen von Nutzen sein kann ...«

Es überraschte Lisa selbst, wie jäh und ungestüm ihre eigenen Gefühle sie übermannten. Sie sah den Mann an und sagte: »Ich habe eben selbst darüber nachgedacht ... für zwei oder drei todkranke Menschen, die nur noch eine Hoffnung hatten, hat sich diese Hoffnung heute erfüllt. Entschuldigen Sie, wenn ich es so pathetisch sage, aber wenn Sie einmal einen Urämiekranken gesehen haben –« Sie brach verlegen ab. Es gehörte sich nicht, solche Gespräche mit Angehörigen und Freunden eines Spenders zu führen. Sie hätte es nicht getan, wäre sie nicht so müde und niedergeschlagen gewesen.

Die Vier sahen sie aus ernsten Augen an, dann sagte das Mädchen: »Wir werden heute für diese Kranken beten, für die Ärzte, die sie operieren, und die Pfleger und Schwestern, die sie betreuen.«

Lisa fiel nichts anderes ein, als zu sagen: »Sie sind bewundernswert tapfer.«

Der junge Mann mit dem Vollbart schüttelte den Kopf. »So besonders tapfer sind wir sicher nicht, wir werden auch noch viel weinen, weil wir ihn vermissen werden ... aber wir trauern nicht wie die, die keine Hoffnung haben.«

Samstag, 4. November, 11.30 Uhr.

Als die vier jungen Leute die Station verlassen hatten, zog Lisa sich um und trat ins Zweierzimmer. Insgeheim hatte sie erwartet, der Discjockey sei inzwischen verstorben, aber an seinem Bett waren eine Schwester und ein Pfleger eben dabei, ihn umzubetten, und als Lisa nachfragte, hörte sie, daß sein Zustand stabil war. Sie warf einen Blick auf den Monitor: er zeigte überraschend gute Werte.

Bett 8, in dem der Spender lag, war zur Türe vorgezogen worden, dorthin, wo Peter-Paul Gramms Bett gestanden war. Der Körper lag langgestreckt darin, über seinen Unterleib und die halbe Brust war ein Laken gebreitet. Am Infusionsgestell hinter dem Bett hingen Beutel und Flaschen mit Medikamenten für Kreislauf und Stoffwechsel. Obwohl der Patient inzwischen von der Hirntodkommission auch formell für tot erklärt worden war, wurde die Behandlung fortgesetzt, um die Organe in gutem Zustand zu erhalten.

Wer nicht Bescheid wußte, hätte nicht geglaubt, daß der Mann seit mehr als sechs Stunden tot war. Er war sehr bleich, und sein Fleisch fühlte sich kühl an, als Lisa einen Augenblick den Handrücken gegen sein bloßes Bein drückte, aber blaß und untertemperiert waren viele Kranke. Eine Welle von Unbehagen ging über sie hinweg, als sie ihn so liegen sah. Er war noch keine vierzig, und wenn sie an die jungen Leute im Hof zurückdachte, wußte sie, daß er ein guter Mensch gewesen war, einer von denen, die die Welt ein bißchen besser machten, als sie war. Sie spürte Trauer – nicht bloßes Bedauern, sondern einen Gram, der sekundenlang ihr ganzes Seelenleben niederzuwalzen schien. Ihr Körper empfand es; ihr Denken verdunkelte sich, sie schloß die Augen und fühlte den atemraubenden Druck auf der Brust, das würgende Engerwerden der Kehle. Hinter ihren Augen drängten sich, wie Blasen, die nicht bersten können, die Tränen. Es wäre leichter gewesen, hätte sie weinen können; wie es war, war nur das Gefühl da, unter einem Berg von schwarzen Steinen begraben zu liegen.

Sie dachte an den sonderbaren Satz, den der junge Mann im Hof gesagt hatte. »Wir sind nicht traurig wie die, die keine Hoffnung haben ...« Sie hatte angenommen, nur Kinder und alte Leute glaubten noch an den Himmel. Und selbst wenn ... was meinten sie damit? Was war »Jenseits«, was war »Himmel«? Sie konnte keine innere Verbindung herstellen zwischen den albernen und kindischen Bildern, die die Worte in ihr wachriefen, und dem Eindruck, den die Vier auf sie gemacht hatten. Sie waren zweifellos weder albern noch kindisch gewesen. Was hofften sie? Was tröstete sie?

Sie hatte den Blick nicht von dem Körper abgewandt, der sich in seinem unheimlichen Scheinleben unablässig atmend bewegte. Plötzlich geschah es, völlig unerwartet und mit einem Gefühl des Unbehagens, fast wie ein schwacher Schmerz: Eine innere Verbindung zerriß. Mit einem Schlag hatte sie aufgehört, an ihn als »der Mann« zu denken. Sie dachte »der Leichnam«. Als hätte jemand sichtbar und fühlbar den Raum verlassen, war etwas – jemand – verschwunden, und was zurückgeblieben war, war totes Fleisch.

»Er ist nicht da«, dachte sie. »Er ist nicht mehr da.«

Aber er war nicht nonexistent geworden.

Eine Erinnerung schob sich in ihre vor Erschöpfung und Jammer verschwimmenden Gedanken, Erinnerung an das Jahr, in dem Lena nach Amerika gereist und, im Land umherziehend, nicht zu erreichen gewesen war. Damals hatte sie dasselbe Gefühl gehabt. Lena war fort, aber sie war nicht wirklich fort, sie war nur irgendwo anders.

Der Mann war jetzt irgendwo anders.

Der Schmerz, dieser würgende innere Schmerz, hörte nicht auf, aber irgendwie hatten ihre Empfindungen sich von dem Leichnam abgelöst, war der qualvolle innere Bezug durchschnitten.

Sie schloß die Augen, und jetzt konnte sie weinen.

Samstag, 4. November, 12 Uhr.

Als sie in den Aufenthaltsraum trat, fand sie Dr. David dort vor. Der Arzt hatte weder geduscht noch sich umgezogen. Er saß in seinem verschwitzten und verknitterten Overall im Winkel der Couch, über einen Brief mit dem Briefkopf einer amerikanischen Universität gebeugt – er ließ sich seine Post immer an die Station schicken –, und las kurzsichtig blinzelnd, wobei er alles, was ihn interessierte, sofort mit dem Schreibstift anhakte. Es war eine fixe Gewohnheit, die ihn bei seinen wenigen Bekannten nicht beliebt machte, denn Leute, die ihm Bücher borgten, bekamen sie voll Fußnoten und Randglossen Tilman'schen Ursprungs zurück. Obwohl er seit mindestens zwanzig Stunden wach war und eine strapaziöse Nacht hinter sich hatte, schien er sich keineswegs müde zu fühlen. Er war eher noch aufgedrehter als am Vorabend. Während er las und schrieb, murmelte er lebhaft vor sich hin und trommelte mit den Fingern der Linken einen nervösen Rhythmus auf das Papier.

Sie bemühte sich, ihn nicht auf sich aufmerksam zu machen, aber das Geräusch, das sie machte, als sie sich Kaffee einschenkte, schreckte ihn auf. Er blickte sie aus glänzenden Augen an und winkte ihr ungeduldig, näher zu kommen. »Da, komm her, das mußt du sehen. Na, komm schon!«

Sie gehorchte nur zögernd, aber er faßte sie grob am Ellbogen und zerrte sie neben sich auf die Couch. Seine Nähe war unangenehm. Er roch ungewaschen, und sie mochte die Art nicht, wie er durch die Nase atmete und sich erregt hin und her bewegte. Außerdem war er in diesem Zustand noch ungeduldiger und reizbarer als sonst. Er atmete so rasch, daß er beim Sprechen absetzen mußte, weil er keine Luft mehr bekam. »Da. Lies. Das ist ein absoluter Thriller. Und ich habe den entscheidenden Anstoß gegeben.«

Sie gehorchte, fand aber, daß sie von dem wissenschaftlichen Text des Briefes nicht viel verstand, außer, daß die Rede von Schockmediatoren war – jenen giftigen Stoffen, die der Körper im Schockzustand bildet –, und daß der Briefschreiber Dr. Davids Ansichten zustimmte. Den Arzt kümmerte dieses Unverständnis nicht. Wie er zuerst gedämpft vor sich hingeschwatzt hatte, so schwatzte er jetzt laut, in einem atemlosen Ton, den er mit überspannten Gesten begleitete. Seine Hände waren so flink und ausdrucksvoll wie die eines Gehörlosendolmetschers. Sie merkte, daß er im Verlauf seiner Rede zwei- oder dreimal den Faden verlor und gewissermaßen ein Loch ließ, ohne es selbst zu bemerken. Sie war jetzt ganz sicher, daß er wieder in einen seiner Zustände schlitterte.

»Du arbeitest seit sechzehn Stunden, Dr. David, du solltest schlafen auch«, ermahnte sie ihn, obwohl sie wußte, daß er nicht darauf hörte. Er hörte sie nicht einmal, als sie aufstand und den Raum verließ, er redete weiter, an imaginäre Zuhörer gewandt.

Samstag, 4. November, 13 Uhr.

Aus dem Einserzimmer tönte das Surren eines Rasierapparats und Andreas' freudig glucksende Stimme herüber. Rasieren war eine pflegerische Maßnahme, die bei dem bißchen Flaum auf den Wangen des Burschen kaum lohnte, aber er hatte es gern und kam sich wichtig vor, also wurde er, wenn man nicht allzuviel um die Ohren hatte, auch rasiert. Lisa steckte den Kopf bei der Türe hinein. Andreas saß auf dicke Kissen gestützt aufrecht im Bett und hatte die Augen in seligem Behagen geschlossen, während ein junger Pfleger des Tagdienstes mit dem Rasierapparat über Kinn und Hals fuhr.

Patrick lag nackt auf seiner Unterlage aus Vlies, seine Beine waren auf einem Stahlgestell hochgelagert, um die Gefäße zu entlasten. Sein Blutdruck gab Anlaß zur Sorge, er hatte schon in seinen gesunden Tagen selten höhere Werte als 115/90 erreicht, und jetzt drohte der mittlere Blutdruckwert immer wieder unter die Gefahrengrenze von 50 zu fallen. Die beiden Leuchtkurven auf dem Monitor, die arteriellen Druck und Venendruck aufzeichneten, zeigten beide schlechte Werte.

Am Bett stand ein stählerner Rollwagen mit einer hellen Arbeitslampe, mit Maniküzeug, Massageöl, Wattepads und anderem kosmetischen Zubehör beladen. Ruth Grünbaum, eine sportlich aussehende blonde Frau mit hochgetürmtem Knoten, hatte dem Jungen Finger- und Zehennägel geschnitten und gefeilt und massierte jetzt seine Glieder mit dem stark nach Kampfer riechenden Öl, um die Blutzirkulation zu verbessern.

Die Schwester nickte Lisa zu und deutete dann mit dem Kopf Richtung Aufenthaltsraum. »Sag ... will der noch lange hier herumhocken, oder geht er doch irgendwann schlafen? Heute ist er überhaupt nicht auszuhalten.«

»Wahrscheinlich wartet er, bis der Spender wegkommt.«

»Auf das warte ich auch.« Die kornblumenblauen Augen der Tagdienstschwester nahmen einen schuldbewußten Ausdruck an. »Sag was du willst, sie sind eklig ... ich mag Dinge nicht, die aussehen, als wären sie lebendig, und sind's nicht.«

»Hat Patrick sich gerührt?« fragte Lisa, schon um das Thema zu wechseln. Sie wollte jetzt nicht an den Spender denken.

»Er tut ein bißchen. Schau einmal.« Die Schwester hob Patricks kleine bläulichweiße Hand auf, drehte die Innenfläche nach oben und fuhr mit dem Nagel des Mittelfingers kitzelnd über die Haut. Die Finger zogen sich kaum merklich zusammen. »An den Füßen geht es besser ... da.« Sie nahm ein Manikürstäbchen vom Wagen, bog sich zum unteren Ende des kleinen Körpers und drückte mit der Spitze des Stäbchens da und dort gegen die blasse weiche Fußsohle, von der alle Hornhaut verschwunden war. Diesmal war es unübersehbar: Die Zehen krümmten sich, und der Fuß machte einen schwachen, aber sichtbaren Versuch, sich von dem unangenehmen Reiz zurückzuziehen.

»Und schau da.« Sie legte das Stäbchen weg, spreizte beide Hände auf seinen Flanken und begann die empfindlichen Stellen unterhalb der Rippen zu kitzeln. Sofort lief eine Welle von Bewegung durch den Körper. Mit einem Ruck spannten sich die degenerierten Bauchmuskeln an, die Beine zuckten, durch die Arme lief ein Schauder. Der Reiz war in sein Bewußtsein gedrungen, und er hatte normal reagiert. Die Aktivität klang auch nicht sofort wieder ab – wie ein Stein Wasser aufstört, hatte der Reiz merkwürdige und unzusammenhängende Reaktionen in seinem Nervensystem aufgestört. Seine Beine versuchten die Knie nach innen zu drehen, die Zehen krümmten und spreizten sich, die Muskeln um Nase und Mund zogen sich grimassierend zusammen, als wollte er niesen.

Plötzlich schlug er die Augen auf und starrte glasig ins Leere. Die blonde Schwester hatte es nicht bemerkt; sie hatte die Ohrenstäbchen in die Hand genommen, und nun griff sie nach der Lampe und drehte den starken Lichtkegel auf sein Gesicht.

Lisa stieß einen leisen Schrei aus. Das Kind hatte im Augenblick, als das Licht seine Augen blendete, heftig die Lider zugekniffen und den Kopf abzuwenden versucht. Die Schwester drückte erschrocken den Schalter der Lampe, und sofort entspannten sich die in Abwehr verkrampften Gesichtsmuskeln wieder; wie ein aufgeschreckter Schläfer wieder zur Ruhe kommt, sank er in völlige Bewußtlosigkeit zurück.

Lisa merkte, daß ihre Achseln naß waren. »Er hat's gesehen – er hat das Licht gesehen, und er hat darauf reagiert«, rief sie. »Hast du bemerkt, wie er« – sie schnitt ein wild verkniffenes Gesicht – »*so* machte?«

Die Tagschwester deutete mit dem Kopf zum Aufenthaltsraum hinüber. »Du solltest es ihm da drüben sagen; wenn er merkt, daß er es nicht als erster erfahren hat, dreht er wieder total durch.«

Unter Lisas Füßen schien der graue Vinylboden plötzlich Wellen zu schlagen. Einen Augenblick waren ihr Kopf und ihr Herz so leicht, daß ihr schwindlig wurde. Eine Welle von Wohlbefinden hob sie hoch, eine Welle so zweifelhafter Glückseligkeit wie ein Champagnerschwips auf nüchternen Magen. Sie spürte, daß sie sehr dringend ein Frühstück und ausreichend Schlaf brauchte, bevor der Schwips zu einem Kater wurde.

Samstag, 4. November, 13.30 Uhr.

David Tilman kam ins Einserzimmer gelaufen, schob die Tagschwester mitsamt ihrem Kosmetikwagen weg und drängte zum Monitor. Die grellgelben Anzeigen wechselten hastig, als er die Aufzeichnungen von Blutdruck und Herzfrequenz während der letzten 24 Stunden aus dem Computer abrief: beide Parameter gaben Aufschluß darüber, wie wach Patricks Gehirn war.

Dann beugte er sich über den Jungen. Alle im Raum spitzten unwillkürlich die Ohren, als seine scharfe Stimme rief: »Patrick! Patrick, wach auf, schau mich an!«

Das Kind reagierte nicht. David Tilman ging ums Bett herum, legte die Handfläche auf seine Stirn und zog mit Zeige- und Ringfinger die Lider zurück, wobei er den Kopf nach links und rechts drehte. Die Augen des Kindes rollten in ihren dunkel umschatteten Höhlen. David Tilman nickte befriedigt und tupfte mit einem Wattestäbchen die Cornea des offengehaltenen Auges an. Patrick kniff das Auge so heftig zusammen, daß das Lid unter der Fingerkuppe des Arztes wegrutschte und sich schloß.

»Du bist toll in Form heute, Schätzchen, nur weiter so.« Tilman war plötzlich strahlender Laune.

Lisa zog sich zurück. Dr. David mochte es nicht, wenn man ihm im Weg stand, wobei »im Weg stehen« sich auf jede Gegenwart in zwei Metern Umkreis bezog. Sie trat ans Bett des Discjockey und sah auf sein Gesicht nieder, das nur aus zwei verschwollenen

Augen unter einer Art Roger Staub-Maske aus Gaze und weißen Binden bestand.

Seine Chancen, mit dem Leben davonzukommen, standen zur Zeit besser, als sie in der vergangenen Nacht gewettet hätte – aber es mochte ein Leben sein, das außer Leid nicht mehr viel bereithielt. Noch konnte niemand sagen, welche Bereiche des Gehirns geschädigt waren und welche davon funktionsunfähig bleiben würden, während andere sich wieder erholten. Sie verstand, was Dr. David quälte: Die Unmöglichkeit, in diese zwei Kilogramm glitschiger grauer Materie wirklich einzudringen. Was die Hirnforschung bislang erbracht hatte, waren Tagesausflüge in einen Kontinent von ungeheuren Ausmaßen.

In diesem Kontinent mochte es jetzt Wüsten abgestorbener Zellbereiche geben, die nie wieder ihre Funktion aufnehmen würden. Manchmal waren diese Wüsten so klein und unbedeutend, daß nichts zurückblieb außer einer mehr oder minder auffälligen Seltsamkeit – einer Unfähigkeit vielleicht, etwas zu greifen, ohne es gezielt anzupeilen. Waren die Wüsten weit und ausgedehnt und lagen in wichtigen Zonen – war, wie der Fachausdruck hieß, ein appallisches Syndrom aufgetreten –, dann blieb eine verstümmelte Persönlichkeit zurück.

Im schlimmsten Fall, wenn das gesamte Großhirn unheilbar zerstört war und nur der Hirnstamm funktionstüchtig blieb, war es überhaupt keine Persönlichkeit mehr, sondern eine auf bloßes biologisches Leben, auf ein Da-Sein reduzierte Existenz, die wohl aus eigener Kraft atmen und das Vitalsystem aufrechterhalten konnte, aber nicht wahrnahm, nicht dachte, nicht fühlte. Sie hatte einmal eine solche Zwischenexistenz – »biologische Hülle« nannten es manche Ärzte –, in einem Pflegeheim gesehen, den Körper eines Mannes, der seinem Leben durch einen Kopfschuß ein Ende zu setzen versucht hatte, und sie hatte sich wie viele andere die Frage gestellt, ob dieser Leib, dessen Psyche ein schwarzes Nichts füllte, noch ein Mensch war. Was dann freilich weiter zu der Frage geführt hatte, ob die Leistungsfähigkeit des Hirns den Menschen ausmachte – denn was war dann mit den Menschen mit unheilbar beschränkter Hirntätigkeit? Waren sie nur in beschränktem Umfang Menschen? War der Kranke mit teilweise zerstörtem Gehirn nur teilweise Mensch? Die groteske Wertskala des Joseph Fletcher fiel ihr ein, auf der der amerikanische Professor für Ethik und Theologie das Menschsein nach dem Intelligenzquotienten gestuft hatte, wobei ein IQ unter 20 eine

»Unperson«, ein IQ unter 40 eine »Halbperson« charakterisierte – beides »Untermenschen«, denen keine verfassungsmäßigen Rechte und kein Schutz der Person zuständen und die daher straflos eliminiert werden könnten.

An diesen Schwerstbehinderten hatte sich immer wieder die Frage entzündet, ob Dietrich Bonhoeffers Axiom »Mensch ist, was vom Menschen geboren ist« unbeschränkt Gültigkeit haben sollte – oder ob es nicht da und dort, in dem und jenem extremen Sonderfall, eine Ausnahme geben sollte. Manche Ärzte, wie der Holländer Metz, waren zu dem Schluß gekommen, diese Kranken hätten keinen Anteil an der menschlichen Welt, sie lebten nur physiologisch als Organismus. Ebenfalls in Holland hatte die medizinisch-ethische Kommission des Gesundheitsrates 1975 eine Erklärung abgegeben, wonach es moralisch falsch sei, »bio-somatisches Leben als menschlich zu verabsolutieren.« Der Wissenschaftler Roscam Abbing hatte diese Position so weit konkretisiert, daß bei einem Ausfall des Bewußtseins infolge von Hirnschädigungen nur körperliches Leben übrig bleibe, gegen dessen Tötung keine ethischen Einwände bestünden.

Lisa schreckte aus ihren Gedanken auf, als die Stationsschwester erschien, Schwester Katja, die Seniorin der Station, eine Mittfünfzigerin mit einer rauhen Stimme und einer Frisur, die aussah, als hätte sie ihr Haar selbst geschnitten. Manche Leute nannten sie ein Mannweib, aber Lisa fand, daß sie nur jenes etwas geschlechtslose Wesen von Menschen hatte, die auf Äußerlichkeiten keinen Wert legen. Sie hatte nie einen Versuch gemacht, ihr Alter zu verbergen oder ihr unhübsches Gesicht zu verschönern, und merkwürdigerweise war es gerade das, was sie in Lisas Augen so anziehend machte. Es gab Momente, in denen Katharina Reimann eine erstaunlich reizvolle Frau war, und in diesen Augenblicken war ganz klar zu sehen, daß es die Anziehungskraft von Intelligenz und Persönlichkeit war.

Sie tippte Dr. David auf die Schulter und mahnte: »Geh schlafen, Schatz, ob's dir Spaß macht oder nicht. Du fällst hier gleich vom Sessel.«

Der Arzt brummte nur böse, und sie sagte: »Schön – wenn er umkippt, tragt ihn hinaus und werft ihn vor die Türe. – Wie sieht's denn aus?«

Dr. David tat erst, als hätte er nichts gehört, aber wie alle anderen wußte er genau, daß Schwester Katjas Wissen und Intelligenz ein Faktor war, den zu vernachlässigen sich niemand leisten konnte, und außerdem hatte er Angst vor der älteren Frau. Er hatte vor längerer Zeit schon erkannt, daß er sich wie ein dummer Junge betrug, wenn er sie zu tyrannisieren versuchte, und diese Erkenntnis hatte ihm alles Mark aus den Knochen gesogen.

Er wandte ihr das übernächtigte Gesicht zu. »Ich will, daß jetzt gleich eine Messung der somato-sensorischen Potentiale bei Patrick durchgeführt wird. Ich brauche den Kollegen von der Neurologie, und zwar sofort.«

Schwester Katja schüttelte den Kopf. »Dr. David, was du jetzt brauchst, ist ein Kissen unterm Kopf und sonst gar nichts. Warum gehst du nicht nach Hause und ruhst dich aus und kommst abends wieder; er läuft dir ja nicht davon.«

Er stand unsicher auf. Er war so müde, daß seine Augen plötzlich außer Fokus gerieten und in der Mitte zusammenliefen. Er fuhr sich mit der Hand ins Gesicht und rieb sich heftig die Nasenwurzel, um den verschwimmenden Blick wieder geradezurichten, aber er wollte sich nicht von einer Schwester wegschicken lassen. Dann gelang ihm ein würdevoller Abgang. »Ich sehe mir jetzt die Krankengeschichte noch einmal durch, und dann«, fügte er betont hinzu, »dann will ich den Neurologen hier sehen, mitsamt seinem Gerät. Er soll mir sagen, welche Reizströme er vorschlagen würde, daß wir verwenden, und ...«

Er schwankte leicht und drückte den Handrücken gegen die feuchte Stirn.

»Aber sicher, Dr. Tilman«, sagte die Stationsschwester. Daß sie ihn »Dr. Tilman« nannte, war eine Art Zuckerstück, mit dem sie sein Nachgeben belohnte. Die ganze Station und insbesondere Schwester Katja wußten, daß Dr. David in Gedanken bereits in den Tagen lebte, in denen man ihn mit »Herr Professor« anreden würde.

Samstag, 4. November, 14 Uhr.

Lisa sah ihm nach, wie er über den Korridor stolperte, mit einem unregelmäßigen Gang, als würde er von hinten geschoben. Die Erinnerung an seinen ersten Zusammenbruch tauchte in ihr auf; eine unangenehme Erinnerung an die schmuddelige Notaufnahme eines Vorstadtspitals und einen völlig erschöpften David Tilman, der verwirrt und verängstigt in einem Krankenhausbett lag. Damals war er in seinem manischen Bewegungsdrang stundenlang umhergeirrt, bis er auf der Straße zusammengebrochen war. Bis ihn schließlich ein Polizist fand und ins Krankenhaus einliefern ließ, hatten ihm unbekannte Fledderer bereits die Brieftasche gestohlen und den teuren Mantel ausgezogen. Seit der Zeit bemühte sich Dr. Wiegand, ihn auf der Station zu halten, wenn die Krisen wieder anfingen.

Ruth Grünbaum war dabei, Patrick mit einer Massagebürste zu bearbeiten. Ihre persönliche Theorie war, daß er prompt belohnt werden mußte, wenn er gute Reaktionen zeigte. Sie war überzeugt, auf irgendeiner unterschwelligen Ebene würde er verstehen lernen, daß Bemühungen, aufzuwachen, so erfreuliche Dinge wie das wärmende und belebende Bürsten nach sich zogen. »Er fühlt sich wohl, das spürt man«, sagte sie und kreiste mit der Bürste auf Patricks ausgemergeltem Hinterteil. »Du wirst sehen, es regt ihn an. Man muß einfach alles probieren, was Erfolg verspricht.« Dann blickte sie in die Richtung, in die Dr. David verschwunden war. »Jetzt gehört ihm wohl schon das ganze Krankenhaus, was?«

»Wie?«

»Ich meine, er ist ganz schön anspruchsvoll – so mir nichts, dir nichts einen Spezialisten für Neurologie und sein ganzes Gerät herbeibeordern, nur weil's ihm gerade einfällt, das ist ein starkes Stück.«

»Es geht ihm nicht gut«, sagte Lisa. Sie ging Schwester Katja suchen.

Die Stationsschwester stand in der Anrichte – wie der winzige Raum zur Zubereitung der Medikamente intern genannt wurde –, und mischte Infusionen in einem Beutel. »Schau her«, sagte sie, während sie den Beutel mit dem milchig-trüben Inhalt hochhob. »Schleckerpappi für unseren Messerstecher. Ich hab ihm gesagt, er kann's mit Gulasch- oder Bratensaftgeschmack haben, wie er will. Weißt du, wie der Lump mich böse angeguckt hat?«

Lisa lächelte schwach. Üblicherweise liebte sie Schwester Katjas Scherzchen, aber jetzt war sie einfach traurig, tieftraurig. »Lump hin oder her, der wird wenigstens gesund«, sagte sie.

Katja nahm die Brille ab, rieb sich mit zwei Fingern die Stirne über der Nasenwurzel und betrachtete Lisa aus hellbraunen Augen, die ohne die optischen Gläser klein und verschwollen wirkten. »Was hast du denn, Kind?« fragte sie sanft.

Lisa stützte die Hände links und rechts an die Türpfosten. »Ich habe Angst. Und weißt du, wovor? Daß wir einen wie diesen Discjockey mit Schweiß und Tränen durchbringen und daß er uns dafür verflucht. Seit wir ihn bekommen haben, muß ich daran denken … an alle die scheußlichen Dinge, die ein Schädel-Hirn-Trauma nach sich ziehen kann, an –«

Schwester Katja schüttelte langsam den Kopf. »Hör auf, Gott zu spielen, das bringt nichts.«

»Ich will nicht Gott spielen, verdammt noch einmal. Ich will nur –«

»Du willst nur die Garantie für Dinge übernehmen, die du nicht garantieren kannst.« Sie deutete mit einer Handbewegung zur Türe: »Lisa, dein und mein Problem hört bei dieser Türe auf. Vergiß das nie. Wenn du es vergißt, wirst du verrückt. Wir haben eine einzige Aufgabe zu erfüllen: daß auf C 12 so wenig Patienten wie möglich sterben und so viele wie möglich so gut wie möglich überleben. Das ist alles. Kein Iota mehr.«

»Das ist mir zu wenig«, sagte Lisa.

»Es ist wahrscheinlich mehr, als du bewältigen kannst, sofern du es ordentlich machst. Und was willst du sonst noch? Eine Garantieerklärung, daß sie glücklich und zufrieden bis an ihr seliges Ende leben, wenn sie hier 'rauskommen? Stellst du Bedingungen? ›Entweder dieses Leid ist das letzte Leid, das sie je erfahren werden, oder sie sollen lieber nicht leben?‹« Sie senkte die Stimme, so daß niemand anderer mithören konnte. »Vielleicht kommt es so, wie du befürchtest. Vielleicht bringen wir diesen Burschen hier durch und er verbringt die nächsten sechzig Jahre als halbdebiles Wrack in einem Pflegeheim. Und die anderen? Vielleicht bringen wir unseren Strolch durch und entnehmen dann demnächst der Zeitung, daß er einen aufgeschlitzt hat, was ich persönlich durchaus erwarte. Vielleicht wird unsere Fensterfrau am Tag nach ihrer Entlassung von ihrem Alten erschlagen. Vielleicht hat schon einer den Finger auf dem Knopf der Atombombe. Ich weiß es nicht. Ich hab die Welt nicht gemacht. Ich bin Stationsschwester auf C 12, und das reicht mir gerade.«

Lisa blickte zu Boden. »Ich kann nicht alle Verantwortung damit abschieben, daß ich sage, mich interessiert nichts weiter als die Dienstvorschrift, ich mache meinen Kram und was draus wird, ist mir egal. Wenn ich mich um die Leute kümmere, dann will ich wenigstens sicher sein, daß ich ihnen damit etwas Gutes tue.«

Schwester Katja drehte sich halb um und sah sie mit einem langen, seltsam unergründlichen Blick an. »Ihr werdet sein wie Gott und wissen, was gut und böse ist. – Versuch es nicht, Lisa. Es fängt so wunderbar human an, und es endet bei der Aachentalbrücke. Du erinnerst dich doch, nicht wahr?«

Natürlich erinnerte sie sich. Es war noch nicht lange her, und sie war sicher, daß sie es in zwanzig oder dreißig Jahren noch so klar im Gedächtnis haben würde wie an dem Tag, an dem sie den Zeitungsbericht zum erstenmal gelesen hatte.

Die Aachentalbrücke war eine 75 Meter hohe Autobahnbrücke. Über das Geländer dieser Brücke hatte eine Mutter ihr neunjähriges Kind in die Tiefe gestürzt und war ihm hinterhergesprungen. Die Frau hatte keinen Ausweg mehr aus einer Unzahl von Schwierigkeiten gesehen, und sie hatte dem Kind ein Leben in Not und Sorge ersparen wollen. Zweifellos hatte sie ihre Tat als einen Akt mütterlicher Liebe empfunden. Die Kratz- und Schlagspuren an ihrem Leichnam hatten erkennen lassen, daß das Kind sich in rasender Todesangst bis zum Letzten zur Wehr gesetzt hatte ...

»Nun?« sagte Schwester Katja.

Lisa fühlte sich geschlagen, und das stachelte ihren Widerstand auf. Sie hatte das Gefühl, daß sie damit zu einem unfairen Mittel Zuflucht nahm, aber sie sagte: »Katja, du bist gläubig, du sagst selbst, du bemühst dich, nach Gottes Willen zu leben. Hast du dich nie gefragt, ob es nicht gottlos ist, ihm in den Arm zu fallen? Wenn er will, daß der Mann stirbt –«

»Dann läßt er ihn sterben, sei sicher. Bis dahin werde ich mich guten Gewissens um ihn kümmern.« Sie hängte den fertigen Infusionsbeutel an einen Haken und zog vom hinteren Rand der Anrichte ein großes Glas herbei, dessen Inhalt wie breiiges Bananenfrappé aussah. Sie reichte es Lisa. »Sei lieb und trag das Dr. David hinüber, und versuch ihm etwas davon einzutrichtern, notfalls mit Gewalt. Sag ihm, es enthält in konzentrierter Form alle Proteine, Vitamine und Spurenelemente, die ein geniales Gehirn braucht.«

Samstag, 4. November, 14.15 Uhr.

Dr. David war allein im Aufenthaltsraum. Sein überanstrengter Körper hatte zuletzt die Oberhand über sein aufgeputschtes Gehirn gewonnen; er lag eng zusammengerollt und tief schlafend auf der Couch. Einen Moment überlegte sie, ob Schlaf oder Nahrung wichtiger für ihn waren, dann entschied sie sich für Schlaf, teils, weil es physiologisch erwiesen war, teils, weil es ihr damit erspart blieb, ihn aufzuwecken und ihm ein unwillkommenes Getränk aufzudrängen. Sie holte zwei Spitalsdecken, wickelte eine davon fürsorglich um seine kalten nackten Füße und breitete die andere über den ganzen Körper – jetzt, wo er schlief, würde er vor Erschöpfung rasch zu frieren beginnen. Dann stellte sie das Glas mit dem Energiegetränk in Augenhöhe vor ihn auf den Couchtisch und klebte wie ein Etikett einen Zettel daran: FRÜHSTÜCK FÜR DR. DAVID.

Sie lächelte in sich hinein, als sie sich lautlos ans andere Ende der Couch setzte und nach der Morgenzeitung griff, die in verschiedene Teile zerlegt auf der Kommode lag. Das Lächeln erlosch beim ersten Blick auf die Schlagzeilen.

IRRE GEISTERFAHRERIN AUF DEM TODESTRIP
SELBSTMÖRDERIN RISS DREI MENSCHEN MIT SICH IN DEN TOD
HORRORSZENEN AUF DER STADTAUTOBAHN – VIER TOT, DREI SCHWERST VERLETZT.

»Zu einem katastrophalen Unfall mit bislang vier Toten und drei Schwerstverletzten kam es Samstag in den frühen Morgenstunden auf der Stadtautobahn, als eine Geisterfahrerin in selbstmörderischer Absicht auf der Gegenfahrbahn dahinraste und mit zwei entgegenkommenden Wagen kollidierte. Die schwer depressive Frau war erst vor wenigen Tagen ›geheilt‹ aus stationärer psychiatrischer Behandlung entlassen worden.«

»Geschockte Augenzeugen berichten: ›Der rote Sportwagen kam wie ein Geschoß die Brückenrampe herauf und rammte frontal den Ford Taunus, in dem die vier jungen Leute saßen, mit solcher Wucht, daß der Sportwagen förmlich in zwei Stücke brach und der Ford rückwärts geschleudert wurde, wo er den nachfolgenden Kleinbus rammte.‹ Die 24jährige Agathe Ossnig, die den Todeswagen gelenkt hatte, war sofort tot; ihr Leichnam mußte von der Feuerwehr aus dem Wrack geschnitten werden. Von den sechs Verletzten starben drei noch im Lauf der Nacht.«

Sie blickte das briefmarkengroße Zeitungsfoto an.

Ein verschwommenes Männergesicht, unter dem der Name Johann Thessing, Seelsorger, stand. Wie der Mann wirklich ausgesehen hatte, war nicht zu erkennen, und insgeheim war sie erleichtert darüber, es machte ihn ein klein wenig fremder, unpersönlicher.

»Der Unfall ereignete sich in der langen Kurve der Tangentenbrücke, an einer von der Todeslenkerin zweifellos mit Absicht gewählten Stelle, da dort ein Ausweichmanöver unmöglich ist. Agatha Ossnig hatte, wie schon die ersten Ermittlungen ergaben, ihren Tod geplant; in ihrer Wohnung fand sich ein Abschiedsbrief. Noch vor wenigen Tagen hatte die Frau den ärztlichen Stab des psychiatrischen Krankenhauses überzeugen können, daß sie von ihren Depressionen und Selbstmordplänen ›geheilt‹ sei.«

»Die Mutter der Toten, Roberta Ossnig, 50, erhebt in diesem Zusammenhang bittere Vorwürfe gegen die behandelnden Ärzte: ›Sie sind die eigentlich Schuldtragenden an diesem entsetzlichen Ereignis; ich scheue mich nicht, das offen zu sagen. Agatha war seelisch krank, sie trifft keine Schuld. Sie war sechs Monate auf der Klinik, was haben die Herren Ärzte in dieser Zeit eigentlich für sie getan? So oft ich zu Besuch gekommen bin, habe ich sie nur im Ärztezimmer herumsitzen, Kaffee trinken und rauchen gesehen, um mein Kind hat sich keiner wirklich gekümmert. Sie haben ihr ein paar Beruhigungstabletten gegeben, und als sie dann das Bett für jemand anderen brauchten, haben sie sie von einem Tag auf den anderen einfach auf die Straße gesetzt. Hätten sie Interesse an ihr gehabt und sich wirklich bemüht, ihr zu helfen, dann wäre mein Kind noch am Leben und anderer Mütter Kinder auch.‹«

Als Lisa die Zeitung weglegte, stützte sie sekundenlang den Kopf in die Hände. Der Mangel an Schlaf pochte als dumpfer Schmerz in ihren Schläfen.
»Mein Gott!« dachte sie. »Mein Gott – wie man es macht, man macht es falsch ...«

Samstag, 4. November, 14.30 Uhr.

Ein Strom berauschend frischer kalter Luft kam ihr entgegen, als sie die Drahtglastüre hinter sich schloß. Wind war aufgekommen, den milchigen Himmel säumten große düstere Schneewolken. Sie blickte hinauf, und dabei wäre sie um ein Haar mit einer kleinen Person zusammengeprallt, die sie erst auf den zweiten Blick erkannte.

Peter-Paul Gramms ältliche Tochter hatte an und für sich eines dieser nichtssagenden Gesichter, die so schwer im Gedächtnis zu behalten sind, aber jetzt sah sie zusätzlich fremd aus. Sie war vom schwarzen Hütchen bis zu den schwarzen Schuhen in tiefer Trauer und trug einen großen Karton in den Händen, den sie Lisa entgegenstreckte. »Würden Sie das nehmen, bitte?«

»Was ist es denn?«

Die kleine Frau hob den Kopf, so daß ihr Gesicht unter dem kurzen schwarzen Hutschleier zu sehen war. Sie hatte geweint, Nase und Augen waren rot, aber insgesamt hatte sich ihr Gesichtsausdruck auf eine Weise verändert, die nicht recht zu einem tragischen Verlust paßte. Die harten Knitterfalten in ihrem Gesicht hatten sich merklich geglättet. Sie sah entspannt aus.

»Ich habe es gleich mitgebracht«, bemühte sie sich zu erklären, als sie Lisas Stirnrunzeln sah. »Ich hatte alles bereit ... Hier.« Sie stellte den Karton auf die Stufen und öffnete den Deckel. Obenauf lagen, auf einem frisch gebügelten weißen Hemd und einem nach Putzerei riechenden schwarzen Anzug, ein Kruzifix und ein Rosenkranz. »Das soll er mitbekommen«, sagte sie. »Um die Hände geschlungen, so.« Sie hob die betend gefalteten Hände. »Die Krawatte ist dabei, die Socken auch, aber ich war mir nicht sicher, ob ich die Schuhe –«

Lisa begann allmählich zu verstehen. »Oh, Fräulein Gramm – das dürfen Sie nicht zu uns bringen; was machen wir denn damit?« Die Frau sah sie hilflos an. »Ja, wem denn? Ist er nicht mehr hier?« Dann, in plötzlich aufflammender Erregung: »Haben Sie irgend etwas mit ihm gemacht? Schwester, das will ich nicht, daß man ihn aufmacht oder Organe aus ihm herausschneidet, das lasse ich nicht zu!«

Lisa seufzte innerlich. Fräulein Gramm war ein armes, dümmliches und im Moment völlig überlastetes Geschöpf, man durfte es ihr nicht übelnehmen. Man durfte ihr auch nicht sagen, daß ihr Vater wie jeder im Spital Verstorbene routinemäßig obduziert wurde, wahrscheinlich in eben diesem Moment auf einem der Nirostaschragen in der Prosektur lag. »Organe!« dachte sie. »Du meine Güte!« Der einzige Ort, wo man die verrotteten Innereien des Alten gebrauchen konnte, war das Pathologische Museum – dort konnte man sie zwischen anderen Raucherlungen, Säuferlebern und Fettherzen in die Vitrine stellen. Und immer schienen es solche Leute zu sein, die seitenlange letztwillige Verfügungen trafen, in denen sie jede Organentnahme untersagten. In plötzlichem Zorn dachte sie: Hätte man es ihnen erlaubt, am liebsten hätten sie ihre Eingeweide wie ägyptische Pharaonen in Urnen und Amphoren einbalsamiert in die Ewigkeit mitgenommen, um nur ja nichts von ihrer kostbaren irdischen Existenz zu verlieren ...

»Wissen Sie was?« sagte sie, von der Ratlosigkeit auf Fräulein Gramms Gesicht zu besonderer Hilfsbereitschaft gerührt. »Wir gehen jetzt mit diesem Karton zur Spitalsfürsorgerin, die erklärt Ihnen dann ganz genau, was Sie alles ausfüllen und wo Sie das hinbringen müssen. Ja?«

Fräulein Gramm war zufrieden.

Sie trabten nebeneinander unter dem immer schwärzer werdenden Sturmhimmel dahin. Lisa trug den Karton und hörte zu, wie die Frau den Nekrolog ihres Vaters hielt: Ein feiner Mensch war er gewesen, eine Persönlichkeit, Kinobilleteur von Beruf, in seiner dunkelroten Dienstuniform war er sehr fesch gewesen ... nun, ganz zuletzt vielleicht nicht mehr, er hatte eben gern gegessen, und viel getrunken hatte er auch, manchmal zuviel, da hatte es zuweilen Krach gegeben, da hatte man ihm nichts recht machen können. Ein schönes Begräbnis sollte er haben, darauf hatte er beim Verein gespart, und sie hatte ja auch ein bißchen dafür auf die Seite gelegt, das war es wert; einen schönen Sarg wollte sie, und Orgelspiel, und einen Priester – er war ja eigentlich mehr Atheist gewesen, aber trotzdem, warum nicht, dem Priester war es doch egal, der wurde ja dafür bezahlt, und ein Begräbnis so ganz ohne Segen und Gebete, das war doch nichts Rechtes, oder?

»War ein Priester da, als er starb?« fragte sie.

Lisa schüttelte den Kopf. »Nein. Es ging so schnell, und es –« Sie hätte beinahe gesagt: »es kam so unerwartet«, aber das schien ihr unpassend. Also sagte sie: »Er starb praktisch im Schlaf, ganz friedlich, sein Herz blieb einfach stehen ... wie eine abgelaufene Uhr.«

Die Frau nickte befriedigt und kam auf ihre Begräbnispläne zurück. Lisa sagte nein und ja, wie es kam, und dachte daran, daß Fräulein Gramm seit langer Zeit wieder einen guten Tag hatte. Die Last war abgelegt, und sie konnte sich mit den erfreulichen Seiten des Todes befassen, den Seiten, die man in Erinnerung behielt: Kondolenzkarten und Partezettel und Begräbnis und als krönender Abschluß der Leichenschmaus in einem gutbürgerlichen Gasthaus gleich beim Friedhof, wo man darauf eingerichtet war, wo andere Gäste nicht pikiert wegsahen, wenn eine Gesellschaft ganz in Schwarz erschien. Zweifellos hatte sie sich (ihr selbst unbewußt) schon lange auf diesen Tag gefreut, sonst hätte sie nicht seinen Koffer für die Ewigkeit fertig gepackt gehabt ...

Für die Tochter war es ganz eindeutig ein Segen, daß Peter-Paul Gramm *so plötzlich und unerwartet und ohne erkennbaren Anlaß verstorben war.*

Samstag, 4. November, 15 Uhr.

Der Gedanke ließ sich nicht mehr vertreiben.

Er wurde nur noch quälender, nachdem sie Fräulein Gramm losgeworden war und Zeit zum Nachdenken hatte. Sie schritt mit gesenktem Kopf zwischen den hohen Krankenhausmauern dahin, über deren Dächer der immer stärker schwellende Sturm heulte, und versuchte sich Peter-Paul Gramms letzte Stunden in Erinnerung zu rufen. Am Abend, als sie ihn kontrolliert hatte, war nichts Auffälliges an seinem Zustand gewesen, und dann ... sicher, sie waren alle sehr beschäftigt gewesen und ganz auf die beiden Neuaufnahmen konzentriert, aber man bekam, wenn man länger auf der Station arbeitete, feine Antennen für herannahende Krisen, und sie hatte nicht den Eindruck gehabt, daß es dem Alten schlechter ging, bis ... bis Jaroslav Lischka sich über das Bett gebeugt und gleich darauf beide Alarme angeschlagen hatten. Sie hatte noch im Ohr, wie das Dauersignal und sein verblüffter und erschrockener Fluch einander durchdrungen hatten ...

Nein, dachte sie. Nein, nicht ein drittes Mal, nur das nicht ...

Und Beranek war ja auch zu dem Zeitpunkt längst fort gewesen.

Der Wind schlug ihr ins Gesicht, als sie aus der geschützten Wölbung der Durchfahrt in einen der weiten Höfe trat. Die Baumgerippe der Allee rauschten, ihre nackten Äste stießen mit einem eigentümlich hohlen, harten Geräusch aneinander. Die

Figuren aus Guß und Sandstein zwischen den Bäumen und die gekiesten Flächen gaben dem Hof etwas Unnatürliches und Abstoßendes – einen Gespenstergarten hätte es die wortgewandte Lena genannt. Lena ... sie wünschte plötzlich, sie wüßte, was Lena in einer solchen Situation getan hätte. Es fiel ihr aber schwer, sie einfach danach zu fragen. Sie waren einander als Erwachsene nie sehr nahe gestanden. Sobald sie einmal – und das war sehr früh gewesen –, erkannt hatten, daß sie zwei verschiedene Personen sein wollten statt ein doppelköpfiges Monstrum, hatten sie alles zerschnitten, was sie verband. Lena ging dahin und Lisa ging dorthin. Wahrscheinlich hätten sie sich auch räumlich weit voneinander getrennt, wäre die Wohnungsnot in der Innenstadt nicht so bitter und die ererbte Großwohnung nicht ein solches Geschenk des Schicksals gewesen.

Der Gedanke war ihr nicht völlig bewußt, aber irgendwo im Hintergrund von Lisas Psyche (und zweifellos auch von Lenas Psyche) lauerte die Furcht, jede Annäherung könnte sie wieder zu einem einzigen Wesen verschmelzen lassen, einer Lenalisa, Lisalena mit zwei getrennten Körpern und einer einzigen Seele, einem einzigen Wesen. Als sie Kinder gewesen waren, hatten sie oft in blinder Wut aufeinander losgeschlagen, als Erwachsene bemühte sich jede darum, alles abzulehnen, was die andere tat. Wahrscheinlich würde Lena, die selbstbewußte, schicke, mit allen Wassern gewaschene Lena, ihr ins Gesicht lachen, wenn sie ihr von ihren Sorgen erzählte.

Aber gleichzeitig wußte sie, daß dies ein Problem war, das sie mit niemandem auf der Station besprechen konnte, und da sie sonst keine Freunde hatte, hieß das Ergebnis dieser Subtraktion: Es gab niemanden anderen als Lena. Wenn sie überhaupt mit jemand sprechen wollte, dann mußte dieser jemand ihre Schwester sein.

Der Sturm drehte bereits Schirme um und ließ die Straßenlampen schwingen, als sie den neuen Trakt des Krankenhauses hinter sich ließ und die Gasse zu ihrem Wohnhaus überquerte. Im Flur flog loses Altpapier auf, als beim Öffnen des Tores eine Bö hineinfuhr. Sie drückte das Haustor zu und stieg mit wattigen Knien die Treppe hinauf.

Sie hatte den Mann nicht bemerkt, der ihr von dem Augenblick an gefolgt war, in dem sie die Station verlassen hatte. Sie bemerkte auch nichts davon, daß er die Hausnummer in ein Notizbuch eintrug und dann beobachtete, in welchem Stock das Licht hinter den Fenstern aufflammte.

Samstag, 4. November, 20 Uhr.

Lena Offenbach stand mit dem Rücken zum Zimmer an dem Wohnungsfenster, das aufs Krankenhaus hinausblickte, und lauschte der Stimme ihrer Schwester. Sie bemühte sich um die Illusion, es sei die Stimme einer völlig Fremden, der sie vorurteilslos zuhören konnte.

Das Zimmer, das zu Zeiten der alten Frau Hofrat der »Salon« gewesen war, lag im bräunlich-purpurnen Dämmerlicht einer Tiffanylampe. Die beiden gußmetallenen Türchen des Kaminofens im Zimmerwinkel standen offen, so daß die Glut heiß und rot hervorleuchtete. Baghira lag flach auf dem dreieckigen Kaminsims und wärmte sich wohlig den Bauch auf dem aufgeheizten Kunstmarmor.

Lena Offenbach starrte auf die dunkelgraue Szenerie hinaus, die sich ihrem Blick bot. Nach einigen kalten, aber klaren Tagen hatte der November sich auf seinen eigentlichen Charakter besonnen: Kaltes, nebeliges Wetter herrschte, zuweilen graupelte es, der Himmel hing tief und dunkel auf die Erde herab. Die Lichter des Krankenhauses waren verschwommen und verzerrt durch den Nebel zu sehen, gelb, bläulichweiß, rosa. Die Umrisse der Türme zeigten sich verbogen und verkrümmt in der trüben Luft.

Lena war das genaue Ebenbild ihrer Schwester – solange sie nackt und unfrisiert war. War sie angezogen und zurechtgemacht, so mußte man beide schon sehr gut kennen, um die zwillingsgleiche Ähnlichkeit in so verschiedenen Erscheinungen noch zu erkennen. Ihr Haar war kurzgeschnitten wie das ihrer Schwester, aber der Haarschnitt hatte ungefähr fünfmal so viel gekostet wie Lisas im Eilverfahren abgeschnippelte Bequemlichkeitsfrisur. Sie war ebenfalls ungeschminkt – scheinbar ungeschminkt, ihre Wimpern waren getuscht, und auf ihren Wangen täuschte ein Hauch Erdpuder gesunde Frische vor. Sie trug einen Hausanzug und darüber einen langen sepiabraunen Morgenmantel mit einem Besatz aus Plüschhermelin an Kragen und Manschetten. Lena Offenbach liebte skurrile Kleidungsstücke und pflegte in Boutiquen einzukaufen, vor deren Schaufenstern die Passanten kopfschüttelnd stehenblieben. Sie konnte sich das Vergnügen leisten, Schuhe mit bemalten Porzellanschnallen und Strümpfe mit psychedelischen Mustern zu tragen; sie arbeitete freiberuflich als Lektorin, Übersetzerin und Journalistin für eine Zeitschrift namens »moderne frau«, deren Inhalt weit weniger einfallslos war als der Titel, und es gab niemand in ihrem Leben, der ihr Vorschriften machte.

Hinter ihrem Rücken sagte Lisa: »Du denkst vermutlich –«
Lena drehte sich halb um. »Wenn du von vornherein weißt, was ich denke, wozu machst du dir die Mühe, mit mir zu reden? Überlaß mein Denken mir. Davon abgesehen – du mußt mir wenigstens die grundlegenden Fakten mitteilen, bevor ich mir irgendeine Meinung dazu bilden kann.« Sie nahm das Tablett mit dem Teegeschirr von der Anrichte und setzte es auf dem kleinen Beistelltisch ab. Das Tischchen war Jugendstil, die beiden schwarzgebeizten Korbsessel stammten aus der Blindenwerkstätte, in der Lena aus Prinzip und Gewohnheit Stammkundin war.

Sie war verblüfft, daß Lisa sich mit einem persönlichen (und offenbar sehr schwerwiegenden) Problem an sie wandte – normalerweise erschöpfte sich ihre Kommunikation in Höflichkeitsfloskeln und in Zettelnachrichten wie: »Gasmann kommt heute Zähler ablesen« oder »Super-Spar führt Schokolade um 3.90, brauchst du welche?« Sie hatte bislang keinen Anteil an Lisas Beruf genommen, was weniger mit dem Beruf an sich zu tun hatte als mit der unbehaglichen Beziehung, in der die Zwillinge zu einander standen. Lena empfand nicht weniger als Lisa Spannung und Entfremdung – und darüber hinaus sah sie in jeder Wertschätzung von Lisas Tätigkeit einen gewissen moralischen Vorwurf gegen ihre eigene. Und es war nicht nur Überempfindlichkeit, was sie diesen Vorwurf wie ein Wispern in der Wand überall hören ließ. Es waren wirkliche menschliche Stimmen, die ihn aussprachen, die mit leise süffisantem Beiklang betonten, es sei doch schön, daß Lisa einen Beruf mit so hohem sozialem Engagement wie den der Krankenschwester gewählt habe, einen richtigen, nützlichen Beruf, der auch sehr passend sei für eine Frau – während Journalismus eine Tätigkeit für taktlose und indiskrete Charaktere war und außerdem kein richtiger Beruf, sondern ein Zeitvertreib, dem jeder nachgehen konnte: Hatten sie nicht alle einmal Schulaufsätze geschrieben? Sie dachte an eine gar nicht so alte Dame, die ihr vorwurfsvoll gesagt hatte: »Schreiben und Lesen – sonst tust du anscheinend gar nichts!«

»Nein«, dachte sie. »Sie hat recht, ich tue sehr wenig anderes als schreiben und lesen.« Ihr Zimmer war ein Büro und der »Salon« eine Bibliothek. Überall im Raum waren Bilder und Bücher gestapelt, die der hohe verglaste Bücherschrank aus dunklem Walnußholz nicht mehr faßte. Überall zwischen den kunstvollen alten Möbeln der Frau Hofrat waren kleine Regale aus Rattan und dunkler Weide eingezwängt, die ebenfalls mit Büchern gefüllt waren. Blondie schlief, ein lebendiges Nippes, auf einem Stapel Bücher.

Lena tat zwei Brocken Kandiszucker in jede Tasse und goß den Tee ein. Sie dachte: »Wie förmlich wir uns benehmen – Wünschen Sie noch Tee? Ein Stück Zucker? Zwei? Etwas Milch?«

Sie ließ sich in dem Korbstuhl nieder, schüttelte die Pantoffel von den Füßen – kleinen, wohlgeformten Füßen mit zierlichen Zehen –, und streckte sich von Kopf bis Fuß durch. Sie sagte: »Erzähl mir die ganze Geschichte mit allen Einzelheiten. Ich höre.«

Samstag, 4. November, 20.30 Uhr.

Lisa zögerte. Jetzt, wo sie die Sache in Worte gefaßt hatte, schien sie unwillig, weiterzureden. Lena mußte einiges von ihrem beruflichen Geschick im Ausfragen einsetzen, ehe sie wirklich Auskunft bekam.

»Wir hatten gestern einen unerwarteten Todesfall«, begann Lisa mit ihrer etwas spröden Stimme zu erzählen. »Ein alter Mann ... Peter-Paul Gramm, ein früherer Kinobilleteur, schon längst in Pension. Er war schon zwei Wochen bei uns gelegen ... es ging ihm nicht gut, er hatte so viele degenerative Erkrankungen – Verschleißerscheinungen, sklerotische Gefäße, eine alte Tuberkulose und dergleichen. Er starb ganz überraschend in der Nacht, gerade als wir zwei Neuaufnahmen hatten.«

»So erstaunlich kommt mir das nicht vor, wenn ein völlig verbrauchter Greis stirbt«, wandte Lena ein.

Lisa starrte ins Feuer. Schließlich sagte sie: »Es ist schon früher etwas Ähnliches passiert.«

»Ja?«

»Das erstemal geschah es vor einem halben Jahr. Die Patientin war eine 78jährige Insassin eines Pflegeheims, sie litt an Unterleibskrebs in stark fortgeschrittenem Stadium. Sie war erst vor kurzem vom Spital ins Pflegeheim transferiert worden und hatte sich in einer gefährlichen Stimmung befunden, sie war voll hilfloser Wut, depressiv, aber noch aktiv genug, einen Entschluß zu fassen ... sie schleppte sich nachts auf den Gang und stürzte sich aus dem Fenster. Sie landete in einem Efeugebüsch, das den Fall einigermaßen dämpfte, so daß sie überlebte ... sie wurde uns mit Frakturen beider Beine und einer gebrochenen Wirbelsäule eingeliefert. Der Fall war hoffnungslos; sie hatte maximal noch ein bis zwei Wochen zu leben. Sie wurde mit Basistherapie erhalten –«

»Erklär mir die Fremdwörter«, unterbrach Lena.

»Es gibt drei Behandlungsstufen. Stufe I bedeutet: Jede medizinische Maßnahme, die es für einen solchen Fall nur gibt, wird angewandt. Stufe II heißt: Der Zustand ist allgemein schlecht, wenn noch ein weiteres Organ versagt, wird nichts mehr unternommen. Stufe III bedeutet, daß der baldige Tod zu erwarten ist. Die Behandlung besteht dann nur noch darin, den Patienten schmerzfrei und angstfrei zu halten, das heißt, die Brüche wurden geschient, sie erhielt Infusionen gegen den Durst und wurde beatmet, um Erstickungsanfälle zu verhindern. Wir bemühen uns in solchen Fällen nur, das Sterben, das nicht mehr zu verhindern ist, erträglich zu machen.«

Lena nickte. »Ich verstehe. Erzähl weiter.«

Lisa fuhr fort: »Das zweitemal ging es um eine 55jährige Frau. Sie hatte einen Autounfall. Sie war nicht angegurtet, als sie mit ihrem Pkw ins Schleudern geriet und an einen Betonpfeiler prallte. Sie wurde mit schwersten Schädel-Hirn-Verletzungen und diversen offenen Frakturen im Bereich der Extremitäten eingeliefert ... sieben Tage später ist sie plötzlich verstorben.«

»So wie du ihren Zustand schilderst, wundert mich das nicht.«

Lisa schüttelte den Kopf. »Es lag aber kein Grund vor, warum sie gerade da sterben sollte. Es ging ihr bereits besser – sie wurde schon vom Respirator entwöhnt, sie war kreislaufstabil, die Frakturen waren versorgt. Natürlich war sie immer noch tief bewußtlos und hatte diverse neurologische Ausfälle –«

»Mensch«, unterbrach Lena, »ich wollte, du würdest dich weniger wissenschaftlich ausdrücken. Was hatte sie?«

»Entschuldige. Neurologische Ausfälle sind beispielsweise schlaffe Lähmungen an Armen und Beinen, oder eine halbseitige Gesichtslähmung, Störungen der Augenbewegungen, Schwierigkeiten beim Schlucken – solche Defekte.«

»Okay. Geht schon weiter.« Lena erhob sich aus ihrem Fauteuil und trat wieder ans Fenster. Sie tat sich leichter damit, ihrer Schwester zuzuhören, wenn sie sie nicht ansehen mußte dabei.

Als Lisa zu Ende geredet hatte, breitete sich Stille über den »Salon«. Fast eine Viertelstunde verstrich, bevor Lisa schließlich die Frage stellte: »Was hältst du davon?«

Lena ließ sich mit der Antwort Zeit. Sie stand mit dem Rücken zum Raum am Fenster, ihre schlanke Silhouette zeichnete sich schwarz von dem nebligen Grau draußen ab. Endlich sagte sie: »Du meinst natürlich, da hat jemand nachgeholfen.«

»So wollte ich es nicht ausdrücken.«

»Egal, wie du es ausdrücken wolltest, das hast du gemeint, nicht wahr? Nun ... du wirst meine Meinung nicht gerne hören, aber hier hast du sie. Wenn wirklich jemand diese Leute getötet hat, so war es ein gutes Werk. Wozu in aller Welt sollte das gut sein, so jämmerliches Leben zu schleppen? Wollt ihr ihnen das Privileg verschaffen, noch ein paar Wochen länger zu leiden? Verstehst du – vielleicht hast du recht. Aber ich würde jedenfalls nichts unternehmen, selbst wenn ich von Mord überzeugt wäre.«

Hinter ihrem Rücken breitete sich feindseliges Schweigen aus. Sie sprach weiter, schneller, als es sonst ihre Art war, und mit einem gereizten Unterton. »Diese alte Frau wollte sterben. Und Gramm? Er war fast achtzig. Wie lange hätte er denn noch zu leben gehabt? Und diese andere Frau, die den Unfall hatte – hör zu, ich verstehe nichts von Medizin, aber sie war ein Trümmerhaufen; sag mir nicht, sie wäre mit diesen Verletzungen jemals wieder voll lebensfähig gewesen.«

Als keine Antwort kam, wandte sie sich abrupt um. »Wie wäre es mit ihr weitergegangen? Sag mir das einmal ehrlich. Ohne eure üblichen beschönigenden Bulletins.«

Lisa zuckte mit einer müden Geste die Achseln. »Es wäre nicht gut gegangen. Die Prognosen waren von Anfang an schlecht. Sie hatte schwere Hirnschäden und war rechts halbseitig gelähmt. Sie wäre geistig sehr stark reduziert gewesen, wahrscheinlich hätte sie weder gehen noch sprechen noch irgend etwas für sich tun können. Sie wäre ein Dauerpflegefall geworden.«

»Wenigstens bist du ehrlich«, sagte Lena. »Siehst du nicht selbst, was ich meine? Ein solches Leben zu beenden, ist kein Mord. Das ist Barmherzigkeit. Wenn jemand von euch den Mut gehabt hat, diesen Kranken zu helfen, warum willst du einen Skandal draus machen?«

Lisa stand auf. Ihre leere Teetasse in der Hand, ging sie zur Türe. Sie war schon jenseits des Lichtkreises des Lampenlichts, als sie sagte: »Bitte sprich nicht darüber. Vergiß es einfach.«

Lena blieb am Fenster stehen und starrte hinaus. Sie fühlte sich schlecht. So schlecht, daß sie sich getrieben fühlte, zu sagen: »Hör zu ... das kam jetzt ein bißchen abrupt. Laß es mich eine Nacht überschlafen, okay? Und wir treffen uns morgen nachmittag und reden weiter darüber.«

Lisa nickte – nicht sehr hoffnungsvoll, wie es Lena erschien.

Samstag, 4. November, 23 Uhr.

Die riesige, weithin sichtbare Uhr über der Auffahrtsrampe zu den Neubaugebäuden des Spitals zeigte in digitalen Ziffern 2300.

Lena Offenbach stand aus ihrem Fauteuil auf und trat ans Fenster. Die Straße unter ihr erlosch langsam. Zwischen dem Spital und den Ausläufern des Rotlichtviertels der Stadt gelegen, war es eine von den Straßen, in denen in den späten Nacht- und frühen Morgenstunden Geistererscheinungen umgingen: ausgesaugte, verschrumpfte Lemuren, die ziellos und schlaflos herumwanderten, an den finsteren Apartementhäusern und den riesigen schreiend-bunten Reklameschildern vorbei, die wie die Kulissen einer Filmstadt aus dem Dunkel auftragten. Sie blickte zu dem niedrigen Hügel hinüber, auf dem sich die kalten löchrigen Betonhülsen der Spitalsneubauten als skeletthafte Gerüste gegen einen blaßgelben Dunstschimmer abzeichneten. Auf den höchsten Spitzen der Kräne glühte wie das Böse Auge aus einem Gruselfilm ein rotes Licht.

Sie stützte beide Hände an den Fensterrahmen und blickte durch die dunkel bernsteinfarbenen Scheiben hinaus. Kleine Marscheinheiten weißer Flöckchen waren vom Himmel zur Erde unterwegs und ließen den Nachthimmel beunruhigend groß und tief erscheinen.

Lena dachte seit zwei Stunden über das Gespräch nach, das sie mit Lisa geführt hatte. Verrückt, dachte sie. Sonst hatte ihre

Schwester keine zehn Sätze am Tag mit ihr geredet, und jetzt kam sie ohne Vorwarnung mit dieser Geschichte daher.

Drei rätselhafte Todesfälle. Drei todkranke Menschen, die überraschend gestorben waren – die vielleicht getötet worden waren.

Eigentlich war sie überzeugt, daß Lisa sich die Sache einbildete. Vielleicht machte sie sich insgeheim Vorwürfe, vielleicht quälte sie sich in ihrer skrupulösen Art mit Sorgen, diese Patienten seien nicht gut genug versorgt, nicht ausreichend betreut worden.

Sie starrte zu den Hochhäusern des Krankenhauses hinüber, deren Dachterrassen in den tiefhängenden Wolken verschwanden. Was war dort drüben geschehen?

Sie hatte es ernst gemeint damit, daß sie selbst einen gewaltsamen Tod nicht »Mord« genannt hätte – ihre Vorstellungen waren verschwommen und hatten mit der Erinnerung an einen alten Mann und ein barmherziges Urteil zu tun. Sie sah ihn noch vor sich, eine zierliche, zerbrechliche Gestalt, ein weißer Schnurrbart, eine große horngerahmte Brille, zu schwer für das von jahrzehntelangem Leiden abgezehrte Gesicht. 75 Jahre alt, selbst fast schon ein Pflegefall, war er als Mörder seiner Frau vor Gericht gestanden.

Sie erinnerte sich an die Verantwortung, die er mit leiser, scheuer Stimme vorgebracht hatte.

Zwanzig Jahre lang hatte er seine schwerkranke Frau betreut, hatte Tag und Nacht die völlig Hilflose gepflegt, die nicht mehr sprach, nicht mehr auf seine Worte reagierte, sich nicht mehr bewegen konnte, zuletzt kaum noch schlucken konnte. Er hatte nichts davon wissen wollen, sie in eine Anstalt zu geben. »Sie zu pflegen, war mein Lebensinhalt«, hatte er gesagt. Bis ihn eines Nachts die Kraft verlassen hatte. Lena hörte seine schwache Stimme in verkrampfter Formulierung wispern: »Da ist es plötzlich über mich gekommen: ihre Qual zu erlösen und sie einschlafen zu lassen. Ich war verzweifelt über die Ausweglosigkeit. Wie soll's weitergehen? Keine Hoffnung! Da kams über mich ...«

»Schmerzlos einschlafen« sollte sie. Aber als alle seine Versuche, sie zu ersticken, mißlangen, hatte er sie mit einem Küchenmesser erstochen.

Er war zu einer bedingten Strafe verurteilt worden – eine salomonische Lösung des Dilemmas, zugleich ein Urteil und einen Freispruch zu fällen.

Lena Offenbach wußte, sie würde keinen Finger rühren, um einen Menschen für eine solche Tat vor Gericht zu bringen. Aber ihre berufsgeprägte Neugier war geweckt. Als sie schließlich an ihren Arbeitstisch zurückkehrte, blätterte sie in ihrem Notizbuch, bis sie auf einen Namen stieß: KERSTIN.

Daneben stand in ihrer kühnen schrägen Handschrift vermerkt: MEDIZINSKANDALE.

Sonntag, 5. November, 13 Uhr.

Am Mittag des 5. November war das Thermometer unter Null Grad gefallen. Eine niedrig hängende Wolkenschicht formte eine wattige Zwischendecke zwischen Himmel und Erde und tauchte die Stadt in ein unheimlich bleiernes Licht. Obwohl die Sonne höherstieg, wurde es von Stunde zu Stunde düsterer. Jeder einzelne Gegenstand in diesem Zwielicht schien – wie die Objekte auf de Chiricos Gemälden – einen verzerrten, gespenstigen Schatten zu werfen.

Das »Sozialmedizinische Autorenkollektiv« hatte seine Räume in einem der vielstöckigen Gründerzeithäuser nicht weit hinter dem Spital. Lena stieg zwei ehemals pompöse Treppen aus abgetretenem Sandstein hinauf. Durch Fenster, deren Scheiben von einem buntgewürfelten gläsernen Passepartout eingefaßt wurden, blickte sie in feuchte Hinterhöfe hinunter.

Kerstin erwartete sie mit ausgestreckten Händen vor der offenen Türe ihres Büros. »Komm herein, Lena – willkommen.« Sie küßte sie auf beide Wangen.

Die schlanke Mittvierzigerin mit der extravaganten Schildpattbrille war Mitarbeiterin einer Journalistengruppe, die medizin- und sozialkritische Bücher produzierte und sich auch mit den ethischen Fragen auf diesem Gebiet befaßte. Manche ihrer Bücher, fand Lena, waren trockene Baedeker, die den Patienten verläßlich durch die Labyrinthe von schul- und komplementär-medizinischen Behandlungsmethoden geleiteten. Manche jedoch waren Thriller, die dem Autorenteam Lorbeeren für seinen journalistischen Mut und nicht wenige Ehrenbeleidigungs- und Geschäftsstörungsklagen eintrugen: Kerstin und ihre Mittäter – wie sie den Rest des Kollektivs zu nennen pflegte –, hatten Skandale ans Licht gebracht wie die Verabreichung ungeprüfter oder für die Humanmedizin nicht zugelassener Medikamente an die Insassen eines Pflegeheims. Sie hatten die Menschenversuche publik gemacht, zu denen sprachunkundige Ausländer ihre Zustimmung erteilt hatten, indem sie ihre Unterschrift unter einen ihnen unverständlichen Wisch setzten, und sie hatten eine medizinische Skandalchronik verfaßt, in der zahlreiche berühmte Namen mit allen ihren Fehltritten verzeichnet waren.

Im übrigen war Kerstin eine sensible, einsame Frau, die bleischwer an ihrem übersteigerten Verantwortungsbewußtsein der Welt und der Menschheit gegenüber trug und ihre chronische Depression damit zu kurieren versuchte, daß sie sich die deprimierendsten Aufgaben stellte.

Sie führte Lena in ihr Arbeitszimmer, einen kühlen, pedantisch sauberen Raum, dessen einziger Schmuck in einer zwei mal zwei Meter großen bizarren Wandplastik aus farbigen Neonröhren und bunt bemalten Holztafeln bestand. Zwei Sessel aus Metallgeflecht, die bequemer waren, als sie aussahen, standen für Besucher bereit.

»Also.« Kerstin faltete erwartungsvoll die Hände über dem Knie. »Du hast am Telefon so vielversprechend geklungen – was bringst du mir?«

Lena sagte: »Verdächtige Todesfälle in einem Krankenhaus«.

Kerstin zog die Brauen hoch. »Du müßtest mir näher erklären, was du meinst ... worum geht es? Ärztliche Kunstfehler? Vernachlässigung durch das Personal? Unerlaubte Experimente mit Medikamenten?«

Lena überlegte. Schließlich sagte sie: »Ich weiß alles nur aus zweiter Hand –«

»Von Lisa?«

Lena spreizte abwehrend die Hände. »Redaktionsgeheimnis. – Ich weiß nur, daß drei alte und schwerkranke Patienten starben, obwohl eigentlich kein unmittelbarer Anlaß bestand ... verstehst du, das ist alles ein bißchen nebulos, und ich habe keine Fakten, die ich dir vorlegen könnte.«

»Wenn ich etwas unternehmen soll, brauche ich Fakten wie ein Staatsanwalt«, sagte Kerstin. »Ich werde nämlich weitaus öfter angeklagt als ein Staatsanwalt. Aber sehen wir uns die Sache einmal ganz allgemein an.«

Als Lena ihr Bericht erstattet hatte, so gut sie konnte, schlug Kerstin die Beine übereinander und lehnte sich nachdenklich zurück. »Vorderhand weiß ich noch sehr wenig, aber – nach dem ersten Augenschein geht es um Euthanasie. Der zeitgemäße Ausdruck lautet ›lebensbeendende Maßnahmen‹, aber gemeint ist noch immer dasselbe wie Anno dazumal: Systematische Tötung von Kranken, Mißgebildeten, Geistesgestörten –«

Lena – deren Interesse an Zeitgeschichte sehr gering war –, verband mit dem Wort »Euthanasie« ein so fernes und nebuloses Grauen wie mit dem Wort »Inquisition«. Sie fiel ein: »Mensch, das war Anno Schnee, sagst du ja selbst. Du meinst doch nicht, so etwas könnte noch einmal geschehen?«

Kerstin lachte freudlos. Sie stand auf und zog aus der Reihe säuberlich strammstehender Ordner in den Regalen einen heraus, dessen weißes Rückenschild den Vermerk »R.I.P.« trug.

Während sie mit dem Ordner auf dem Schoß Platz nahm, sagte sie: »Es wird nicht erst, es geschieht bereits. Natürlich ist die Rede anfangs nur von Grenzbereichen und extremen Fällen ... noch Ungeborenen mit schwersten Mißbildungen, kaum lebensfähigen Babies, Todkranken im letzten Stadium. Aber das ist nur der erste Schritt. Es geht zwangsläufig weiter – wenn man einmal anfängt, in ›lebenswertes‹ und ›lebensunwertes‹ Leben auseinanderzudividieren, dann wird das zu einer Spirale, die sich immer schneller in Richtung Massenmord dreht. Wenn öffentliche Beratungsstellen – wie es bereits geschieht – empfehlen, mongoloide oder zuckerkranke oder taube Kinder abzutreiben, warum sollte man dann nicht nach derselben Ethik die medizinische Behandlung eines bei der Geburt mißgebildeten oder unheilbar kranken Kindes verweigern, ja überhaupt alle ›lebenserhaltenden Maßnahmen‹ einstellen – wie das in den USA ja bereits üblich ist? Dort sind die Rechtsanwälte bereits der Meinung, die Entscheidung darüber, ob ein schwergeschädigtes Kind behandelt und sein Leben unter maximalem Einsatz erhalten werden soll, sollte den Eltern vorbehalten bleiben.«

Lena machte ein sehr zweifelndes Gesicht. »Ich hoffe, du hältst mich jetzt nicht für eine kaltblütige Kindsmörderin, wenn ich der Meinung bin, daß man ein verkrüppeltes und schwachsinniges Kind nicht mit allen Finessen künstlich am Leben erhalten muß. Ich würde es sicherlich nicht lebendig in den Eisschrank legen, aber ich würde auch keine besonderen lebensverlängernden Maßnahmen –«

»Du hast mich nicht ausreden lassen«, widersprach Kerstin. »Es bleibt nicht bei dem vielzitierten verkrüppelten und geistesschwachen Kind. Das Ganze geht in einer Art Kreisbewegung vor sich ... da ist ein Ring, der sich langsam und unregelmäßig immer weiter ausdehnt. Es beginnt mit extremen Fällen – Fällen, wo man rein emotionell sagt: Da ist der Tod eine Gnade. Aber der Kreis wird sehr rasch weiter. Sobald das einmal im Bewußtsein der Öffentlichkeit einzementiert ist, daß gewisse Kranke und Behinderte eigentlich nicht leben sollten, dann ist es kein weiter Schritt mehr bis zur Verschlechterung der medizinischen Behandlung, beziehungsweise der völligen Verweigerung von Behandlung für bereits existente Diabetiker, Gichtkranke, Mongoloide und sonstige Kranke, und dann hat man bald auch das stillschweigende Einverständnis mit ihrer Vernichtung. Und wenn wir nach dem gehen, was im Dritten Reich geschah, dann ist auch der weitere Weg vorgezeichnet: Dann umfaßt der Kreis bald auch die Insassen von Alters- und Pflegeheimen, und dann die ›sozial Minderwertigen‹, worunter man damals unter anderem verstand: ›Alle sogenannten geborenen Verbrecher, die grob Gemütsarmen, dazu die eingefleischten Prostituierten, die Zuhälter, die Homosexuellen und die unverbesserlichen Arbeitsscheuen ...‹«

Lena rieb sich die Stirn. »Schon gut, ja – so war das damals. Ich rede von heute. Wer glaubt denn heute noch an den alten Hitler-Kram von gesundem Blut und rassisch hochwertigen Volksgenossen?«

»Nun«, entgegnete Kerstin, »unseren Gentechnologen zum Beispiel würde ich in dem Punkt nicht ganz trauen, aber die Antwort ist naheliegender: Chronisch Kranke und Behinderte sind teuer und unproduktiv. Und da die Kosten für das Gesundheitssystem ständig weiter explodieren und kaum noch tragbar sind, muß irgendwann – und zwar bald – die Zahl der Kranken reduziert werden. Nun kann man diese Zahl aber nur reduzieren, indem die Kranken gesund werden oder sterben. Du wirst zugeben, das Sterben läßt sich leichter bewerkstelligen. So einfach ist das.«

»Mensch, du bist ja verrückt!« stieß Lena hervor. »Willst du sagen, irgend jemand plant hier ganz kühl und ruhig einen Massenmord?«

»Sicher nicht ein einzelner. Sicher auch nicht eine einzelne Gruppe. Eine Gesellschaftsordnung ist kompliziert, und alle

Seiten spielen mit, jeder auf seine Weise. Aber wenn du den Kuchen mit dem richtigen Zuckerguß servierst, kriegst du sie alle dran.«

»Was meinst du?«

Kerstin legte ihre langen schmalen Hände dozierend zusammen. »Siehst du ... wenn du heute öffentlich verkündest, lebensunwertes Leben gehöre ausgemerzt, dann fängst du von allen Seiten so viel Ohrfeigen, daß du nie wieder aufstehst. Also – hier hast du das neue Drehbuch. Wir verlangen nichts weiter, als daß das Leiden Kranker nicht künstlich verlängert wird – und du mußt zugeben, daß es eine künstliche Verlängerung von Leben und Leiden ist, einem Diabetiker Insulin zu geben. Übrigens ist es natürlich auch eine künstliche Verlängerung des Lebens und eventuellen Leidens, einen Blinddarmdurchbruch zu operieren oder eine Schlagaderblutung abzubinden – aber das spielt für unsere Argumentation keine Rolle.« Plötzlich sprang sie auf und begann in dem hellen Raum auf und ab zu gehen, das magere Gesicht von heftiger innerer Erregung geprägt. »Verstehst du mich? Mitleid ist das große Wort. Wir müssen Mitleid haben mit denen, die ihre Leiden nicht mehr ertragen können und in Würde sterben wollen. Wir müssen natürlich auch mit denen Mitleid haben, deren Leiden *uns* unerträglich erscheinen – schließlich wissen wir Gesunden wohl am besten, was unerträglich ist und was nicht. Und ganz besonders müssen wir mit denen Mitleid haben, die nicht einmal mehr mitkriegen, wie unerträglich ihr Leben ist, den Bewußtlosen, den Schwerstbehinderten, den Schwachsinnigen ... und einen Schritt weiter haben wir dann Mitleid mit den *uneinsichtigen* Kranken und Behinderten, die sich einfach weigern, zu verstehen, wie unerträglich ihr Dasein ist – und wie würdelos, sich daran zu klammern. Merk dir das Wort, Lena. Sterben in Würde. Wer nicht sterben will, ist würdelos. Da müssen die, die es besser verstehen, ein wenig nachhelfen, bis der weiß, was ihm guttut. Verstehst du? Ein Mensch, dem man normalerweise nicht einmal die Entscheidung erlaubt, ob er blaue oder gelbe Socken anziehen will, soll entscheiden, ob er leben oder sterben will! Absurd! Ist es da nicht nur recht und billig, daß ein gesunder und vernünftiger Mensch diese Entscheidung für ihn trifft? – Siehst du, wie der Stein Kreise zieht?«

»Das sind Horrorphantasien, Kerstin.«

Die andere schüttelte den Kopf. »Phantasien sind es nicht mehr. Sicher, noch spielt sich alles im Zwielicht ab, unmöglich zu sagen, wo in Krankenhäusern und Altenasylen und Pflegeheimen routinemäßig getötet wird oder wo Ärzte bereit sind, ›lebensbeendende Maßnahmen‹ zu setzen, aber ganz allgemein leben wir in einem Klima der Duldsamkeit, wer tötet, kann auf verständnisvolle Richter, milde Urteile und eine gute Presse zählen. Die Tötung von mißgebildeten oder kranken Ungeborenen beispielsweise ist bereits eine Routineangelegenheit, und ich rede hier nicht etwa von Monstergeburten, sondern ...« Sie blätterte eifrig in ihrem Ordner und nahm dann ein einzelnes Blatt heraus, die kopierte Seite einer Zeitschrift, die sie Lena hinlegte. Sie las die mit gelbem Leuchtstift markierten Stellen:

»Bei einem Pressegespräch über die Arbeit einer humangenetischen Beratungsstelle äußerte sich der die Beratungsstelle betreibende Verein über seine Beratungsethik. Im Falle einer genetisch bedingten Störung wie Mongolismus – so die öffentliche Aussage der Mitarbeiter –, rate die Stelle zur Abtreibung. Zu den vererblichen und vor der Geburt diagnostizierbaren Krankheiten zählen nach Aussage der Beratungsstelle auch Asthma, Diabetes, Psoriasis, Gicht und Gehörlosigkeit ... in einem doppelseitigen Artikel über ›Mongolismus‹ in der Zeitschrift ›Medico‹, die vornehmlich in Ärztepraxen aufliegt, wird auch auf die Möglichkeit der vorgeburtlichen Diagnostik mit Hilfe der Fruchtwasseruntersuchung und der legalen Abtreibung bei Down Syndrom hingewiesen ... und zu diesen beiden Äußerungen fügt sich nahtlos eine dritte: Seit einiger Zeit läuft in der populären Wochenzeitschrift ›Arzt und Welt‹ eine Diskussion über mißgebildete Babies unter der bezeichnenden Überschrift: ›Welche sollen wir sterben lassen?‹ Wenngleich die Diskussion mit Vorsicht und mit vielen ›Wenn‹ und ›Aber‹ geführt wird, so gibt es in Anbetracht der Themenwahl keinen Zweifel darüber, daß nicht alles Leben in den Augen mancher Ärzte lebenswert ist.«

Als Kerstin sah, daß sie den Zeitungsausschnitt gelesen hatte, erklärte sie: »Verstehst du – die meisten Leute glauben immer noch, bei der ganzen Diskussion um Sterbehilfe ginge es um die Frage, ob es eine Sünde ist, wenn ein Kranker sich das Leben nehmen will, und ein Verbrechen, ihm dabei behilflich zu sein. Sie sehen dutzendweise rührende Fernsehfilme zum Thema und vergessen darüber, daß in neunundneunzig von hundert Fällen zum Selbstmord entschlossene Kranke sich aus dem Fenster stürzen oder auf der Toilette erhängen oder sonstwie vom Leben zum Tode befördern, ohne daß ihnen einer behilflich sein muß – lies die Zeitung und zähl nach, wie oft das Selbstmordmotiv ›schwere, unheilbare Krankheit‹ erscheint. Die unbedingt wollen und es ohne fremde Hilfe nicht schaffen, sind sehr wenige. Wenn du mich fragst: Wer wirklich sterben will, der stirbt auch, mit oder ohne Hilfe. Ich habe in Altersheimen und Spitälern genug Menschen gesehen, die einfach nicht mehr mitspielen wollten.«

Lena gab keine Antwort. Sie dachte an die alte Frau Hofrat, die nach ihrer Überstellung ins Versorgungsheim beschlossen hatte, »nicht mehr mitzuspielen« – sie hatte keinen Bissen von der staubigen Mehlspeise gegessen und keinen Schluck von dem dünnen Kaffee getrunken und am Mittagessen gerade so weit herumgelöffelt, daß kein Pfleger kam und sie gewaltsam fütterte. Und gleichzeitig hatte sie sich immer weiter zurückgezogen, hatte das Ausmaß, in dem sie die Welt und die Welt sie erreichte, immer weiter verringert, bis sie nach zwei Monaten in ein stumpfsinniges Dösen verfallen und nach einem weiteren Monat gestorben war.

Kerstin fuhr fort: »Ich persönlich glaube, diese Diskussion um das ›Recht auf den eigenen Tod‹ war nichts weiter als ein Vorfeldscharmützel, um auszutesten, wie die Öffentlichkeit reagieren würde.«

»Reagieren? Worauf?«

»Auf Mord«, sagte Kerstin. »Wenn man den Leuten erst lange genug eingetrichtert hat, daß die Tötung von Kranken ein barmherziges Werk, ja eine Pflicht des Arztes ist, dann schockieren einen auch solche Berichte nicht mehr. Es geht hier um das Schicksal eines schwerbehinderten Kindes, das solcher Barmherzigkeit teilhaftig wird.« Sie las vor:

»Mit Beratung des Arztes trafen die Eltern die Entscheidung, daß jede medizinische Behandlung ausgesetzt wurde. Jedwede ›Unterstützung‹ des Kindes wurde an seinem vierten Lebenstag eingestellt, *einschließlich oraler Ernährung und intravenöser Ernährung.* Diese Umstände sind anhand der Anordnungen der Ärzte und Aufzeichnungen der Schwestern belegt. Bei seinem Tod am 23. Tag zeigte der Säugling einen beträchtlichen Gewichtsverlust gegenüber dem Geburtsgewicht.«

Sekundenlang begriff Lena nicht, was gemeint war. Dann wurden ihre Augen weit. »Sie haben es verhungern und verdursten lassen?!«

Kerstin nickte. »Sie haben auf jedwede lebensverlängernde Maßnahme verzichtet, und zum Leben gehört nun einmal das Atmen, die Nahrung, ausreichender Schlaf, Wärme ...« Sie schob ein zweites Blatt, das hinten angeheftet war, über den Couchtisch. »Lies.«
Diesmal war der Text aus einem Buch herauskopiert und lautete:

»Ein Zeuge im Nürnberger Ärzteprozeß hat später beschrieben, wie ihm der Berliner Gutachter Dr. Pfannmüller in der Anstalt Eglfing-Haar erklärte, daß man die Kinder durch allmähliche Verringerung der Rationen verhungern ließe, während er eines der Kinder aus dem Bett zog: ›Während er das Kind wie einen toten Hasen herumzeigte, konstatierte er mit Kennermiene und zynischem Grinsen, so etwa wie: ›Bei diesem wird es noch zwei bis drei Tage dauern.‹ Den Anblick des fetten, grinsenden Mannes, in der fleischigen Hand das wimmernde Gerippe, umgeben von anderen verhungernden Kindern, kann ich nimmer vergessen.‹«

Kerstin stand auf und schob den Ordner ins Regal zurück. »Mich interessiert deine Angelegenheit sehr, Lena. Versuch ein paar Fakten dazu aufzutreiben, und sobald ich etwas Konkretes in der Hand habe, fange ich zu recherchieren an.«

Sonntag, 5. November, 17 Uhr.

Sie hatten sich zur Jause verabredet, in einem Kaffeehaus gegenüber dem alten Teil des Spitals, einem der exzentrischen Lokale, die Lena liebte. Es trug immer noch den Namen »Café Oriental«, unter dem es ein halbes Jahrhundert lang als vorstädtisches Animierlokal bekanntgewesen war, und auch das Interieur war teilweise noch der verstaubte Tausend und eine Nacht-Kitsch dieser Epoche, nur war er jetzt mit schrillem Neon und modischen Kinkerlitzchen kombiniert. Nachmittags war das Lokal, das erst um 15 Uhr seine Pforten öffnete, zumeist fast leer; die Schwestern fanden sich ungestört in einer der Nischen aus maulbeerfarbenem Plüsch, in deren muffiger Dunkelheit drei Generationen lüsterner Spießer sich mit den Gesellschaftsdamen herumgedrückt hatten.

Lisa blickte an den Wänden entlang, von denen die Ahnengalerie der Hollywoodstars in fahlen Bonbonfarben herunterblickte, Humphrey Bogart, Marilyn Monroe, James Dean, Marlon Brando. Sie sagte: »Findest du das schick?«

Lena zuckte die Achseln. »Immerhin ist es das einzige Lokal mit einem airbrushbemalten Klodeckel, das ich kenne.«

Sie ließ nichts über ihr Gespräch mit Kerstin verlauten, statt dessen begann sie sich ausführlich nach der Station zu erkundigen.

Sie machte sich gewohnheitsmäßig Notizen, als Lisa bereitwillig Bericht erstattete. Die Station C 12, notierte sie, war eine operative Intensivpflegestation mit acht Betten. Die Belegschaft bestand aus einem Oberarzt und vier Assistenzärzten – promovierten Medizinern, die nach dem Anästhesiedienst an einer chirurgischen Klinik nun in ihrem dritten Ausbildungsjahr der Intensivstation zugeteilt worden waren. Ferner waren da eine Stationsschwester und ihre Vertreterin, zwanzig Schwestern und Pfleger, die in Turnussen Dienst taten, und das nichtmedizinische Personal, eine Sekretärin, mehrere Reinigungsfrauen und Hausdiener. Benötigte Fachärzte – Radiologen, Unfallchirurgen, Kardiologen und Neurologen –, gehörten nicht zur festen Belegschaft, sondern wurden bei Bedarf beigezogen.

Während Lena ihre Notizen machte, versuchte sie sich die Personen, die ihre Schwester beschrieb, bildhaft vorzustellen.

Da war der Stationsleiter Dr. Gregor Wiegand, nach Lisas Schilderung ein tüchtiger altgedienter Arzt, der anscheinend sehr dazu neigte, C 12 samt Personal und Patienten in jeder Hinsicht als seinen persönlichen Besitz zu betrachten. Sie vermerkte: »Glaubt stets zu wissen, was das Beste für die Station ist; beherrscht mit dieser Einstellung teilweise sogar das Privatleben seiner Mitarbeiter.«

Als nächster – Lena merkte sich sorgsam die Reihenfolge –, wurde ein Dr. David Tilman erwähnt, offenbar das Protektionskind des Alten.

»Warum protegiert er ihn?« unterbrach sie. »Hat er einflußreiche Eltern oder –«

»Nein.« Lisa war sichtlich verärgert, daß man ihrem Oberarzt eine so niedrige Gesinnung unterstellte. »Dr. David ist wirklich etwas Besonderes. Überdurchschnittlich intelligent. Unser Wunderkind ... es gab drei oder vier große medizintechnische Firmen, die ihn von der Universität weg mit einem Spitzengehalt engagiert hätten, aber er wollte lieber seinen Facharzt für Anästhesie machen. Deshalb ist er jetzt bei uns, und wir sehn's alle kommen, daß er Dr. Wiegand als Stationsleiter nachfolgt.«

Etwas im Tonfall des Satzes alarmierte Lenas Argwohn. »Und wie ist er menschlich?« fragte sie.

Lisa stieß einen langen seufzenden Laut aus, der Unsicherheit und Unbehagen überdecken sollte. Sie sagte vorsichtig: »Er ist auf seine Weise sehr engagiert.«

»Das soll vermutlich heißen, daß er ein Ekel ist.«

Lisa war ritterlich genug, den Kollegen vor Fremden zu verteidigen. »Er ist ... nun, er ist eben ein typischer Techniker, und er hat manchmal eine ziemlich aufbrausende Art.«

Lena vermerkte: »Gefühlsarm, reizbar, zänkisch.« Sie war etwas überrascht, als Lisa nebenbei anmerkte, daß er eine weiße Katze besaß. Sie hatte angefangen, sich Dr. David Tilman als einen Mann vorzustellen, der Katzen höchstens zum Vivisezieren erwarb. Er schien jedoch für das Tier – das Trilby genannt wurde –, ehrliche Zuneigung zu empfinden; er sorgte gut für sie, und als er für die »Medical Tribune« fotografiert worden war, hatte er mit Trilby auf den Armen für den Fotografen posiert.

Die drei übrigen Assistenzärzte der Station schienen eher farblose Gestalten zu sein: Dr. Gabriel Lukas, ein gutmütiger unauffälliger junger Mann von eher beschränkten fachlichen Fähigkeiten; eine stille Musterschülerin adeliger Abkunft – Dr. Simone Breytenbach –, und Dr. Gamal El-Sayed, dessen Wesen und Persönlichkeit für die Belegschaft von C 12 so unentzifferbar blieb wie eine ägyptische Zeitung.

Lisa, die beim Gespräch über ihre Arbeitskollegen etwas aufgetaut war, fuhr in ihrer Schilderung der Belegschaft fort. Es waren aber über dreißig Personen, die auf der Station Dienst taten, das Hauspersonal mit eingerechnet, und Lena verlor rasch die Übersicht. Sie merkte sich, unklaren Assoziationen folgend, den Namen einer Schwester Katja – die sie an die erste Lokalredakteurin erinnerte, unter der sie gedient hatte –, und eine Frau Isolde, der niemand die Putzfrau ansah, wenn sie in ihrem Mantel mit Blaufuchskragen (einem der wenigen Stücke, die sie aus dem Zusammenbruch ihres Lebens gerettet hatte) durch die Spitalshöfe eilte. Sie merkte sich eine Schwester Radana, die gebratenes Brot mit frischem Knoblauch zu essen pflegte, und schließlich eine Schwester Birgit, die ihr schon nach Lisas skizzenhafter Schilderung von Herzen unsympathisch war. Sie haßte diese molligen Weibchentypen, die beständig von hohen Idealen schwärmten, im Grunde aber nichts anderes im Sinn hatten, als sich einen Mann zu angeln. Birgit, vernahm sie, beschäftigte sich mit Spiritualität, las Bücher über das Seelenleben der Pflanzen und die Heilkraft der Kristalle und betrachtete sich als Person mit verfeinertem Seelenleben.

»Hat sie Aussicht, einen Mann zu kriegen?« fragte Lena spöttisch. »Ich meine – habt ihr heiratsfreudige Junggesellen auf der Station?«

Sie sah erstaunt, daß Lisa die Frage mit leichtem Unbehagen aufnahm. Womit, fragte sie sich schuldbewußt, war sie der empfindlichen Schwester jetzt wieder nahegetreten? Dann, langsam, begann sie zu verstehen, als Lisa aufzählte: Von den Männern war zwar nur ein einziger verheiratet, und auch der nur auf dem Papier – ein Pfleger namens Jaroslav Lischka, der seine Frau im Ostblock zurückgelassen hatte, als er unter dem Schutz eines Medizinkongresses in den Westen geflüchtet war –, aber Interesse bestand nirgends. Dr. Wiegand war verwitwet und interessierte sich jetzt ausschließlich für seinen Beruf. Dr. Tilmans Vorstellungen von zärtlicher Zweisamkeit bestanden darin, daß er sich mit Kopfhörern auf den Ohren auf dem Bett lagerte, während Trilby sich ekstatisch schnurrend auf seinem Bauch wälzte. Dr. Lukas schien alle Frauen als seine Schwestern zu betrachten – mit allen Unmöglichkeiten, die das mit sich brachte. Um die persönlichen Beziehungen der restlichen Belegschaft war es nicht besser bestellt ... und außerdem war Schwester Birgit keineswegs unbemannt, sondern mit einem Spiritualisten verlobt, der in ihrer Wohnung von ihrem Geld lebte und mit seinen Klientinnen Ekstase-Workshops abhielt, während sie im Dienst war.

Lena gab weiter keinen Kommentar ab. Sie dachte an das verstohlene Trappeln in den frühen Morgenstunden, wenn Lisa heimkam, an den bleiernen Schlaf, aus dem sie kein Gerumpel in der Wohnung weckte, an das blasse straffe Gesicht, das ständig diesen Ausdruck aggressiver Spannung trug, als sei sie unablässig vor möglichen Attacken auf der Hut ... sie hatte bislang gedacht, Lisas eigene spröde, seltsam zerbrechliche Natur sei Grund und Ursache ihrer Einsamkeit, aber nun war sie nicht mehr sicher. Die Station schien in allen Menschen, die dort arbeiteten, etwas zu verändern, so daß sie zugleich empfindsamer und verschlossener wurden.

»Also?« fragte Lisa. »Was denkst du?«

Minuten vergingen. Lisa starrte stumm auf die bronzierte Amphore mit dem Makartbouquet, die den Winkel schmückte. Das Bouquet aus schwarzen Straußenfedern, Pfauenfedern und Seidenblumen sah aus wie die Dekoration im Fenster eines vorstädtischen Leichenbestatters, und obendrein war es zerdrückt und zerknittert und staubig.

Über dem Bouquet hing, chromgelb, gallgrün und regenwurmrosa koloriert, ein Pin up-Poster. Lisas Blick wanderte irritiert und abgestoßen durch den weiten Raum des Cafe Oriental. Eine Tanzfläche dehnte sich in der Mitte. Tische standen an die Wand geschoben, auf ihnen streckten umgekehrte Stühle ihre hölzernen Beine in die Luft. Schatten hingen in den diskreten Nischen, in denen da und dort Kerzenschein flackerte. Verschmierte schwärzliche Flecken an der Wand hinter einer Bar ohne Hocker ließen erkennen, daß dort eine Reihe von Spiegeln entfernt worden war. Nur einer davon war übrig geblieben, ein geheimnisvolles Fenster, von wandernden Lichtfetzen erfüllt, grau-bräunlich verdunkelt, in der Mitte wie von einem Einschuß zerschmettert, so daß sich ein gläsernes Spinnennetz von Eck zu Eck spannte. In einem Raum jenseits der Tür brannte Licht, und die schrillen elektronischen Geräusche eines Spielsalons drangen gedämpft herüber.

Lena zeichnete arabeske Linien und Kreise auf ihren Notizblock, während sie ihre Gedanken ordnete. Schließlich fragte sie: »Denken wir's uns einfach einmal durch. Wenn also jemand diese Leute umgebracht hat ... wie hätte er/sie das bewerkstelligen können? Könnte man denn auf eurer Station so mir nichts, dir nichts jemand umbringen?«

Lisa schüttelte entschieden den Kopf. »Das ist ja eines von den Problemen, die ich bei der ganzen Sache habe. Leicht wäre es sicher nicht. Im Gegenteil. Ich kann mir nicht vorstellen, wie es überhaupt möglich sein könnte. Erstens wird jeder Patient überwacht, so daß jede Unregelmäßigkeit in den Vitalfunktionen, zum Beispiel eine plötzliche Atemnot oder Herzbeklemmung, den Alarm auslösen muß ... und zweitens wird aufgezeichnet, was das Monitorsystem anzeigt. Man kann sich dadurch eine beliebige Zeit im Verlauf eines Krankheitsfalles heraussuchen und noch einmal abspielen, zum Beispiel eine plötzliche Krise oder eine unerwartete Besserung.«

Lena blickte von ihren Zetteln auf. Rätsel faszinierten sie; sie hatte mit Begeisterung Conan Doyle gelesen und bemühte sich immer wieder, seine Gedankengänge nachzuvollziehen. Sie stellte es sich insgeheim sehr elegant vor, lässig hingegossen in einem Lehnstuhl zu ruhen und mit bloßer intellektueller Anstrengung Fälle zu lösen. Sie nahm eine dekorative Pose geistiger Anspannung ein – und ließ sie rasch wieder fallen, weil ihr helles Kleid dabei in allzu engen Kontakt mit der Tischplatte kam. Sehr sauber war das Café Oriental nämlich nicht, die Tischplatte hatte klebrige Stellen, und auf dem dunklen Parkettboden lagen Zigarettenstummel und Kaugummifolien. Quer über die goldene Schrift auf dem Milchglasfenster der Telefonzelle hatte jemand seinen Namen geritzt.

Sie sagte: »Aber wenn du recht hast, muß es irgendwie geschehen sein, und die berühmten unbekannten orientalischen Gifte können wir ja wohl außer acht lassen. Du sagst, die Geräte kontrollieren beständig ... meines Wissens gibt es kein Gerät, das man nicht manipulieren könnte. Ich meine, so wie man Sicherungen überbrückt, daß sie nicht herausspringen, oder Telefone benützbar macht, obwohl sie abgesperrt und plombiert sind.«

»Im Prinzip schon, nur ...« Lisa wiegte zweifelnd den Kopf. »Du hast recht, die Geräte sind kompliziert und störanfällig, wir haben andauernd Fehlalarme, und es würde nicht besonders auffallen, wenn eines defekt wäre.«

»So daß es nicht Alarm schlägt, obwohl es Alarm schlagen müßte?«

»Ich weiß nicht. Man müßte technisch schon außergewöhnlich versiert sein, um das unauffällig fertigzubringen, und sehr flinke Finger haben.«

Lena zuckte die Achseln. »Lassen wir's für erste. Punkt zwei: Könnte jemand von euch etwas anderes verabreichen, als verordnet ist? Wie weiß man überhaupt, wer was bekommt?«

»Das legt der diensthabende Arzt jeden Tag fest, und es wird auf dem Dekursblatt verzeichnet – welche Medikamente, welche Nährmittelzusammenstellung.«

»Wüßtest du, was jedem einzelnen Patienten an jedem einzelnen Tag verordnet worden ist?«

Lisa nickte. »In neunundneunzig von hundert Fällen, ja. Und vergiß nicht, die Kranken dürfen nie alleingelassen werden, einer von uns ist immer im Zimmer, und wenn ein Kollege hereinkommt und ein Medikament gibt, dann fragt man natürlich, schon aus fachlichem Interesse heraus, was ist das, wer hat das verordnet, warum bekommt der Patient das ... Die Patienten sind uns ja nicht fix zugeteilt, sondern sie werden uns pro Schicht zugewiesen, also muß ich über alle informiert sein, denn morgen könnte ich den Patienten bekommen, und dann muß ich wissen, was läuft.«

»Du machst es einem nicht leicht«, sagte Lena. »Aber gehen wir weiter ... diese Medikamente und Infusionen – woher kommen sie, wer bereitet sie zu? Entschuldige, wenn ich sehr laienhafte Fragen stelle, aber –«

Lisa bemühte sich eifrig, Verständnis zu zeigen. »Natürlich, klar ... Also: Die Medikamente werden von pharmazeutischen Firmen geliefert – in folienverpackten Kartons, die mit dem Namen des Medikaments beschriftet sind. Medikamente, die in Infusionen verabreicht werden, sind in Ampullen abgefüllt. Wenn sie gebraucht werden, öffnet man die Ampulle mit einer kleinen Spezialfeile und zieht mit einer Injektionsnadel den Inhalt heraus. Verabreicht wird das Medikament in wäßriger Lösung über eine Infusionsflasche und die entsprechende Kanüle. Dazu sticht man die Injektionsnadel durch den Gummipfropfen der Flasche und drückt den Inhalt hinein. Das Ganze hängt man ans Gestell und stellt den Bypass ein –«

»Den was?«

»Die Tropfgeschwindigkeit. Die Infusion kann, je nachdem, was der Patient braucht, schneller oder langsamer abfließen.«

»Verstanden. Und was ist mit Speisen und Getränken? Was mich auf die Frage bringt: Wie ernährt man einen Bewußtlosen eigentlich?«

»Mit einer Magensonde – einem Schlauch, der durchs Nasenloch in den Magen geführt wird. Die Patienten bekommen eine fabriksfertige Spezialnahrung, einen speziell angereicherten Brei –«

»Klingt verlockend«, warf Lena ein. »Schmeckt wahrscheinlich wahlweise nach Vanille oder Erbswurstsuppe, hm?«

Lisa zuckte die Achseln. »Ich hab noch nie davon gekostet. Jedenfalls werden die Nährmittelinfusionen für jeden Patienten nach ärztlicher Vorschrift gemischt –«

»Da könnte man also etwas hineinmischen, das nicht hineingehört?«

»Denkbar wäre es schon.«

»Und es würde über die Magensonde in den Magen gelangen und genauso wirken wie jedes andere verschluckte Gift, nicht wahr?«

»Ja schon ... nur, Gift bewirkt etwas im Organismus; ich meine, der Patient würde krampfen und zittern und alle möglichen alarmierenden Symptome zeigen; die Überwachung würde Alarm schlagen, und wir würden alle zusammenrennen und Gegenmaßnahmen ergreifen ... aber die Leute, von denen die Rede ist, sind alle ruhig gestorben, ohne daß sich irgend etwas Auffälliges ereignet hätte. Ihre Werte wurden immer schlechter, bis das Herz versagte ... sie fielen sozusagen in sich zusammen und starben.«

Lena kritzelte ein Blatt ums andere in einem kuriosen Privatstenogramm voll, das sie oft selbst nicht mehr lesen konnte – allerdings auch nie las; sie warf ihre Notizen weg, wie sie sie verfaßt hatte, und holte die Informationen aus dem Gedächtnis.

»Sind sie eigentlich obduziert worden?«

Lisa nickte. »Alle im Spital Verstorbenen werden routinemäßig obduziert.«

»Wozu?«

»Nun – um die Todesursache restlos aufzuklären, wenn sie nicht hundertprozentig feststeht, und auch aus allgemeinem wissenschaftlichem Interesse.«

»Wer führt die Obduktion durch?«

»Das Pathologische Institut des Krankenhauses.«

»Könntest du die Obduktionsprotokolle in die Hand bekommen?«

»Nein. Die werden auf der Pathologie aufbewahrt ... ich nehme an, ein Arzt könnte sie einsehen oder kopieren lassen, aber ich habe da keine Chance. Und wozu auch?«

»Ganz einfach. Wenn etwas nicht in Ordnung war, müßte es eigentlich aus dem Obduktionsprotokoll zu entnehmen sein.«

»Dann hätte die Patho doch längst Feuer geschrien.«

Lena rieb sich mit der flachen Hand über Mund und Kinn. »Warum? Du hast selbst gesagt, die machen die Obduktion routinemäßig. Wieviele Patienten sterben eigentlich in einem Krankenhaus von dieser Größe? Wahrscheinlich genug, um die Pathologen auf Trab zu halten. Wenn ich der Prosektor wäre, und ich hätte nach einem arbeitsreichen Tag eine Leiche vor mir liegen, die von der Intensivstation kommt und aussieht wie eine überfahrene Katze, dann suche ich nicht lang nach einer ausgefallenen Todesursache. Dann sehe ich nach, ob der Kopf nicht zwischen den Knien liegt, und schreibe ›alles in Ordnung‹ hinein.«

»Du vielleicht«, widersprach Lisa scharf. »Aber die Leute haben ihre Vorschriften, die nehmen sich routinemäßig den ganzen Körper vor, aufmachen, anschauen, alle Organe herausnehmen und jedes einzeln sezieren, Schädeldach absägen, Gehirn sezieren ... da bleibt kein Scheibchen unbeschaut.«

»Okay, sie sind also genau. Aber ich wette, es wäre trotzdem etwas Neues zu entdecken, wenn ein Gerichtsmediziner das Protokoll zu sehen bekäme, der hätte doch –«

Lisa unterbrach etwas gereizt. »Erstens kriegen wir die Protokolle nicht in die Hand, und zweitens jagen sie dich auf der Gerichtsmedizin mit Fußtritten –«

»Mich nicht«, sagte Lena und lächelte süß. »Aber gut, du hast recht, ohne Protokoll spielt sich nichts ab. Kannst du eigentlich keinem von den Ärzten trauen?«

Lisa überlegte. Schließlich sagte sie etwas widerstrebend: »Eigentlich nicht.«

»Warum nicht? Sind sie sämtlich so unsympathisch oder so wenig vertrauenswürdig oder –«

»Nein nein.« Lisa schien sich schuldbewußt zu fühlen, daß sie Anlaß gegeben hatte, dergleichen auch nur in Erwägung zu ziehen. »Sie sind alle in Ordnung, nur ... das ist schwer zu erklären. Es ist mehr menschlich.«

Lena starrte die Papierblätter an, die mit ihrer spitzzackigen Schrift wie mit Runen bedeckt waren. Schließlich sagte sie: »Du hast jemand bestimmten im Verdacht, nicht wahr?« Und als Lisa sie erstaunt und betroffen ansah, setzte sie hinzu: »Meine Güte, frag mich nicht wieder, woher ich das weiß – man sieht's dir doch an der Nasenspitze an.«

Lisa resignierte. Sie sagte leise: »Ich dachte an Beranek. Daß er etwas damit zu tun hätte.«

Lena versuchte die nötigen Assoziationen zu dem Namen zu knüpfen, und zuletzt fiel ihr ein, daß Lisa einmal einen Kollegen dieses Namens erwähnt hatte – einen ziemlich schrägen Typ, wenn sie sich recht erinnerte. »Warum gerade er?«

Eine Weile herrschte Schweigen. Lena hörte den Ventilator an der Decke summen, der in dem fensterlosen Lokal für Atemluft sorgte. Dann sagte Lisa: »Es war das Buch.«

»Welches Buch?«

Lisa sagte leise: »Er zeigte es mir. Er sammelte alles mögliche Material über den Tod ... abstruse Todesfälle, Morde, Katastrophen... Das klebte er alles in einen Ordner. Es war scheußlich – wie diese Zeichnung, vor der wir Angst hatten.«

Lena brauchte nicht zu fragen, welche Zeichnung; es war eines der Kindheitserlebnisse, die sie nie wieder losgeworden war. Sie erinnerte sich in aller Deutlichkeit an Besuche bei einem entfernten Verwandten, eine der vielen Pflichtübungen, die sie – wie alle Kinder –, in mürrischer Ergebenheit absolviert hatten; an eine prachtvolle Altbauwohnung, die ihnen so geheimnisvoll und erschreckend wie ein Spukschloß erschienen war. Besonders der Flur hatte sie in Angst versetzt, nicht nur wegen der Dunkelheit zwischen seinen beklemmend hohen ledertapezierten Wänden, sondern wegen eines Bildes, das dort hing.

Es war eine kleine gerahmte Reproduktion von Alfred Kubins Radierung »Vielarmiges Tier«, und es hatte Lena gelehrt, was böse ist. Der Grafiker hatte Stich für Stich die ganze Bosheit seines Herzens in die Platte graviert, und aus der Zeichnung atmete diese Bosheit zurück, ein Grauen aushauchend, das nicht aus dem bloß absonderlichen Sujet kam. Für Lena war es eine Erinnerung an Angst, Beklemmung, das unmittelbare Gefühl, etwas überwältigend Bösem gegenüberzustehen. Sie hatte nach jedem dieser Besuche an Alpträumen und Angstzuständen gelitten, die davon nicht besser wurden, daß ihre Eltern sie abwechselnd bespöttelten und bestraften. Es war eine böse Erinnerung, und sie lenkte rasch ab, indem sie fragte: »Und warum tut er das?«

Lisa zog die schmalen Schultern hoch. Ihr Stimme klang dick, als sie sagte: »Ich glaube, er ist irgendwie pervers. Ich habe das im Gefühl. Außerdem sind es immer solche Männer, die sich in mich verlieben.«

Peinliches Schweigen folgte dieser persönlichen Mitteilung. Schließlich brach Lena, die wortgewandtere, den bösen Zauber, indem sie bemerkte: »Was spricht sonst noch dafür, daß er es war?«

»Eigentlich nichts«, mußte Lisa zugeben. »Es ist sogar ... siehst du, in der Nacht, als Paul Gramm starb, war er gar nicht mehr auf der Station.«

»Aber gefühlsmäßig nimmst du an, wenn es einer war, dann er.«

Lisa sah sie unglücklich an. »Wahrscheinlich ist es unfair, so zu denken, aber ...«

»Vergiß, was unfair ist und was nicht. Jetzt interessiert mich die Sache schon, und ich mache weiter. Ich möchte mir deinen Freund Beranek aus der Nähe ansehen ... nur mußt du mir einen Grund dafür liefern.«

»Grund?« echote Lisa begriffstutzig.

»Ja, natürlich. Züchtet er vielleicht rosa Kanarienvögel? Spielt er auf dem Kopf stehend Blechflöte? Tut er sonst irgend etwas höchst Außergewöhnliches? Verstehst du nicht? Ich brauche einen Interviewgrund, um ihn zu kontaktieren, ich kann ja nicht gut hingehen und sagen: ›Ach hallo, Herr Beranek, können wir uns vielleicht einmal über ein paar mysteriöse Todesfälle unterhalten?‹ So könnte ich ihn mir jedenfalls einmal ansehen und –«

»Ich hab schon begriffen. Wozu könntest du ihn interviewen, hmm ... aber ja, natürlich! Er war einmal tot.«

Lena zog die Brauen über der Nasenwurzel zusammen. »Was war er?«

»Oh – klinisch tot, meine ich natürlich. Er –«

»Also was jetzt, tot oder tot?«

Lisa bemühte sich, zu erklären. »Sein Herz stand still. Das nennt man ›klinisch tot‹, weil es im normalen Klinikalltag für die Feststellung des Todes genügt, daß das Herz zu schlagen aufgehört hat – normalerweise beginnen ja bereits drei bis fünf Minuten nach dem Herztod die ersten Gehirnzellen abzusterben, und nach etwa zwanzig Minuten ist das gesamte Hirnzellgewebe abgestorben und damit auch der Hirntod eingetreten. Klar?«

»Halbwegs. Aber Beranek ist jetzt ja offenbar am Leben.«

»Laß mich von Anfang an erzählen ... er wäre bei einer dummen Mutprobe um ein Haar tödlich verunglückt. Er war damals siebzehn. Sie waren im eiskalten Wasser einer Kraftwerksanlage schwimmen gegangen, fünf junge Burschen, einer leichtsinniger als der andere – sie schwammen über die Absperrungen hinaus, und Lutz geriet in den Wasserfall eines Überlaufs. Er wurde von dem Schwall tief unter Wasser gedrückt und kam nicht mehr hoch. Erst eine Viertelstunde später gelang es seinen Freunden, ihn an Land zu ziehen, da war er blau und kalt, und sein Herz hatte aufgehört zu schlagen. Wenigstens verstanden sie sich so weit auf Erste Hilfe, daß sie seinen Mund von Schlamm säuberten und mit Wiederbelebungsversuchen begannen. Das Unglück war inzwischen bemerkt worden, der Betriebsarzt des Kraftwerks kam, sah ihn an, sagte, er sei tot und weitere Reanimationsversuche sinnlos. Inzwischen hatten jedoch andere Augenzeugen das Spital der nächstgelegenen Kleinstadt alarmiert, das einen Rettungswagen schickte. Die Sanitäter setzten die Wiederbelebungsversuche fort, und im Spital kam er sofort auf die interne Abteilung, wo man es weiter versuchte, obwohl die Aussichten inzwischen schon sehr schlecht waren. Sein Herz konnte so weit stimuliert werden, daß es wieder zu schlagen anfing – es setzte allerdings bald wieder aus. Einer der Internisten meinte, es sei wirklich sinnlos, die Zeit sei schon zu lang und das Gehirn mit Sicherheit bereits geschädigt, der zweite Arzt riskierte es trotzdem und machte weiter – das Herz fing tatsächlich wieder an, aber es war noch tagelang unsicher, ob er durchkommen würde. Nun, wie du siehst, er ist durchgekommen.«

Lena hatte das Kinn auf beide Fäuste gestützt, ihre Brauen formten ein breitflügeliges »V«. »Du hast zuerst gesagt, drei bis fünf Minuten nach dem Herztod beginne das Gehirn abzusterben – aber Beranek war eine Viertelstunde unter Wasser, bevor er herausgefischt wurde, dazu die Zeit für die Wiederbelebungsversuche am Kai, plus die Fahrt ins Krankenhaus, plus vergebliche Versuche dort ... alles zusammen mindestens eineinhalb Stunden, wahrscheinlich länger. Wieso war sein Gehirn nicht tot?«

»Das kann ich dir schon erklären. Siehst du – das Gehirn wird durch den Blutstrom mit Sauerstoff versorgt. Hört das Herz zu schlagen auf, fließt das Blut nicht mehr, also kommt auch kein Sauerstoff, und das Gehirn erstickt. Nun braucht es aber nicht immer gleich viel Sauerstoff. Je kühler es beispielsweise ist, desto weniger braucht es. Also ist es nicht so schlimm, wenn es weniger bekommt. Das Wasser, in dem die Burschen schwammen, war sehr kalt; als er ohnmächtig in dem eisigen Wasserschwall trieb, kühlte sein Körper sehr stark ab, also konnte das Gehirn länger ohne Sauerstoff durchhalten. Er kam fast ohne Schäden davon – mit der einen Ausnahme, daß seine Hände eine Art Tic zurückbehielten, manchmal unkoordinierte hüpfende oder zuckende Bewegungen machten ... er sagte, das sei ein sehr billiger Preis für ein ganzes Leben, auch wenn er sich manchmal vorkäme wie ein galvanisierter Frosch. Er gebrauchte oft so verschrobene Ausdrücke.«

Lena notierte, daß ihre Schwester von dem Mann in der Vergangenheit sprach. Sie fragte sich, ob jeder, der aus der Station abging, auf Nimmerwiedersehen aus Lisas Leben herausfiel, ob die Leute alle im unergründlichen Nichts verschwanden wie einer, der durch die Türe einer Raumstation hinaustritt.

Sie fragte sich auch, wo in diesem unheimlichen Universum Lisa eigentlich sie – Lena – angesiedelt hatte.

Montag, 6. November, 14 Uhr.

Lena Offenbach stand in der Damentoilette des »Café Lazarett« vor einem raumhohen Spiegel, dessen geschnitzter Mahagonirahmen mit dem schon reichlich blinden Glas kontrastierte, und betrachtete sich vom schwarz gefärbten Scheitel bis zu den in Schnürstiefelchen steckenden Zehen. Der Tag war kalt, und sie hatte sich vor allem nach Bequemlichkeit angezogen, aber nicht vergessen, ihrer vorwiegend grau gekleideten Erscheinung ein paar muntere Glanzlichter aufzusetzen wie den violetten Glasbrillanten an der Halskette und den breiten Stretchgürtel, der ihre Taille stramm und straff umfaßte und vorne ein großes rundes Gürtelschloß trug, das wie der Deckel einer Bonbonniere aussah. Sie hatte sich sorgfältiger als gewöhnlich zurechtgemacht: Wenn sie geschäftlich Wichtiges vorhatte, wollte sie gut aussehen, und die Besprechung an diesem Nachmittag war wichtig.

Sie hatte sich mit Lutz Beranek im Café Lazarett verabredet, um den Mann näher kennenzulernen, den ihre Schwester als dreifachen Mörder verdächtigte.

Das große Café war halbdunkel an dem trüben Nachmittag, durch dessen eintöniges Grau zeitweilig Schneeschauer rieselten. Die nebelverhangenen Fenster verwandelten die Außenwelt in vage bedrohliche impressionistische Skizzen, wie ein Turner sie gemalt hatte. Verschwommenes bernsteinfarbenes Licht einzelner Lampen glomm in den stuckverzierten Wölbungen der Decke.

Lena schritt langsam durch ein Meer von kleinen Tischen und Stühlen aus dunklem Holz und genoß das Gefühl ihrer immer noch jugendlichen Figur, die sich in der sanften Festigkeit des Stretchgürtels und der knöchelhoch geschnürten Stiefelchen angenehm sicher bewegte. Sie hatte spät dazu gefunden, sich an ihrer eigenen Form und Gestalt zu freuen, und jetzt war sie glücklich, daß ihr diese Form so lange erhalten geblieben war.

Das Kaffeehaus erfüllte eine intime, von der Welt abgeschlossene Atmosphäre wie im Salon eines Luxusliners auf offener See. Um diese Stunde war das Lokal schwach besucht. Man sah hier viele weiße Mäntel, und immer wieder trug der Ober das drahtlose Telefon zu einem der Tische.

Lena suchte sich einen Platz in einem strategisch günstigen Winkel und wartete, während sie tat, als läse sie in einer Illustrierten. Sie sah die Buchstaben vor ihren Augen nicht. Ihre Gedanken waren bei Ludwig Beranek. Er hatte auf Anhieb zugesagt, als sie ihn um einen Interviewtermin gebeten hatte: »Ich arbeite derzeit an einem Bericht über rätselhafte Ereignisse, und meine Schwester gab mir den Tip ...«

Dann schwang die Tür auf, und ein dunkel gekleideter junger Mann trat ein. Wie angekündigt, trug er als Erkennungszeichen etwas Oranges in der Hand: Eine einzelne Türkenbundlilie. Lena machte sich in Gedanken stichwortartig Notizen. Mittelgroß. Hager. Weißer Angorapulli unter einem schwarzen Jackett. Goldenes Namenskettchen am Handgelenk. Aus der Entfernung wirkte sein Gesicht wie ein Totenschädel, die umschatteten Augenhöhlen, die zu einem Begrüßungslächeln entblößten Zähne. Sein glattes schwarzes Haar lag eng am Schädel an. Schwärzlicher Bartschatten auf erschreckend hohlen Wangen. Seine Augen waren seltsam: Groß, länglich und auffallend schräg gestellt, waren sie von einer traubengrünen Farbe wie Katzenaugen.

Einen Moment war sie überrascht, wie zielsicher er auf sie zusteuerte, dann wurde ihr klar, daß er ihrem Gesicht die Ähnlichkeit mit Lisa angesehen hatte. Sie lächelte ihn an, mit dem Gefühl, daß sie dabei wie immer zuviel Zähne zeigte.

Er nahm die Türkenbundlilie und stellte sie sorgfältig in Lenas leere Mineralwasserflasche.

Montag, 6. November, 16 Uhr.

Zwei Stunden später fand Lena, daß sie einen sehr anregenden Gesprächspartner gefunden hatte.

Lutz Beranek hatte sie in jeder Hinsicht überrascht. Er war zweifellos ein exzentrischer Charakter, aber er war auch bemerkenswert intelligent und wortgewandt. Es tat ihr leid, daß das Interview nichts weiter als ein Vorwand war – es wäre ein gutes Interview geworden. Er sprach in flüssigen Wendungen davon, wie sein Beinahe-Tod und dessen innere und äußere Begleitumstände ihn geprägt hatten, so daß er in seinem späteren Leben dem Rätsel »Tod« immer wieder nahezukommen versucht hatte. Sie war beeindruckt, wie präzise er seine Gedanken und Gefühle beschrieb: »Ich wurde von dem Wasserschwall in blinder Finsternis und eisiger Kälte kopfüber, kopfunter gedreht, ich verlor jegliche Orientierung und dann auch jegliches Bewußtsein für meine Situation. Ich hatte innere Erlebnisse, wie ich sie einmal als Kind unter Äthernarkose gehabt hatte: Statt im Wasser, glaubte ich in einer gotischen Kathedrale zu sein, in der ein ungeheurer Sturm rauschte. Ich ahnte endlos hoch im Dunkel über mir die Spitzbögen des Gewölbes und hörte meine Schritte auf dem Steinboden, und dann sah ich, daß ich mein Herz vor mir her in den Händen trug. Es war anzusehen wie die leuchtenden roten gläsernen Herzen in katholischen Kirchen, und es pulsierte rasch und unruhig wie ein Warnlicht. Ich fürchtete, der Orkan könnte es auslöschen, und wölbte die Hände darum ...«

Sie hörte mit steigendem Interesse zu, wie er davon sprach, daß er sich nach diesem Unfall der materialistischen Anschauung vom Tod als einem absoluten Ende nicht mehr anschließen hatte können. Ihm erscheine der Tod als ein Durchgangsreich, fast wie ein konkreter Ort, den man auf der Reise zu noch weiteren Orten passiere; er sei seither überzeugt, daß es kein Ende der menschlichen Existenz gebe – er sei sich damals einer vom Körper unabhängigen Existenz, einer Seele (obwohl er sie anfangs nicht so bezeichnete) bewußt geworden.

Er sagte: »Ich hatte mir früher nichts Rechtes darunter vorstellen können, daß der Mensch irgendwo in seinem Körper ›eine Seele habe‹ und daher angenommen, es sei eine bloße Fiktion ... damals wurde mir klar: Ich *bin* eine Seele und *habe* einen Körper. Und zugleich verstand ich, daß die Bewegungen dieser Seele das waren, was wirklich zählte.«

Lena stellte erfreut fest, daß das Gespräch ganz von selbst auf das richtige Thema kam, als Beranek davon erzählte, wie er seine Rettung empfunden hatte: Er hatte intensiv das Empfinden gehabt, es sei noch nicht Zeit zu sterben, seine Seele sei noch so fest mit seinem Körper verwoben, daß der kurze Ausfall körperlicher Funktionen sie nicht habe trennen können. Deshalb sei er schließlich erfolgreich reanimiert worden, obwohl der erste Arzt seinerzeit nichts weiter unternehmen wollte, mit der Begründung, er sei schon zu lange klinisch tot, um noch Erfolg zu erwarten, man sollte ihn ins Badezimmer schieben und auf weitere Bemühungen verzichten.

»Nehmen Sie es ihm übel?« fragte sie. »Ich meine – haben Sie das Gefühl, er hätte so etwas wie einen Mordversuch an Ihnen begangen?« Einen Moment zögerte sie wie eine Schwimmerin, die erst die Zehen ins kalte Wasser steckt, dann stürzte sie sich hinein. »Sehen Sie ihn als ... nun, sagen wir, als Ihren Todesengel?«

Sie beobachtete scharf sein Gesicht, aber nichts an der Frage beunruhigte die knöchernen Züge; nichts störte die traubengrünen Augen aus ihrer fast felinen Gleichmut. Das Wort bedeutete ihm anscheinend nichts. »Schwer zu sagen«, antwortete er. »Für mich, müssen Sie verstehen, ist es ja eine hypothetische Frage; ich wurde erfolgreich wiederbelebt, und ich lebe nun schon zwölf Jahre bei guter Gesundheit ... ich kann mir aber vorstellen, daß ich aufgebracht wäre, ginge es um einen Verwandten oder Freund von mir.«

Sie ließ den Schreibstift übers Papier gleiten, ohne eine Linie zu ziehen. »Da würden Sie die Handlungsweise dieses Arztes als Unrecht betrachten?«

»Sagen wir etwas vorsichtiger: als Fehler. Zu früh aufgeben ist in meinen Augen ein Fehler.«

»Gut. Aber angenommen, Ihr Freund oder Verwandter wird, wie Sie, dann doch noch reanimiert, trägt aber einen schweren Hirnschaden davon. Wie würden Sie dann reagieren? Würden Sie dem Arzt rechtgeben, der das Risiko richtig eingeschätzt hat und ihn sterben lassen wollte, oder dem, der ihn trotz allem wiederbelebt hat?«

Er schüttelte den Kopf und kreuzte mit einer entschiedenen Geste die flachen Hände vor der Brust. »Ich gebe ungern prinzipielle Antworten«, erwiderte er. »Sie erinnern mich immer an die Schlange im Paradies: ›Ihr werdet wissen, was gut und böse ist.‹ Sehen Sie, es kommt meiner Meinung nach viel weniger darauf an, was man tut, als warum und aus welcher Gesinnung heraus man es tut. Die Fragen, die Sie mir stellen – das ist jetzt ein bißchen, als fragten Sie mich: ›Finden Sie es vertretbar, im dreißigsten Stockwerk eines Wolkenkratzers aus dem Fenster zu springen?‹ Ja und nein. Ich hielte es für eine große Gottlosigkeit, wenn jemand aus diesem Fenster springt, weil sein neuer Wagen einen Kratzer abbekommen hat. Ich hielte es für eine vernünftige Handlung, wenn jemand bei einem Hochhausbrand aus diesem Fenster springt; ich glaube nicht, daß uns irgendeine Ethik zwingt, lebendigen Leibes zu verbrennen. Sehen Sie, worauf ich hinauswill?«

»In etwa, ja.« Sie registrierte immer deutlicher, daß durch seine Äußerungen so etwas wie ein religiöser Standpunkt durchzuschimmern begann. Offenbar versuchte er das Terrain zu sondieren, wie weit er diesen Standpunkt ins Gespräch bringen durfte. Lena hatte mehr Interesse an religiösen Fragen, als ihre exzentrische Erscheinung erwarten ließ, aber im Augenblick wollte sie sich nicht vom Thema wegziehen lassen. Es war ihr leichter als erwartet gelungen, ihn in eine Diskussion zu verwickeln, nun wollte sie den Vorteil ausnutzen, um bei erster Gelegenheit Näheres über C 12 zu erfahren. Sie sagte rasch: »Trotzdem – wenn man, wie in unserem konstruierten Fall, von vornherein abschätzen kann, daß Leben nur noch Leiden bedeuten wird, würde es dann zur ärztlichen Fürsorge nicht auch gehören, daß man die Leiden eines Todgeweihten verkürzt?«

Er unterbrach scharf: »Und die anderen Leiden?«

»Wie bitte?«

»Können nur die Leiden eines Kranken unerträglich sein? Nicht auch die eines Menschen, der einen anderen Schicksalsschlag erlitten hat? Geben Sie mir einmal die Zeitung her ... von heute, von gestern, gleichgültig. Da.« Er schlug das großformatige Blatt auf und begann wie aufs Geratewohl Überschriften zu lesen.»Da ... das Höchstgericht bestätigte das Urteil ›lebenslange Haft‹ gegen einen Mann, der immer beschworen hatte, unschuldig verurteilt worden zu sein. – Da: Betrunkener Autorowdy überfuhr Kind vor den Augen des Vaters ... Da: Erdbebenopfer stehen verstört vor den Trümmerhaufen, die die Leichen ihrer Angehörigen bedecken ... Ist das kein Leid? Warum macht eigentlich kein Philanthrop den Vorschlag, diesen vielleicht unschuldig Verurteilten, diesen verzweifelten Vater, diese Erdbebenopfer von ihren Leiden zu erlösen, indem man ihnen einen Becher Zyanidlimonade in die Hand drückt?«

Lena starrte ihn an.

»Ja!« rief er und nahm dabei eine so theatralische Pose ein, daß sie nicht mehr recht wußte, ob er es ernst meinte oder einer üblen Art schwarzen Humors seinen Lauf ließ. »Warum denn nicht? Oder umgekehrt – warum gerade bei Kranken?«

Sie fühlte sich so verwirrt, daß sie sich nur mit Mühe zwang, ihre Rolle weiterzuspielen und seine Einstellung zu sondieren. »Aber manche wollen von sich aus sterben, oder nicht?«

Er nickte. »In dieser Stadt nehmen sich jeden Tag Menschen das Leben, Junge und Alte, Gesunde und Kranke, große Hoffnungen und ausgebrannte Fälle ... manche tun es, weil ihr Auto einen Blechschaden hatte. Manche sind so restlos am Ende, daß man sich fragt, wie sie es überhaupt so lange schaffen konnten. Das Kriterium ist nicht die Krankheit. Das Kriterium ist der ganze Mensch. Kranke sind keine Sonderspezies Mensch, für die Sondergesetze gelten. Warum soll ich den Todeswunsch eines Kranken anders betrachten als den eines Gesunden?«

»Ich meinte nur – man kann es nachvollziehen, wenn sie Schluß machen wollen.«

Er gab ein trockenes Geräusch von sich, das vermutlich ein Auflachen sein sollte. »Ich kann es auch durchaus nachvollziehen, wenn jemand Schluß machen will, der eben Frau und Kinder sterben gesehen hat, oder der weiß, daß er den Rest seines Lebens im Gefängnis verbringen wird. Sie nicht? Trotzdem würde ich weder dem einen noch dem anderen eine Pistole besorgen oder ihm die Schlinge knüpfen; ich würde sagen: ›Wenn dich nichts mehr von deinem Entschluß abbringen kann, dann tu's, aber nimm es auf deine eigene Kappe und nicht auf meine.‹«

Plötzlich sah er sie mit einem sonderbar schrägen Blick von der Seite an. »Sie scheinen sich sehr für diese Fragen zu interessieren.«

Sie bejahte mit einer unbestimmten Bewegung.

Er sagte: »Ich würde Ihnen gerne etwas zeigen ... allerdings müßten Sie mit mir mitkommen.« Als er ihr abwehrendes Zurückweichen sah, fügte er rasch hinzu: »Ich bin sozusagen ein alter Freund von Lisa.«

»Das heißt noch lange nicht, daß Sie auch mein Freund sind.«

»Doch«, sagte Lutz Beranek. »Das heißt es.«

Montag, 6. November, 17 Uhr.

Er hatte nichts darüber gesagt, wo er mit ihr hinwollte, und ihre Frage abgewiesen: »Sie werden schon sehen.« Dann, als er merkte, wie sehr ihr diese Antwort mißfiel, hatte er verlockend hinzugefügt: »Ich will Ihnen etwas zeigen, was sonst nicht viele Leute zu sehen bekommen – auch Journalisten nicht.«

Das hatte den Ausschlag gegeben – obwohl sie den Eindruck hatte, daß Lutz Beranek durchaus fähig war, sie in ein häßliches Abenteuer zu lotsen.

Die Umgebung, durch die er sie führte – das Gassengewinkel zwischen Spital und Schnellbahn –, war voll kleiner gelblich erleuchteter Bars, Sexshops und mit Brettern vernagelter Auslagen. Männer saßen allein, zu zweit oder zu dritt auf den Treppen der Schnellbahnstation, kauerten in Hauseingängen oder lehnten fröstelnd an den Ziegelmauern. Ihre Augen musterten mit wäßrig stumpfem Ausdruck die wenigen Vorübergehenden. Der Tag ging zu Ende, aber die Nacht hatte noch nicht begonnen. In der zwielichterhellten Stunde kroch unbestimmbares, farbloses Gelichter aus seinen Verstecken. Einmal wichen sie eilig in eine Nebengasse aus, als eine Schar bedrohlich aussehender Herumtreiber, jeder die Hände auf den Schultern des Vordermannes wie Breughels Blindenzug, schreiend und singend die Hauptstraße entlangwankte. Es war eine widerwärtige Gegend, ein Niemandsland, in dem Lena sich ständig beobachtet wußte, obwohl nirgends ein Beobachter in den Fenstern zu sehen war. Alles war heimlich hier, alles spielte sich am äußersten Rand des Blickfeldes ab. Gelegentlich löschten unsichtbare Hände verstohlen und unvermittelt das Licht hinter einem Fenster und zogen den Vorhang herunter, und schmutzigbleiche, vom Alkohol zernagte Gesichter verschwanden hinter Straßenecken und Türspalten, wenn die Schritte von Fremden sich näherten.

Lena hatte nicht vorgehabt, etwas von sich zu erzählen, aber Beranek war ein Mann, mit dem man nur ernsthaft oder gar nicht reden konnte. Sie sagte: »Als Sie Ihre Geschichte erzählten, mußte ich an etwas denken, das mich sehr nachhaltig beeindruckt hat. Es ging um einen Mann, der seine Frau getötet hatte.«

Beranek hörte sehr aufmerksam zu, ohne mit einer Frage oder Bemerkung zu unterbrechen.

»Der Gerichtsmediziner sagte damals, diese Frau hätte vermutlich nicht einmal mehr registriert, daß sie erstochen wurde. Stellen Sie sich das vor: Nicht mehr registriert, daß ein langes scharfes Küchenmesser mehrmals in ihren Körper gestoßen wurde! Ich hatte den ganzen Prozeß hindurch das Gefühl, daß hier nicht von einem ermordeten Menschen die Rede war, sondern von einem – ich weiß nicht.«

»Sie waren als Gerichtsberichterstatterin dort?«

»Nein.« Sie wußte selbst nicht, warum, aber die Antwort, die sie ihm geben mußte, stimmte sie verlegen. »Ich war Geschworene.« Mit jäh aufflammender Aggression setzte sie hinzu: »Mord hin oder her, ich hätte es nie fertiggebracht, diesen kleinen zittrigen Alten ins Gefängnis zu schicken. Hätten Sie es vielleicht getan?«

»Nein«, sagte Beranek. »Aber ziehen Sie daraus nicht unmittelbar den Schluß, daß ich seine Tat gutheiße. Bei mir sind das nämlich ganz verschiedene Dinge, was ich von einer bestimmten Handlungsweise halte, und was ich von Gefängnisstrafen halte. Es gibt eine Menge Taten, die ich zutiefst ablehne, ohne daß ich deswegen jemand hinter Gittern sehen möchte.«

Er ergriff ihren Arm und dirigierte sie in eine Straße, die zu einem der vielen Tore des Zentralkrankenhauses führte. Offenbar befand sich, was er ihr zeigen wollte, im Spital. Sie mußte ein leises Unbehagen unterdrücken.

So alt wie der alte Teil des Zentralkrankenhauses war auch seine Umgebung: Die Häuser am Straßenrand waren abwechselnd schwarz und braun, häßlich verzierte Gebäude mit tiefen

Erkerfenstern und da und dort einer windzerfressenen Sandsteinfratze über dem Eingangstor. Einmal war es ein Roßkopf mit fausttiefen Augenhöhlen, der aus einem reich geschmückten Oval herunterstarrte, ein anderes Mal eine menschliche Maske, dann ein Katzenkopf und einmal ein Totenschädel, der die leere Straße angrinste. Fast alle Rolladen dieses trübseligen Straßenzuges waren geschlossen, die Auslagen – und viele Fenster an den Häusern –, dunkel und staubig.

Lena sagte mit einer plötzlichen Offenheit, die sie selbst überraschte: »Wahrscheinlich hat mich der Fall damals so beeindruckt, weil ich eine hoffnungslos Kranke in meiner unmittelbaren Umgebung hatte. Meine Tante – meine Wahltante, müßte ich sagen –, lag im Pflegeheim. Und seit damals bin ich überzeugt, es gibt Lebenssituationen, in denen ein Mensch das Recht hat, zu sagen: ›Ich will nicht mehr‹ und sich das Leben zu nehmen.«

»Hat er – oder sie – es sich denn selbst gegeben?« fragte der Pfleger zurück.

»Ich kann Ihre metaphysischen Fragen nicht beantworten, das muß ich zugeben. Ich erinnere mich nur an eine alte Frau, die aus tiefster Überzeugung nicht mehr leben wollte. Und ich muß ihr recht geben. Ich hätte dort auch nicht leben wollen. Ich habe ihr kein Gift gegeben, obwohl sie darum gebeten hat, aber ich würde niemand verurteilen, der es getan hätte. Ich würde es sogar für ein großes Unrecht halten, wenn jemand, der sie ... der in einem solchen Fall Hilfe geleistet hat ... nun vor Gericht gestellt würde wie irgendein mieses Schwein, das einer alten Frau den Schädel einschlägt, um an ihr Goldarmband zu kommen. Es ist einfach nicht dasselbe.«

»Ich verstehe Ihre Argumentation«, sagte Lutz Beranek. »Aber nun sehen wir uns das einmal aus einem anderen Blickwinkel an. Ihre Frau Hofrat ist alt und krank und verwirrt und redet oft davon, daß sie sterben wollte, aber nehmen wir einmal an, sie meint – wie's viele jammernde Menschen tun –, damit nur, daß sie besser leben wollte, als es ihr jetzt möglich ist. Außerdem ...« Er legte Lena seine knochige Hand auf den Arm. »Entschuldigen Sie den persönlichen Bezug, ich spreche rein theoretisch. Also – außerdem hat sie vielleicht eine große Wohnung und ein paar schöne Möbel zu hinterlassen, vielleicht noch etwas Geld, und nun wollen wir annehmen, Sie und Lisa wären weniger respektabel, als Sie sind ... und plötzlich ist die alte Frau Hofrat tot. Und Lena oder Lisa sagt: ›Ach wissen Sie, es war einfach nicht mehr zum Ansehen, wie sie litt, und sie wollte ja sterben – alle haben es gehört.‹ Und Lena oder Lisa werden freigesprochen und stecken die Wohnung, die Möbel und das Geld ein. Glauben Sie nicht, daß es so kommen könnte?«

Sie gab widerwillig zu: »Vielleicht.«

Er sprach weiter. »Lena, es geht nicht nur darum, daß dann der eine oder andere kaltblütige Mörder eine wunderbare Entschuldigung bei der Hand hätte. Es geht um mehr ... Sie haben davon gesprochen, wie sehr diese Menschen leiden, die Kranken, die sich vor moralischer Verurteilung fürchten, ihre Angehörigen, die mehr zu fürchten haben als nur Vorwürfe ... aber nun will ich Sie einmal daran erinnern, was andere zu fürchten haben: Jene Kranken und Behinderten, denen jedes milde Urteil bestätigt, daß ihr Leben geringer geschätzt, daß die Vernichtung ihres Daseins milder beurteilt wird als die eines anderen. Es wird nicht für jeden von ihnen dazu kommen, daß sie tatsächlich um ihr Leben fürchten müssen. Aber wissen Sie, wie es sich lebt mit dem Gefühl: ›Ich sollte nicht existieren – die Gesellschaft empfiehlt, Menschen wie mich noch ungeboren zu vernichten. Und sie sichert einem, der mich als Geborenen töten wollte, schon im Vorhinein Straffreiheit zu.‹ Sie wissen vielleicht nicht, mit welchem entsetzlichen Schuldgefühl Kranke und Behinderte oft leben, wenn sie nur einigermaßen sensibel sind – mit dem Schuldbewußtsein, ihrer Familie und der Gesellschaft zur Last zu fallen. Sie werden tagaus, tagein auf die verschiedenste Weise damit konfrontiert, daß sie eine Belastung bedeuten: Unnütze Esser, die nichts leisten, aber viel Aufwand machen ... sie werden ununterbrochen daran erinnert, daß sie ein Ärgernis sind. Sie dürfen nicht vergessen, Kranke denken ganz genau so wie Gesunde, sie sind geistig total integriert in unsere Leistungs-, Schönheits- und Genuß-Ideologie, und sie machen sich bittere Vorwürfe, daß sie nicht leistungsfähig, nicht schön, nicht genußfähig sind. Sie haben dieser Ideologie nichts entgegenzusetzen, weil es in unserer nachchristlichen und neuheidnischen Gesellschaft praktisch nichts gibt, was man entgegensetzen könnte. Wenn sie nicht sehr trotzig und mutig und rabiat sind, dann brechen sie unter der Last zusammen und sagen sich irgendwann: ›Es ist recht so. Ich bin wertlos. Ich bin nur eine Last, ein unbequemes, sperriges, widerwärtiges Bündel Mensch, an dem sich andere die Hände schmutzig machen müssen. Ich habe gar kein Recht zu leben, ich tue Unrecht, wenn ich weiter leben will, das einzig anständige, was ich noch tun kann, ist, meinem Tod zustimmen.‹ Sehen Sie, Lena, sehr oft ist es diese Einstellung, die hinter dem angeblich so freien und autonomen Todeswunsch steht. Es ist die Logik und Moral des ungeliebten Kindes, das von seinen Eltern zu hören bekommt: ›Wärest du nie geboren worden! Ich hätte dich abtreiben sollen! Du hast mein Leben ruiniert!‹ Ungeliebte Kinder, mißhandelte Kinder, geschändete Kinder leiden ewig unter Schuldgefühlen, sie geben sich selbst die Schuld für all den Ärger, den die anderen mit ihnen haben, und sie spüren irgendwo, sie können nur mit dem Tod sühnen. Ich weiß nicht, ob Sie verstehen –«

Lena blieb so abrupt stehen, daß er an sie anrannte. Im gelblichfahlen Licht der Straßenbeleuchtung war ihr Gesicht straff und hart, als sie ihn anblickte. Ihre Stimme klirrte. »Aber durchaus, Herr Beranek. Dreimal dürfen Sie raten, wie man sich fühlt, wenn der eigene Herr Vater bei jeder Gelegenheit die charmante Bemerkung anbringt, *ein* Mädchen sei ein Unglück, *zwei* Mädchen seien eine Katastrophe. Ich verstehe bestens, wovon die Rede ist.«

Montag, 6. November, 17.30 Uhr.

Beranek führte sie auf Schleichpfaden, stellte sie fest. Er steuerte sie in einen verlassenen Ambulanzraum – zu welcher Klinik er gehörte, erfuhr sie nicht. Die gelben Pfeile, denen sie durch die Korridore gefolgt waren, endeten in einem langen weiten Raum, den zwei Doppelreihen gallgrüner Vinylsessel querten. Der Raum war leer, aber in der Luft, auf den Sesseln und auf dem fahl marmorierten Kunststoffboden waren noch deutlich die Spuren hektischer Stunden erkennbar. Obwohl überall Aschenbecher aufgestellt waren, war der Boden übersät von Brandlöchern, und Zigarettenkippen lagen flachgepreßt herum. Und außer den Zigarettenkippen Zeitungsblätter, blutbefleckte Papiertaschentücher, Traktate, verstreute Popcorn, Kaugummifolie – alle die Relikte der Menschen, die plötzliche Krankheit hier zusammenschwemmte, Spuren der Opfer und der Helfer, Spuren der Säufer und Stadtstreicher, der Polizisten und Sanitäter, der Prostituierten und Homosexuellen, der Obdachlosen und Streuner, der Sozialarbeiter und der angstvoll wartenden Angehörigen von Kranken … Spuren von all den Leuten, die sich in den letzten acht oder zehn Stunden in diesem Raum aufgehalten hatten. Das Reinigungspersonal hatte noch nicht aufgeräumt, so daß der abstoßende Geruch, den die Patienten und Angehörigen und Sanitäter und Ärzte alle gemeinsam hier produziert hatten, noch in der Luft hing; dieser Geruch nach Urin, Desinfektionsmitteln,

Schweiß und Alkohol und Zigarettenrauch und süßlichem Deodorant.

Beranek wies eine schmale Treppe hinunter, die in eine schwach beleuchtete und kühl nach Mauerkalk riechende Region hinunterführte. »Da müssen wir 'runter ... am besten, Sie verhalten sich ganz ruhig, ich mach das schon.«

Es war, fand Lena, keine sehr vertrauenerweckende Einleitung. Sie wäre gerne wieder umgekehrt, aber die Vorstellung, daß er sie dann für feige halten (und es vielleicht Lisa erzählen) würde, fachte ihren erlöschenden Mut wieder an. Sie lächelte, so lässig sie konnte.

Unten – in einem griesgrauen, von schmieriger Beleuchtung erhellten Kellergang –, trat er auf eine Eisentüre zu und klopfte mit den Knöcheln einen eigenartigen Wirbel auf dem hohl hallenden Metall. Die Türe wurde einen Spalt weit geöffnet. Trüber Lichtschimmer und ein starker, unangenehmer Geruch drangen auf sie ein. Ein hohläugiger Mann in weißer Plastikschürze und Gummihandschuhen spähte heraus. Er begrüßte Beranek als alten Bekannten. »Herr Ludwig, Sie sind's ... woll'n Sie wieder den Schlüssel?« Er grinste, als hätte er damit einen obszönen Witz gemacht.

Der Pfleger nickte und drückte mit einer raschen Bewegung seine geschlossene Linke (die zweifellos eine Banknote enthielt) in die gummibehandschuhten Finger des Mannes.

Lena blickte hastig nach allen Seiten, als sie dem Gehilfen folgten. Sie wußte gerne, was auf sie zukam, vor allem in einer Umgebung, in der mit Sturmangriffen auf ihren Magen und ihre Psyche zu rechnen war. Eine der schlimmsten der vielen Ängste, die sie quälten, bestand darin, ohne Vorwarnung mit irgendeinem grauenhaften Anblick konfrontiert zu werden und keine Zeit mehr zu haben, ihr inneres Gleichgewicht wieder zu stabilisieren. Beim Anblick medizinischer Greuel in Ohnmacht zu fallen, war die schwärzeste und schrecklichste berufliche Schande, die sie sich vorstellen konnte.

Sie betraten eine Kammer, an deren Decke ein weißes Gewitter von Lampenlicht aufflammte, als der Diener den Schalter drückte. Der Raum hatte keine Fenster, nur ein Oberlicht aus doppelten Milchglasscheiben, die durch ein starkes Gitter gesichert waren, unmittelbar unterhalb der niedrigen Decke. Im Zentrum des Raumes standen in einigem Abstand nebeneinander zwei übermannslange Kunststeinplatten auf starken Sockelsäulen.

Beranek schob die Hand unter ihren Arm. »Es macht Ihnen doch nichts aus, an einer Leiche vorbeizugehen, oder?« fragte er beiläufig.

»Einer ... oh, das meinen Sie.« Lenas Blut strömte zum Herzen. Sie starrte die Öffnung der Türe im Winkel an und spürte, wie ihr Kopf unangenehm kühl und leer wurde. Die Kammer, in die sie blickte, war eng und wirkte unsauber, schales fettiges Neonlicht drang durch hohe Milchglasfenster, die den Raum gegen einen nebenanliegenden – vermutlich ein Laboratorium –, abschirmten. An den Wänden rundum reihten sich offene Regale. Den wenigen verbleibenden Platz dazwischen füllten zwei Nirostawagen fast vollständig aus, und auf den glatten Metallflächen lagen sie: zwei junge Männer, beide noch voll angekleidet, in Lederjacken, Sweatern, Jeans, schweren Stiefeln; in einer lockeren und natürlichen Haltung rücklings ausgestreckt, die ihren Anblick noch irritierender machte, als er ohnehin war. Sie erschienen ihr übermäßig und unpassend bekleidet, wie Betrunkene, die mit den Stiefeln im Bett liegen ... ein gelbliches Gesicht war ihr, rücklings und verkehrtherum, zugewandt, geschlossene Augen, Haarbüschel, tot wie das Fell überfahrener Katzen, geringfügige Schürf- und Schnittwunden, auf denen das getrocknete Blut sehr rot aussah. Eine Hand steckte noch im Lederhandschuh, die andere lag auf der Brust.

»Nein, natürlich macht es mir nichts aus«, sagte sie und sprach damit eine der gröbsten Lügen ihres Lebens aus.

Sie spürte deutlich, wie etwas aus diesem Raum auf sie eindrang – die kalte Betäubung, die sie schon früher in solchen Situationen überkommen hatte, ein körperliches Mißempfinden, als hätte die Nähe des Todes eine physische Wirksamkeit wie extreme Kälte oder ein vergiftendes Gas. Sie wußte freilich, daß dieses Stocken und Erstarren im Grunde nichts anderes war als ein Ausbruch völliger Hilflosigkeit, die Reaktion auf ein Dilemma: nicht zu wissen, wie sie auf den Anblick der beiden reagieren sollte. Anders als für die Leute von der Prosektur, waren sie für sie kein Arbeitsmaterial, das sie mit forschendem Interesse in Augenschein nahm, und anders als für ihre Angehörigen waren sie für sie nicht das letzte schreckliche Bild eines Films, den sie jahrelang betrachtet hatte. Sie wußte nicht, wer sie gewesen waren, noch wie sie zu Tode gekommen waren: Durch Unfall? Durch eigene oder fremde Hand? Sie waren – das empfand sie vor allem –, *displaced persons:* Die Welt der Lebenden hatte sie ausgestoßen, aber die Schattenzone zwischen Tod und Leben hatte sie noch nicht aufgenommen, die diskrete Dämmerwelt der Eishäuser und Seziersäle und Friedhofshallen. Sie konnte sie nirgends einordnen, und sie konnte sie nicht wegdenken, aber sie konnte auch nichts mit ihnen anfangen; sie waren etwas Unnützes und quälend Aufdringliches in der Welt der Lebendigen, der sie nicht mehr angehörten.

Sie wandte den Blick halb ab, als sie sich durch den schmalen Gang zwischen der Regalwand und der Totenbahre schob.

Dennoch: Als sie aus dem Raum draußen war, wandte sie sich um und warf einen raschen Blick zurück.

Der Prosekturdiener blieb zurück, als Beranek sie weiter in einen gelbgekachelten, unsauber wirkenden Kellerraum schob, in dem ein Seziertisch stand. Sie passierten eine Metalltüre und traten in einen sehr niedrigen, gewölbten Raum.

Als das schwache Licht an der Decke aufflackerte, glaubte Lena einen Moment lang, in einem Vorratskeller zu sein: der feuchte grauverputzte Raum war mit langen Reihen hölzerner Regale verstellt, so dicht an dicht, daß sie gerade Platz gefunden hätte, sich zwischen ihnen hindurchzuzwängen, und alle diese Regale waren angefüllt mit großen Gläsern. Die nächste Sekunde brachte die Erkenntnis, daß es Präparatengläser waren, und sie kniff unwillkürlich die Augen zusammen. Sie erinnerte sich sehr lebhaft an eine ähnliche Sammlung, in der sie unvermutet einem im Keyserling schwimmenden Menschenkopf gegenübergestanden war und einen schrecklichen Augenblick lang ihre Knie zittern gefühlt hatte. Hier, stellte sie dann erleichtert fest, war nichts dergleichen zu erwarten. Soweit sie die Regale überblicken konnte, enthielten die Glaszylinder nur große Stücke einer lehmgelben, unregelmäßig geformten Masse.

Sie überprüfte sich selbst. Ihr Atem ging ruhig, ihr Herz schlug normal, ihre Hände waren trocken. Das beklommene Gefühl war zwar noch da, aber nach einem ersten Aufwallen war es stark abgeflaut. Sie schlenderte an das Regal heran und betrachtete ein Glas aus der Nähe. Hinter sich fühlte sie Lutz Beraneks Blick. Sie hatte sehr gut den gierig forschenden Ausdruck bemerkt, mit dem seine grünen Augen auf ihr ruhten, und fragte sich, warum er sie (und zweifellos viele andere vor ihr) in diesen gespenstigen Vorratskeller geführt hatte.

Um sie in Schrecken und Abscheu zu versetzen? Seinesgleichen tat das gerne, die Erfahrung hatte sie in ihrer Journalistenkarriere oft genug gemacht. Männer, die sich als Ausübende harter Männerberufe verstanden, hatten häufig ein Faible dafür, Journalistinnen großformatige farbige Fotos von Unfalltoten unter die Nase zu halten. Nein, dachte sie dann. Nach diesem primitiven Machismus sah er nicht aus. Sein Motiv war ein anderes – vielleicht noch dunkleres.

»Darf man die Gläser 'rausnehmen?« fragte sie.

»Nehmen Sie nur.«

Das Glas, das sie aus der Reihe hob, fühlte sich kühl an, kühl und ein wenig schmierig, die Sammlung war seit langem nicht gereinigt worden. An der Vorderseite klebte ein großer, bräunlichgelb vergilbter Formularzettel, in Kurrentschrift ausgefüllt, die sie nicht lesen konnte. Das eklige gummiartige Zeug in der Präparationsflüssigkeit geriet in Bewegung, es schwebte und drehte sich um sich selbst, seine gefurchte Hinterseite präsentierend.

»Das sieht sehr alt aus ...« Lena wußte mit dem Anblick nichts anzufangen, außer daß sie ihn widerlich fand, aber sie wollte irgend etwas sagen, das kühles fachliches Interesse ausdrückte.

»Es ist noch nicht einmal fünfzig Jahre alt.« Er kam an ihre Seite und nahm ihr das Präparatenglas aus der Hand. »Der Arzt, der es anfertigen ließ, lebt und praktiziert noch. Was Sie hier sehen ...« – er machte eine Bewegung, die den ganzen Kellerraum umfaßte – »sind etwa sechshundert Gläser mit Gehirnen und anderen Organen von Kranken und Behinderten, die im Rahmen der Euthanasieaktion im Dritten Reich getötet wurden. Die meisten ließ man verhungern, das ist immer noch die einfachste und billigste Methode, die anderen wurden unter ärztlicher Aufsicht mit Überdosen von Schlafmitteln getötet. Sie kennen wahrscheinlich den Erlaß, mit dem diese Aktion eingeleitet wurde: ›Die Befugnisse namentlich zu bestimmender Ärzte sind so zu erweitern, daß nach menschlichem Ermessen unheilbar Kranken bei kritischster Beurteilung ihres Krankheitszustandes der Gnadentod gewährt werden kann.‹ Sie als Journalistin müßten zu schätzen wissen, wie schön das formuliert ist. Der Tod ist Gnade. Er kann gewährt werden – als Geschenk, das dem Todeskandidaten huldreichst zuteil wird. Nach kritischster Beurteilung ihres Krankheitszustandes durch speziell befugte Ärzte ... das alles ist mir erst kürzlich irgendwo zu Ohren gekommen.«

Er setzte sich auf das Sims des niedrigen, höhlenartig tief in die Mauer eingelassenen Fensters, dessen vergitterte und grauverglaste Scheiben keinen Blick nach draußen freigaben. Die Beine übereinandergeschlagen, balancierte er das Glas mit seinem gelblich-trüben Inhalt auf dem Knie. »Haben Sie es noch nie gehört? Die Ärzte sollen entscheiden, wer lebt und wer sterben muß. Ärzten kann man vertrauen, Ärzte sind unbestechlich, Ärzte entscheiden gerecht. Sie sollen bestimmen, wann dem Tod die Türe aufgemacht wird. Das erspart den anderen die Gewissensbisse und die schlaflosen Stunden.« Plötzlich lachte er in seiner wunderlich trockenen, fast geräuschlosen Art. »Vergessen Sie es nie, Frau Lena. Rund die Hälfte aller Ärzte in Deutschland und Österreich waren in der Hitlerzeit NSDAP-Mitglieder, rund 350 Ärzte begingen Medizinverbrechen so grauenhafter Art wie Dr. Aribert Heim, der KZ-Häftlinge lebend sezierte, um das Funktionieren ihrer Organe zu studieren – und niemals vor Gericht gestellt wurde, oder der noch heute als Gerichtspsychiater tätige Dr. Heinrich Gross, der als Stationsleiter der Euthanasieklinik ›Am Spiegelgrund‹ für den Tod von 336 behinderten Kindern verantwortlich war, oder der Berliner Arzt Dr. Pfannmüller, der die Hungertod-Aktion an kranken Kindern in der Anstalt Eglfing-Haar leitete ... Frau Lena, ich könnte Ihnen eine lange Liste herbeten. Es war ein Arzt, der das gesamte Programm zur ›Vernichtung lebensunwerten Lebens‹ leitete, Professor Dr. Werner Heyde, Ordinarius für Psychiatrie an der Universität Würzburg; man schätzt, daß er für den Tod von rund hunderttausend Menschen verantwortlich war. Und diese Ärzte waren keine Außenseiter ihres Standes, sie waren Wissenschaftler in bedeutenden Positionen, sie waren fachlich und sozial hochangesehen – und sind es teilweise heute noch, denn obwohl nach dem Ende des Dritten Reiches einige verurteilt und hingerichtet wurden und einige Selbstmord begingen, tauchten viele nach einer kurzen Zeit des Stillhaltens wieder auf und praktizieren wie eh und je, ohne Reue, ohne Bedauern, ohne einen einzigen Herzschlag von Schuldgefühl für das, was sie damals getan haben. Der Erwerb eines akademischen Grades schützt leider weder vor ideologischer Verirrung noch vor Psychopathie noch vor Sadismus. Die Sachverständigen der ›T 4‹-Aktion waren qualifizierte Ärzte, die nach sorgfältigem und unparteiischem Studium der Krankengeschichten das Kreuz darunter malten, das ›Tod‹ bedeutete. Und das ist der Grund, warum ich Angst habe, wenn über Euthanasie diskutiert wird ... auch wenn wir jetzt schöne neue Namen finden wie ›lebensbeendende Maßnahmen‹ oder ›Mitleidstötung‹. Schöne neue Namen fanden sie damals auch: ›Gnadentod‹, ›Todesbeschleunigung‹.

Das Dritte Reich war perfekt im Erfinden euphemistischer Ausdrücke. ›Sonderbehandlung‹, ›Erholungsaufenthalt‹, ›andere Form der Heilung‹, ›Befreiung vom Leid‹ ... und am Ende war es dann Gas aus einer Dusche oder Gift in der Suppe oder der Hungertod in einem Krankenhausbett.«

»Meinen Sie nicht«, warf Lena unsicher ein, »daß das damals eine Sondersituation war? Heute gäbe es doch hunderterlei Kontrollen und –«

»Die gab es damals auch. Es wurde nicht einfach wild drauflos gemordet. Das ist ja das Unheimliche daran: Alles lief unter ganz korrekter Aufsicht ab. Sie sicherten sich gegenseitig ab. Da gab es die Meldebögen, die die Anstalten ausfüllten. Dann gab es die Gutachter, dann gab es die Obergutachter, es war so beruhigend abgesichert, einer konnte sich auf den anderen ausreden. Jeder konnte sich damit beruhigen, was hier geschieht, das geschieht nach strengsten medizinischen und naturwissenschaftlichen Grundsätzen.«

Er glitt vom Fensterbrett und drehte das Präparatenglas so, daß das Licht auf das bräunliche Etikett fiel. »Es muß ein Kind gewesen sein, aber ich kann die alte Schrift nicht lesen ... am Anfang waren es die unheilbar Kranken, deren Organe und Gehirne hier endeten. Dann kamen die Geistesgestörten, die Geistesschwachen und die Greise dazu ... und bald war jeder, der irgendeine Behinderung aufwies, ›lebensunwertes Leben‹. Wer weiß, was das hier war? Womit es sich den Tod verdient hat?«

Lena war erleichtert, als er das Glas ins Regal zurückstellte. Ihr Blick glitt über eine lange Reihe von Gläsern. Sie versuchte eine Verbindung herzustellen zwischen diesen Stücken schwabbeliger Massen im trüben Keyserling und lebendigen Menschen. Es gelang ihr nicht. Sie mußte einigen Widerwillen überwinden, um Lutz Beranek zu folgen, der sich zwischen den Regalen herumdrückte und da und dort erfolglos versuchte, ein Etikett zu lesen.

»Ich kann mir nicht vorstellen«, sagte sie, »daß diese NS-Ärzte keine Außenseiter waren. Ich weiß schon, Ärzte sind keine romantischen Helden, sie haben ihre Schwächen und Ticks und Probleme, aber im allgemeinen sind sie doch wohl keine Killer. Wenn ein Arzt imstande ist, lebendige Menschen zu Studienzwecken erfrieren zu lassen oder sie mit Säure zu begießen, dann ist er in meinen Augen ein Irrer, meinetwegen ein promovierter Irrer, aber –«

»Moment, Moment. – Vorsicht, daß Sie da nichts runterwerfen. Und leise: Wir sind in Gesellschaft von Toten.« Er lächelte sie an, ein seltsames Lächeln, das seine Zähne zu weit entblößte. »So schwierig, wie Sie denken, ist es nicht. Es ist nur ein kleiner Schritt vom Helfen zum Töten. Wir alle – und damit meine ich jetzt unseren ganzen Stand, die Ärzte ebenso wie die Pfleger und Schwestern –, stehen im Dienst der Gesundheit. Wir sind darauf abgerichtet, für die Gesundheit zu kämpfen, und gegen die Krankheit. Hören Sie mit Ihren sprachgeschulten Ohren schon, worauf ich hinauswill?«

»Ich glaube, ja.«

»In uns allen ist das ganz tief drinnen, daß wir gegen ›die Krankheit‹ kämpfen – aber ›der Krebs‹, ›die multiple Sklerose‹, ›das Immunschwächesyndrom‹, das sind nur Begriffe, Abstraktionen. Wissen Sie, Frau Lena« – er war ihr gegenüber stehengeblieben, so nah vor ihr, daß sie ihn hätte berühren können, ohne die Hand auszustrecken, und sprach mit der Intensität eines Menschen, der einen lange heimlich geformten Gedankengang einem anderen anvertraut –, »ich glaube, bei uns ist das sehr ähnlich wie bei den Geistlichen. Die sollen, wie Augustinus es formulierte, die Sünde hassen und den Sünder lieben. Wir sollen die Krankheit hassen und den Kranken lieben. Aber wir erkennen die Sünde nur in ihrer Manifestation im Sünder und die Krankheit nur in ihrer Manifestation im Kranken und deshalb drängt es uns insgeheim immer dazu, den Sünder und den Kranken zu bekämpfen ... zu vernichten. Es übersteigt einfach oft unsere menschlichen Möglichkeiten, diese zwei Dinge auseinanderzuhalten. Deshalb finden Sie so oft Geistliche, die die Sünder verachten und verfolgen, obwohl sie doch ihr ganzes Leben in den Dienst der Aufgabe gestellt haben, Sünder zu erretten und zu heilen, und bei den Ärzten ist es nicht anders. Und wenn das einmal eingeprägt ist, wie es im Nationalsozialismus täglich und stündlich eingeprägt wurde, daß der Kranke die Krankheit ist, daß er nicht mehr das Opfer eines ziemlich nebulosen Dämons ist, sondern ein Schädling, ein Zersetzer und Zerstörer, der sein Gift womöglich noch in den gesunden Bereich trägt ... dann kann ich ihn mit durchaus gutem Gewissen aus dem Gesunden herausoperieren, abtöten, ausbrennen, vereisen. Niemand hat das schöner formuliert als der Lagerarzt von Auschwitz-Birkenau, Dr. Rohde: Wenn jemand an einem eitrigen Blinddarm litte, dann müsse man ihm den herausschneiden, auch wenn es weh täte – ›die Juden aber sind der eitrige

Blinddarm Europas«. Das war übrigens dann der nächste konsequente Schritt, nach den körperlich und psychisch Minderwertigen dann auch die sozial und rassisch Minderwertigen zu liquidieren. Ich frage mich nur: Wenn wir uns vorstellen, das Dritte Reich hätte noch länger existiert, und man hätte dieses Programm bis zur letzten Konsequenz durchgezogen – liebe Frau Lena, das wäre der größte Friedhof Europas geworden, mit kaum einem Überlebenden.«

»Ich wünschte, Sie würden nicht lachen«, sagte sie scharf, unbehaglich berührt von dem raschelnden, hustenden Lachen, das er von sich gab.

»Entschuldigen Sie. Und nun wollen wir die Toten ruhen lassen, ich habe Ihnen gezeigt, was ich Ihnen zeigen wollte.«

Als sie in die hellerleuchteten Räume der Prosektur zurückkehrten, saß der Diener dort auf einem der Plateautische und trank Milch aus einem aufgeschnittenen Päckchen. Er sprach sie nicht an. Er lächelte, auf eine schräge und schmierige Art, als meinte er ein widerliches Geheimnis mit ihnen zu teilen. Das Lächeln bewog Lena, ihrem Begleiter eine Frage zu stellen, kaum daß sie die Prosektur verlassen hatten.

»Warum haben Sie mir das gezeigt?«

Er hob die schmalen Schultern unter dem schwarzen Jackett. »Wir sprachen über Sterbehilfe, nicht wahr? Ich fand, es würde Ihnen mehr über das Thema sagen als tausend Worte.«

»Das war nicht der wirkliche Grund. Oder sagen wir: nicht der einzige Grund.« Einen kurzen Augenblick zögerte sie, ob sie es riskieren sollte, ihn frontal anzugreifen. Dann wagte sie es. »Macht es Ihnen Spaß, Frauen da hinunterzuführen? Sie wissen schon, welche Art Spaß.«

Sie stiegen nebeneinander die enge graue Wendeltreppe zur Oberfläche empor. Lena beobachtete ihren Begleiter von der Seite. Sein schmales scharfes Profil verriet Intelligenz und einen auf seine eigene Weise harten Charakter; sie gewann den Eindruck, daß Ludwig Beranek ein Mensch war, der immer seine eigenen Wege gehen würde. Sie hatte ihn richtig eingeschätzt: Er reagierte weder beleidigt noch belustigt auf ihre Frage, sondern überlegte lange, ehe er antwortete; zuletzt sagte er: »Ich bin mir selbst nicht ganz im klaren, warum ich es tue ... obwohl man bei einer Sache, die einen so viel Geld kostet, eigentlich genauer nachdenken sollte. Sie ahnen nicht, wie geldgierig diese Hyäne da unten ist. – Nein, ich glaube, es hat etwas damit zu tun, daß ich mich immer wieder fragte: Warum ich? Warum habe ich überlebt? Warum wurde ein alberner, leichtsinniger, rundum völlig durchschnittlicher siebzehnjähriger Junge erfolgreich reanimiert, während überall auf der Welt Menschen sterben? Was hatten sie getan, was hatte ich getan, um dieses Schicksal zu verdienen? Mit der Zeit begann mein ganzes Denken um diese Frage zu kreisen. Ich begann, Meldungen über außergewöhnliche Todesfälle und Meldungen über wunderbare Bewahrung vor dem Tode zu sammeln – es wurde ein ganzes dickes Buch voll –, und ich versuchte immer wieder, ein System zu entdecken, ein sinnvolles Muster, nach dem Leben und Tod verteilt werden, aber ich konnte keines entdecken. Vielleicht finden Sie, das sei die allerunnötigste Sorge gewesen, die man in meiner Situation haben konnte, aber ich wollte eines um jeden Preis wissen: WARUM. Eines der Dinge, die ich in diesem Zusammenhang tat, war, die Sammlung da unten aufzusuchen. Sie faszinierte mich unglaublich ... nicht zuletzt, weil es ein Arzt war, der mein Leben gerettet hatte, und Ärzte es gewesen waren, die diese Unglücklichen ermordet hatten. Die Rolle der Ärzte hat mich immer sehr interessiert.«

Lena fand die Gelegenheit günstig, ihn unauffällig nach der Lage auf C 12 auszuhorchen. »Haben Sie eigentlich je mit den Ärzten auf Ihrer Station über solche Themen gesprochen? Oder sind da die ... naja, die Klassenunterschiede zu stark – entschuldigen Sie den Ausdruck.«

Sie hatten den verlassenen Ambulanzraum erreicht und querten ihn in Richtung auf einen von gelben Lichtern erleuchteten Gang, in dem zwei dunkelhäutige Putzfrauen den Boden wischten. Beranek lächelte auf ihre Frage. »Nein, so schlimm war es bei uns nicht ... Intensivstationen sind da anders als gewöhnliche Stationen, da wird nicht soviel Wert auf diese Titel- und Rang-Ordnungen gelegt. Man bildet ein Team. Wir waren mit den Assistenzärzten alle per Du, und nicht einmal David wäre es eingefallen, ein »Herr Doktor Tilman« zu verlangen, obwohl – aber Sie kennen die Leute nicht, was erzähle ich Ihnen.«

Lena – der diese Wendung des Gesprächs sehr gelegen kam –, kramte hastig in ihrer Erinnerung. Dr. David Tilman – natürlich. Das Protektionskind. Der Techniker. Der Mann mit der weißen Katze. »Dr. Tilman ist der Hochbegabte ... der mit dem Doppelstudium. Das Scheusal.« Die letzte Bemerkung, in Erinnerung an Lisas etwas zweideutige Beschreibung abgegeben, war ein Schuß ins Blaue, aber er traf. Beranek lachte auf. »O – David ist halb so schlimm, wie er sich gibt. Er wäre wahrscheinlich ganz sympathisch, wenn er nicht solche Ängste hätte – und nicht auf die Idee gekommen wäre, diese Ängste zu bekämpfen, indem er Arzt wird.«

»Wie meinen Sie das?«

»Nun ... sehen Sie, es gibt etwas wie ein geflügeltes Wort, das man den armen Weißen im amerikanischen Süden nachsagt, dem ›weißen Gesindel‹: ›Wenn ich nicht mehr bin als ein gottverdammter Nigger, was bin ich dann?‹ Und so ähnlich denkt David: ›Wenn ich nicht mehr bin als ein gottverdammter Patient, was bin ich dann?‹ Er muß sich jeden Tag aufs neue vergewissern, daß ER der Arzt ist und DIE ANDEREN die Patienten. Auf dem baut sein ganzes Selbstbewußtsein auf. Jeden Tag sagt sein Über-Ich zu ihm: ›Du bist krank und schwach!‹ und jeden Tag kann er antworten: ›Ich bin stark und gesund, denn ich gehöre dem ärztlichen Stand an. Ich weiß ganz sicher, daß ich nicht krank und schwach bin, denn die Siechen und Schwachen liegen hier in den Krankenbetten, und da bin ich nicht darunter. Ich bin Arzt und daher gesund und wertvoll.‹«

»Aber das ist er ja auch, nicht wahr?«

Lutz Beranek stockte plötzlich, unbehaglich berührt, fast verwirrt, als hätte er etwas als gegeben vorausgesetzt, was dann doch nicht der Fall war. Er wandte ihr den Kopf zu; seine grünen Katzenaugen musterten sie aufmerksam. »Sie wußten nicht, daß er selbst krank ist?« fragte er mit gedämpfter Stimme.

»Nein, das wußte ich nicht. Was hat er?«

Er hob die Hand – eine schmale, knochige, sehr bleiche Hand –, und winkte ab. »Kein Hochverrat, Frau Lena. Wenn Sie's nicht wissen, von mir erfahren Sie's nicht. Und wozu auch? Was hätten Sie davon, wenn Sie erfahren, daß er einen Hörapparat trägt oder orthopädische Schuhe oder regelmäßig Tabletten gegen epileptische Anfälle nehmen muß? Was immer es ist, er versucht damit fertigzuwerden, indem er sich ganz demonstrativ auf die Seite der Gesunden schlägt. Das war vielleicht überhaupt der Grund, warum er sich so auf die Intensivmedizin kapriziert ... wenn er leicht oder mittelschwer kranke Patienten um sich hätte, dann könnte jemand auf die Idee kommen, daß er nicht viel gesünder ist als die, aber auf C 12 hat er lauter Schwerstkranke um sich, und jeder Idiot muß einsehen, was für ein himmelweiter Unterschied da zwischen ihm und diesen Patienten ist. Die sind krank, wirklich krank, da ist seine Krankheit im Vergleich ein Nichts! Und glauben Sie nicht, daß das Davids höchstpersönlicher Tick ist; erstaunlich viele Menschen reagieren so. Sie sagen: ›Das Minderwertige muß deutlich sichtbar gemacht werden, denn wenn ich dann nicht dabei bin, dann weiß ich, daß ich nicht minderwertig bin.‹ Dann werden Minderheiten aussortiert: Die Alten. Die Kranken. Die Behinderten. Die Alkoholiker. Die Sünder und Sünderinnen ... und je härter diese Gruppen ausgegrenzt werden, desto leichter wird allen denen ums Herz, die es gerade noch einmal geschafft haben, nicht dazuzugehören, allen jenen, die sich in die Brust werfen können: ›Ich mag ja dies und jenes sein, aber ein So-und-so bin ich deswegen noch lange nicht!‹ Dann wird das Gebet des Pharisäers gebetet: ›Herr, ich danke dir, daß ich nicht bin wie jene.‹ Und ich denke...«

Er vollendete den Satz nicht gleich, sondern schritt schweigend bis zum Ende des blaßgrün und blaßgelb ausgemalten Korridors neben Lena her. Erst nachdem er seine Gedanken sorgsam geordnet hatte, sagte er: »Ich denke, vielleicht war das der Grund, warum es damals in der Hitlerzeit keinen stärkeren Widerstand gegen die Vernichtung von so vielen Männern und Frauen und sogar Kindern gab. Die Menschen dieser Zeit fühlten sich nicht wohl. Sie hatten Angst. Und es erleichterte diese Angst, wissen zu können, daß sie nicht zur ganz untersten Schicht gehörten, nicht zum lebensunwerten Leben; sie wußten, daß sie lebenswert waren, einfach weil sie lebten ... noch lebten, während die anderen starben.«

»Glauben Sie wirklich, daß es einen erleichtert, die anderen sterben zu sehen?«

»Ja«, antwortete er ohne Umschweife. »Ist der Tod des anderen nicht immer so etwas wie eine Bestätigung der eigenen Unsterblichkeit? Alle mag es treffen, aber mich nicht? Und dabei denken wir insgeheim nicht an ein blindes Schicksal, das uns glücklicherweise verschont hat, sondern an eine Strafe: Alle anderen trifft es zu Recht, mich verschont es zu Recht.«

Sie schwieg. Sie fand, daß er ein seltsamer Mann war – und ein Mann, der ihr nicht ganz geheuer war; beides übte eine starke Anziehungskraft auf sie aus. »Wie haben Sie eigentlich Ihr Problem gelöst?« fragte sie. Er hatte es nicht direkt gesagt, aber wie er darüber gesprochen hatte, nahm sie an, daß er es gelöst hatte.

»Haben Sie das WARUM herausgefunden?«

»Nein. Aber ich habe etwas herausgefunden, das die ganze Frage überflüssig machte.«

Sie hatten eine der schweren Glastüren erreicht, die die Klinikgebäude nach außen abschlossen. »Aber das ist eine Sache, die ich Ihnen lieber in aller Ruhe erzählen möchte, und ich habe heute noch eine Verpflichtung. Hätten Sie Lust, mich noch einmal zu treffen? Vielleicht Samstag nachmittag?«
»Gerne.«

Montag, 6. November, 20 Uhr.

Als Beranek sich von ihr getrennt hatte, schlug Lena den Weg durch das Krankenhausareal ein.

Aus den einzelnen Windstößen am Nachmittag war ein rauschender Herbststurm geworden, der in den Kronen der Platanen wütete und in den Jalousien rasselte. Eine traurige grünlich schillernde Dämmerung schwebte über dem Krankenhaus. Die Gehwege waren noch trocken, aber der Wind riß wütend an allen losen Ecken und Kanten und warf ein nachlässig festgehaktes Fenster zu, daß die silbrigen Scherben in den Hof hinabregneten wie die Sterntaler im Märchen. Eine leere Dose rollte und tanzte, als dribbelten Geisterfüße sie über den Asphalt.

Die dunklen Höfe mit ihren Baumgerippen, die hohen Gefängnismauern mit ihren ebenerdigen Fenstern aus geriffeltem Milchglas, hinter denen blaßviolettes und vitriolblaues Licht brannte, erschienen Lena als die beste Umgebung, über die Erlebnisse der letzten Stunden nachzudenken. Sie schlenderte eine gute halbe Stunde herum, ohne viel zu fragen, wo sie sich gerade befand. Als sie schließlich feststellte, daß sie sich einen Hof vor dem Lazarett-Hof befand, beschloß sie sich die Station, auf der Lisa arbeitete, zumindest von außen einmal anzusehen. Es gab nicht viel zu sehen, stellte sie fest: Eine Betonbaracke mit abweisenden dreifach isolierten Milchglasfenstern und einer Drahtglastüre an der Seite, auf der die Aufschrift »C 12 – EINTRITT STRENG VER-

BOTEN« auch für die kurzsichtigsten Augen nicht zu übersehen war.

Obwohl auch die Abendbesuchszeit bereits zu Ende gegangen war, waren immer noch Ströme von Menschen in dem riesigen Gebäudekomplex unterwegs. Die meisten waren leicht zu identifizieren: Ärzte, denen die weißen Hosenbeine unter dem Mantel hervorguckten, Krankenschwestern in Schnürschuhen und Pelerinen. Viele der Vorbeieilenden waren offensichtlich Passanten, die den Weg durch das Zentralkrankenhaus als Abkürzung benutzten. Untertags sah man gelegentlich auch einige wenige, die gekommen waren, um das Spital als Sehenswürdigkeit zu betrachten. Mit dem Stadtführer in der Hand standen diese Kulturbeflissenen da und versuchten, in dem architektonischen Konglomerat die historischen Stätten ausfindig zu machen.

Sie hatte sich ein wenig abseits in einem kleinen, von beschnittenen Eiben umhegten Rondeau postiert, so daß ihr Interesse an der Station kein Aufsehen erregte, und fand bald, daß sie gut daran getan hatte: Ein Wagen tauchte im Schrittempo in einem Durchgang auf, kurvte auf den reservierten kleinen Parkplatz gegenüber von C 12 und hielt an. Zwei Personen stiegen aus, ein grauhaariger bärtiger Brillenträger, der sich mit dem eilig watschelnden Gang eines agilen Dicken bewegte, und eine ebenfalls brillentragende ältere Frau in einem grauen Jogging-Anzug und pflaumenblauem Anorak. Die Frau redete so laut, daß ihre Stimme über das Zuknallen der Wagentüre hinweg bis zu Lena drang.

»... noch einmal den Ausdruck ›Todeshaus‹ höre«, sagte sie, »dann klage ich, ich, persönlich, als Katharina Reimann, das kann mir niemand verwehren. Und wenn ich noch einmal einen von diesen idiotischen Klebern an der Türe –«

Der Dicke, dessen tiefere Stimme nicht zu verstehen war, gab eine Antwort, bei der seine Goldzähne blitzten. Sie lachte halb ärgerlich, halb belustigt auf und stieß ihn mit dem Ellbogen in die Rippen. Die beiden kamen den Fußweg entlang auf Lena zu. Sie bemerkte, daß der Mann trotz der fühlbaren feuchten Kälte unter seiner rotkarierten Holzfällerjacke nur ein T-Shirt trug. Sie dachte: Das also war Dr. Wiegand, der autokratische Herrscher über die Station C 12 ... und die dunkellockige Frau im Jogginganzug war Schwester Katja.

Lena hatte dunkel den Bericht ihrer Schwester in Erinnerung, demzufolge Dr. Gregor Wiegand seit dem Tod seiner Frau kein

Interesse an Beziehungen mehr gezeigt hatte. In dem Punkt mußte sich Lisa geirrt haben (oder listig getäuscht worden sein), denn als die beiden auf ihrem Weg durch das Eiben-Rondeau an Lena vorbeikamen, blieb der Arzt plötzlich stehen, kniff die Frau neckend in beide vom kalten Wind geröteten Wangen und sagte: »Gib mir was zum Aufwärmen.«

Sie machte sich verlegen los. »Nicht hier. Ich will nicht, daß die Kinder uns sehen.«

»Die Kinder sind groß und garstig genug, um den Anblick von zwei turtelnden Alten zu überleben. Oder willst du nicht, weil ich alt, fett und häßlich bin?«

»Das bist du nicht«, sagte die Frau und lehnte den Kopf an seine Brust.

Er hob die beiden Flügel seiner offenen Jacke auf. »Komm, wir machen es mit äußerster Diskretion.« Dabei zog er die Jacke über seinen und ihren Kopf, und beide verschwanden darunter – ungebührlich lange, wie es Lena erschien, die sich von dem Ereignis etwas irritiert fühlte. Sie war in der Theorie durchaus damit einverstanden, daß auch ältere Leute ein Liebesleben haben sollten, aber in der Praxis, fand sie, war es ein bißchen befremdend. Sie schlug diskret den Blick nieder, als die beiden lachend und mit roten Wangen unter ihrem improvisierten Dach auftauchten.

Dr. Wiegand, stellte sie fest, hatte ein so herzerwärmendes Lachen, wie sie selten eines gesehen hatte, schon gar nicht an einem Mann. Es glitzerte in seinen kleinen graugrünen Augen, es strahlte über sein ganzes derbes Gesicht, und es war ein Lachen, das tief aus seinem Inneren kam – aus einem guten Herzen, dachte Lena, etwas betroffen, daß es diese altmodische Formulierung war, die sich ihr aufgedrängt hatte. Es machte mit einem Schlag aus einem unansehnlichen Dicken einen erstaunlich anziehenden und liebenswerten Mann.

»Wirklich – du wirst noch unseren guten Ruf ruinieren, wie sieht das aus!« stieß Schwester Katja etwas atemlos hervor und ordnete mit beiden Händen eine Frisur, bei der jedes Ordnen zwecklos bleiben mußte. »Wir sind schließlich kein Ehepaar und –«

»Das ist nicht meine Schuld. Wer sagt denn beharrlich Nein?«

»Du weißt warum.«

Er zog sie an sich und drückte sie mit beiden Händen an seine Brust. »Ich weiß warum, ja. Du willst nicht die Frau vom Chef sein. Du hast Angst, daß es deine Autorität untergräbt. Du bist fünfzehn Jahre hier auf der Station, von den Assistenzärzten bis zu den Putzfrauen zittert jeder vor dir, aber du hast Angst um deine Autorität.«

Sie schupfte bockig wie ein kleines Mädchen die Achseln und vergrub gleichzeitig den Kopf tiefer in seiner flauschigen Holzfällerjacke.

Er stupste mit der Nasenspitze ihre Stirn an. »Wir könnten ja im Ausland heiraten und eine heimliche Ehe führen. Was meinst du? Wäre das nicht romantisch?«

»Ach, du – hör auf.« Sie machte sich entschlossen los und zog ihren Anorak stramm. Mit einiger Mühe vertrieb sie jedes weichere Gefühl aus ihrer Stimme, als sie fragte: »Was machst du jetzt noch?« Dabei wies sie mit dem Kinn auf den niedrigen hellen Bungalow der Station.

Anscheinend wußten die beiden nicht, ob sie einander Gute Nacht sagen oder doch noch beisammenbleiben wollten, denn sie begannen im Windschatten der Eibenhecke auf und ab zu schlendern, wobei sie einander an der Hand hielten. Sie kümmerten sich nicht um Lena, die sich mit vielem Auf-die-Uhr-Sehen und Umherblicken das Gehabe einer ungeduldig auf ein Rendezvous Wartenden als Tarnung zugelegt hatte. Das Auf und Ab-Gehen brachte es mit sich, daß Lena immer nur Bruchstücke ihres Gesprächs hörte, wenn sie an ihr vorbeikamen.

»Den Discjockey sehe ich mir an«, sagte Dr. Wiegand. »Und außerdem möchte ich nachsehen, ob David ...« Der Rest des Satzes versandete.

Als sie wieder an ihr vorbeikamen – Lena begann sich zu fühlen wie ein Radar, das kreisende Objekte einfängt –, hörte sie die Frau sagen: »Er stellt viele Fragen, und du kennst David, er stellt gescheite Fragen. Aber darum geht es nicht. Kluge Köpfe haben wir auch, und ich habe noch nie erlebt, daß sich einer ehrlichen Herzens vom Christentum abgewendet hätte, weil es keine Antworten geben könnte. Die enge Pforte kommt für David immer dann, wenn das Wort ›Sünder‹ fällt.«

»Man muß es ihm sehr sorgfältig erklären«, fiel der Mann ein. »Er ist schrecklich verletzt worden ... es hat mir damals wirklich wehgetan, wie er das erzählte – daß seine Mutter sagte, sie hätte ein Kalb mit zwei Köpfen geboren.«

Die Stimmen entfernten sich ins Halbdunkel des Eibenweges und kamen zwei oder drei Minuten später wieder zurück. Schwester Katjas herbe Stimme sagte: »Er kann keinen Augenblick lang den Gedanken ertragen, er könnte weniger als perfekt sein. Sag ihm, daß er etwas falsch macht, und du hast einen Todfeind. Und ich glaube, das ist es, wovor du Angst hast, oder irre ich mich?«

Der Mann zögerte, dann gab er zu: »Du weißt, daß ich keine Mißstimmung möchte.«

»Du kannst ihn aber nicht in der Illusion lassen, er wäre Nietzsches Übermensch. Gregor, du weißt genau, daß es ihn kaputtmacht. Rundum kaputt. Er will vierundzwanzig Stunden am Tag stark und schön und tüchtig und intelligent sein und hundertprozentig besser als alle anderen, und von Zeit zu Zeit liegt er dann mit der Nase im Dreck.«

Wieder zogen die Stimmen, langsam ersterbend und dann wieder anschwellend, eine Schleife.

Die Frau sagte: »Das steckt nämlich dahinter. Seine Unfähigkeit, die eigene Schwäche und Krankheit und Sündhaftigkeit als Realität zu akzeptieren. Das ist, wenn du mich fragst, auch der Grund, warum diese Unmenschen uns ihre Kleber an die Türe pappen und ihre Grabkerzen aufstellen: Weil wir die Schwachen pflegen, und weil sie uns deswegen hassen; weil sie im Grund auf dem Standpunkt stehen ›Wer strauchelt, den soll man noch stoßen‹ – weil sie sich selbst nicht ertragen können und andere Schwache töten wollen, damit ihre eigene Schwäche verborgen bleibt. Und was David angeht, sage ich dir: Wenn er es nur einen Herzschlag lang fertigbrächte, zu sagen: ›Herr, sei mir Sünder gnädig‹, dann könnte er sich das alles ersparen, alle seine Unruhe und Hysterie und vielleicht sogar seine Anfälle, dann müßte er nicht vierundzwanzig Stunden am Tag im Einsatz sein, um allen zu beweisen, was für ein Superboy er ist. Und wenn er darauf verzichten könnte, dann wäre ihm sehr viel leichter, und uns allen auch. – Komm.« Sie waren in einiger Entfernung stehengeblieben, Lena sah durch zarte Nebelschleier hindurch, wie die Frau beide Arme hob und die Hände auf Dr. Wiegands breite Schultern legte. »Red' ihm gut zu, daß er ins Bett geht und zumindest ein paar Stunden dort bleibt ... und vergiß nicht, ich bete genauso für ihn wie du.«

Dr. Wiegand neigte den Kopf und küßte sie zärtlich auf die Wange. Sie gingen den Fußweg entlang, und diesmal kehrten sie nicht zurück, sondern verschwanden auf den Parkplatz hinaus.

Montag, 6. November, 20.15 Uhr.

Lena sah dem Pärchen verstohlen lächelnd nach. Dann wurde ihre Aufmerksamkeit abgelenkt. Ihr fiel eine größere Gruppe – etwa fünfzehn Personen –, auf, die eng geschlossen den Hof betrat: Die Leute sahen sich aufmerksam um, schienen aber weder Touristen noch Teilnehmer irgendeiner Studiengruppe zu sein – für die eine wie die andere Kategorie sahen sie zu hausbacken aus. Die meisten trugen Schlechtwettermäntel und hielten Regenschirme unter dem Arm, als seien sie schon mit den Schneeregenschauern vor Augen von zu Hause aufgebrochen. Dann bemerkte sie, daß einige Gruppenmitglieder große Taschen mit sich trugen, und noch während sie rätselte, was das bedeuten mochte, tauchten vier oder fünf weitere Grüppchen auf, deren Teilnehmer zusammengeklappte Stahlrohrgestelle bei sich hatten, die wie Klappsessel oder Tischböcke aussahen. Plötzlich – offenbar war irgendein Signal gegeben worden –, strömten die Grüppchen zusammen und formierten sich zu einer Gruppe von etwa fünfzig Personen.

Das Neonlicht glänzte auf der nassen Kunstseide ihrer Schirme. Der Wind trug rhythmisches Gemurmel herüber; es klang, als probe ein heiserer Kirchenchor einen Kanon. Hie und da schnellte eine lautere Stimme aus dem Gebrabbel hervor, sank wieder ab. Einer – der der Vorsänger dieses seltsamen Chors zu sein schien –, stellte sich ein paar Schritte entfernt auf und hob immer wieder, das Zeichen zum Einsatz gebend, die Hand.

Die Stahlrohrgestelle wurden aufgeklappt und entpuppten sich als die Ständer von drei Sandwich-Tafeln, die in sorgsam handgemalten Lettern Inschriften trugen. Lange Prozessionskerzen, von Wachshülsen vor dem Schneegeniesel geschützt, wurden angezündet, ein Gewimmel gelber Glühwürmchen im trüben Dunkel des Krankenhaushofes. Aus einer der großen Taschen tauchte eine meterlange Leinenbahn auf, Teleskopstangen wurden zusammengesteckt, und über den Köpfen der Gruppe entfaltete ein breites weißes Transparent seine Flügel: LASST PATRICK IN FRIEDEN STERBEN.

Gleich darauf donnerten dieselben Worte über den Hof. Sie kamen aus einem Megaphon, das ein vierschrötiger kleiner Mann im Hubertusmantel vor seinem Mund hin und her bewegte, als spielte er ein bizarres Blasinstrument.

Lena zog sich unauffällig ein paar Schritte zurück, bis sie sich in einem dunklen toten Winkel zwischen einer Gebäudemauer und einer freistehenden Zufahrtsrampe befand. Sie hatte sofort begriffen: Was hier geschah, war keine angemeldete Demonstration, das war ein Handstreich – und in spätestens zehn Minuten würde es Krawall geben. Sie hatte die Erfahrung gemacht, daß es in solchen Situationen zuträglicher war, sich von vornherein außer Reichweite aller Kontrahenten zu halten.

Immer wieder schwollen die psalmodierenden Stimmen des Chors an. Kerzenflämmchen flackerten unter den Schirmen auf, wehten im Nachtwind hin und her.

Ein Windstoß machte das Gemurmel ein paar Minuten lang verständlich. »Sterben heißt heimkehren«, sangen sie. »Der Tropfen kehrt in den Strom zurück, den großen Strom, der unablässig fließt ...« Dann drehte der Wind, und Lena verstand nichts mehr. Der Trupp wurde größer, als formten sich aus dem Dunkel selbst immer neue Gestalten mit Regenschirmen und schwarzen Mänteln.

Es dauerte einige Minuten, bis den kreuz und quer durcheinanderwimmelnden Passanten im Lazarett-Hof klar wurde, daß etwas Ungewöhnliches vor sich ging – bis die ersten stehenblieben und im schwachen Mischlicht aus hoch über den Köpfen hängenden Neonlampen und flackernden Kerzen die Slogans auf den weißen Ständern zu lesen versuchten. In den hohen dunklen Mauern der Kliniken öffneten sich da und dort Fenster, Gestalten in weißen Mänteln lehnten sich über die Fensterbretter und spähten neugierig in die Tiefe.

Unter ihren Regenhauben und Schirmen waren die Demonstranten weitgehend unkenntlich, aber eine Frau in der ersten Reihe fiel Lena auf. Die Frau war weißhaarig, vielleicht sechzig Jahre alt, aber immer noch war es ihre Schönheit, die die Aufmerksamkeit auf sie lenkte. Unter hochgekämmtem weißen Haar zeigte sich ein Gesicht, das Lena in einer etwas verwinkelten Gedankenverbindung an die Französische Revolution denken ließ: Es war klassisch geformt, blaß und makellos wie Porzellan und von einem Ausdruck mitleidslosen Hochmuts erfüllt, der seiner Schönheit einen frostigen Glanz gab. Die Frau war gut und teuer gekleidet und bewegte sich trotz des unerfreulichen Wetters – vom Himmel zogen sich jetzt glitzernd wie Lametta die Fäden des Nieselregens –, mit der lässigen Anmut, die sehr schönen oder sehr reichen Menschen zu eigen ist.

Die Megaphonstimme dröhnte weiter, aber der Wind hatte aufgefrischt, aus dem Blechtrichter drang statt der erwarteten Brandrede nur ein zusammenhangloses Krachen und Bellen, mit Brocken verständlicher Reden untermischt, als drehte jemand den Sendersuchlauf eines Radios mit großer Geschwindigkeit an den verschiedensten Frequenzen vorbei.

Ein blendendes Blitzlicht flammte plötzlich auf, dann, aus einem anderen Blickwinkel, ein zweites; Lena bemerkte neben einem professionell ausgerüsteten Fotografen zwei Männer, von denen der eine ein ebenso professionelles Tonbandgerät am Schulterriemen trug. Es konnte kein Zufall sein, daß gleich zwei Zeitungen – vielleicht noch mehr, denn weitere Blitzlichter rissen die Gruppe in frostig blaues Licht –, am Ort des Geschehens anwesend waren; die Demonstranten mußten der Presse einen Tip gegeben haben.

Plötzlich gab es eine Bewegung in der Gruppe. Der Vorsänger überquerte mit gemessenen Schritten den Parkplatz, trat – ohne die gaffenden Zuschauer zu beachten –, an das niedrige Gebäude der Station heran, holte eine Spraydose aus dem Mantel und sprühte sorgfältig ein großes weißes Kreuz auf die Eingangsstufen. Dann drehte er sich um und ging ebenso langsam und unbekümmert zurück.

Der Singsang wurde lauter und übertönte das Rauschen des Regens.

Wie es dann eigentlich kam, sah Lena nicht. Das Handgemenge war bereits im Gange, als sie den Blick wandte. Ein Mann in der Uniform eines Krankenhausportiers hatte einen der Stahlrohrständer umgestoßen, einer der Demonstranten hatte ihn daraufhin am Ärmel gepackt – ein Hausarbeiter griff nach einer Stange des Transparents, die Stoffbahn fiel, ein gespenstiger Riesenschleier, auf die Gruppe herab – Stoff zerriß mit einem kreischenden Laut – jemand stürzte, und die Sache begann bereits böse auszusehen, als zwei Polizisten im Laufschritt aus dem Durchgang auftauchten. Unmittelbar hinter ihnen schob ein Kombibus der Polizei seine breite cremegelbe Schnauze aus dem Tunnelgewölbe hervor.

Die Demonstranten wichen gutwillig – vermutlich, weil sie ihr Ziel erreicht hatten. Sie gaben den Polizisten ihre Personalien an, rollten das beschädigte Transparent ein, klappten die Gestelle zusammen, verstauten alles in den Taschen und räumten das Feld. Die beiden Rädelsführer, der klobige Mann und die schöne alte Dame, wurden in den Kombibus geschoben, beide lächelten und winkten den Presseleuten zu, sichtlich unbekümmert darum, daß ein ganzer Stapel Anzeigen auf sie wartete.

Lena blickte zu den dämmrig hellen Fenstern von C 12 hinüber. Sie fragte sich, ob man in der Station überhaupt etwas von den Vorgängen im Hof bemerkt hatte.

Montag, 6. November, 20.45 Uhr.

Lena Offenbach schritt, unter ihren Schirm geduckt, rasch an den dunklen Häuserfronten entlang. Die Hauptstraße – zwei Gassen weiter –, war hell erleuchtet, aber hier waren die Rollbalken der Geschäfte als rostige Vorhänge herabgezogen und die meisten Schaufenster kahl und staubig. Die nicht so jämmerlich leer waren, waren auch nicht sonderlich anziehend dekoriert. In einem stapelten sich Eierkartons und ein paar trübselige Gläser mit Pusztasalat, die tagsüber als Dekoration für Wild- und Geflügelteile dienten. Im nächsten grinsten vor einem Vorhang aus schwarzem Samt die Fratzen maskierter Heavy Metal-Musiker von den Plattenhüllen. Der Boden des Schaufensters war mit Sand ausgestreut, aus dem eine einzelne gelbe Puppenhand ragte.

Das Haus der Autorengemeinschaft war stockdunkel bis auf ein einzelnes Lämpchen, das im Eingangstor genau über dem senfgelben Gitterrost der Gegensprechanlage brannte. Sie drückte den Knopf und war erleichtert, als inmitten eines wüsten Geknatters von Störungen Kerstins Stimme hörbar wurde.

Montag, 6. November, 21 Uhr.

Kerstins »Mittäter« hatten das Büro der Autorengemeinschaft bereits verlassen. Die weitläufigen Räume lagen still und verödet im Licht der Straßenlampen, das in breiten weißen Bahnen durch die Fenster fiel. Kerstins Zimmer war als einziges noch erleuchtet.

Die Kollegin begrüßte sie lebhaft. »Setz dich ... ich mache uns schnell eine Tasse Kaffee, ich glaube, du kannst ihn brauchen. Aber jetzt erzähl einmal ganz genau, was los war.«

Während Lena berichtete, ging Kerstin hin und her, holte Zucker und Tassen und stellte alles auf dem Couchtisch aus Metallgeflecht und gehärtetem Glas zurecht. Sie schenkte den dampfend heißen Espresso ein, und nach dem ersten Schluck sagte sie: »Das sieht ernst aus, Lena.«

»Meinst du, dieser Mann –«

Kerstin unterbrach. »Der Mann ist unwichtig, und seine Gefolgschaft auch, das ist ein Trüppchen religiöser Randexistenzen, das überall Unheil stiftet, wo sie Gelegenheit dazu finden. Um die Frau geht es – die Frau mit dem weißen Haar.«

»Warum? Wer ist sie?«

Kerstin lehnte sich dekorativ in ihren Metallnetzsessel zurück und schlug die Beine übereinander, wie sie es gerne tat, wenn sie im Fernsehen interviewt wurde. »Sie heißt Greta Lüdke und ist Gewerbetreibende – wobei ihr Gewerbe das organisierte und kommerzialisierte Tötungsgeschäft ist. 50 Jahre nach der Nazi-

Euthanasie betreibt sie ganz offen die Tötung lebensunwerten Lebens und ist stolz darauf, jährlich 2000 bis 3000 Menschen mit einer Selbstmordanleitung zu versehen und bislang mindestens fünf Kranke und Behinderte vergiftet zu haben.«

Lena starrte sie ungläubig an. »Wenn sie das offen zugibt – und es wäre nachweislich wahr –, da säße sie doch längst hinter schwedischen Gardinen.«

»Meinst du, ja?« Kerstins bräunlichgrüne Augen hinter der Schildpattbrille musterten sie in trockenem Spott. »Da fehlen dir einige Fakten, fürchte ich. Sagt dir der Begriff ›R.I.P.‹ etwas?«

»Nur als Grabinschrift – ›requiescat in pace‹, Ruhe in Frieden.«

»Für einige Leute war es auch eine Grabinschrift ... R.I.P. ist das Markenzeichen der ›Internationalen Gesellschaft gegen den Mißbrauch der Medizin‹, deren Vorsitzende Greta Lüdke ist – in Betriebsgemeinschaft mit einem hiesigen Rechtsanwalt, Dr. Hartmut Antosch, der die Anliegen der R.I.P. in unseren Breiten vertritt. Die Gesellschaft wurde vor einigen Jahren gegründet, als ein paar Leute sich Sorgen zu machen begannen – berechtigte Sorgen, wenn du mich fragst –, wie man alle die ethischen Fragen rund um das Thema ›Humanes Sterben‹ lösen könnte, wie man es unheilbar Kranken leichter machen und Sterbende besser betreuen könnte. Es schien eine ganz großartige Sache daraus zu werden, aber dann spielten sich mit einemmal die Lüdke und dieser Winkeladvokat Antosch in den Vordergrund, und aus einer Gesellschaft, die die Menschenrechte moribunder Patienten vertrat, wurde eine *Murder Incorporated*.«

»Und niemand hat protestiert?«

»Doch. Sogar ziemlich viele Leute haben das getan. Aber siehst du, in diesem ganzen Bereich bewegt man sich in einer Grauzone, in der Entscheidungen sehr schwierig zu treffen und immer zweischneidig sind. Ich will versuchen, dir zu skizzieren, wie das Ganze auf die schiefe Bahn geriet.«

»Ich höre.«

»Nun ... es ist eine weitgehend akzeptierte Praxis in der Medizin, in Fällen des unmittelbar zu erwartenden Todes ›passive Sterbehilfe‹ zu leisten – das heißt, dem Todkranken das Leben so leicht wie möglich zu machen, aber von einer weiteren Behandlung Abstand zu nehmen, vor allem dort, wo diese Behandlung für den Patienten eine Belastung darstellt – etwa eine weitere Operation bei einem Krebskranken im letzten Stadium. Man ist sich weitgehend einig, daß man erlöschendes Leben nicht mehr gewaltsam anfachen sollte. Man wird also beispielsweise bei einem Kranken, dessen Tod zu erwarten ist, keine besonders hochwirksamen Antibiotika anwenden, die sein Dahindämmern vielleicht zwei, drei Wochen verlängern können, aber keine wesentliche Besserung oder gar Hoffnung auf Gesundung erwarten lassen. Als Journalistin kennst du es sicher schon an der Formulierung: Das ist ein Gebiet, wo die Grenzen verschwimmen, wo man mit winzigen Gewichten wägen muß und eigentlich nur nach eigenem besten Wissen und Gewissen entscheiden kann. Das heißt, daß man es mit sehr dehnbaren Begriffen zu tun hat – wann, beispielsweise, kann man von ›unmittelbar bevorstehendem Tod‹ sprechen? Wenn der Arzt dem Kranken nur noch ein paar Tage gibt? Ein paar Wochen? Ein paar Monate? Und Krankheiten verlaufen oft unberechenbar, einer erlischt beim ersten Anhauch wie eine ausgeblasene Kerze, ein anderer überlebt sein Todesurteil um Jahre. Sollen wir sagen: Wenn die Krankheit als solche unheilbar ist und zuletzt zum Tode führen muß? Aber viele solcher Krankheiten – nimm nur die multiple Sklerose –, verlaufen in Schüben, bei manchen dauert es Jahrzehnte, bis sie ins Endstadium kommen, und wer möchte einen Zwanzigjährigen töten, weil er vielleicht mit fünfzig seiner Krankheit erliegt? Siehst du, wie unendlich kompliziert das ist?«

»Mhmm. Und Greta Lüdke und Konsorten, meinst du, haben sich diese Grauzone zunutze gemacht?«

»Ja. Im Rahmen der R.I.P. dehnten sie den Begriff der passiven Sterbehilfe langsam immer weiter und weiter aus, indem sie immer mehr Kriterien heranzogen wie das Alter der Patienten, ihre Familienumstände, ihre psychische Verfassung und – aber die Karte behielten sie wohlweislich im Ärmel –, ihren gesellschaftlichen Nutzen. Es ging nicht mehr darum, moribunden Patienten die letzte Lebensphase so angenehm wie möglich zu gestalten, sondern darum, in immer mehr Fällen ›lebensbeendende Maßnahmen‹ durchzudrücken.«

»Aber man kann doch nicht einfach ein halbes Dutzend Leute vergiften –«

»O doch, man kann. Verstehst du ... jeder Mensch hat Angst vor einem langen Siechtum, und eine Menge Menschen haben solche Angst davor, daß sie entschlossen sind, lieber den Tod zu wählen. Aber nun kommt noch eine Angst dazu: Werde ich im Fall des Falles überhaupt in der Lage sein, mir rasch und schmerzlos das Leben zu nehmen? Wird sich, wenn ich es selbst nicht schaffen sollte, jemand finden, der mir behilflich sein wird? Mit diesen Gedankengängen spekuliert die R.I.P. und verkauft an ihre Kunden Selbstmordverträge – oder Mordverträge, wie du willst. Die Mitglieder bestätigen mit ihrer Unterschrift, daß sie unwiderruflich zum Selbstmord entschlossen sind und die Tötung durch einen Dritten auf ihr eigenes Verlangen erfolgt ist.«

»Das spricht einen vielleicht vom Mord frei, aber legal ist es deshalb noch lange nicht, erzähl mir nichts.«

»Sagen wir so: Die Sache spielt sich in juristischen, medizinischen und moralischen Grenzbereichen ab. Und die R.I.P. ist klug genug, die Henker im Dunkeln zu halten, angeblich aus Gründen der Pietät; wer also nun wirklich die Giftlimonade serviert oder die Injektion gesetzt hat, erfährt niemand. Interessiert auch niemand: Aller Dank gilt Lüdke, Antosch und der R.I.P. Im übrigen berufen sie sich darauf, daß sie sich strikt an die Mitleidstötungsgebote halten –«

»Woran?«

Kerstin lächelte schief, als sie Lenas verblüfftes Gesicht sah. »Die gibt es, ja. Ein deutscher Arzt hat sie aufgestellt. Sie lauten:

* Der Patient muß den Tod wünschen und diesen Wunsch auch klar und deutlich erklären können.

* Der Patient muß hoffnungslos krank sein. Krank in einem Stadium, wo der behandelnde Arzt selbst bei der Aufbietung aller seiner Kunst keine Heilungschance mehr sieht.

* Der Arzt, der die Sterbehilfe durchführt, muß derselbe sein, der den Patienten über lange Strecken seines Leidens betreut hat.

* Bei der Durchführung der Sterbehilfe müssen mehrere Zeugen anwesend sein.

* Niemals darf Geld vom Patienten für dessen ›Erlösung‹ genommen werden.

* Der Patient muß unter ›würdigen Umständen‹ sterben.

* Jeder Fall von Sterbehilfe muß der Staatsanwaltschaft gemeldet werden.

Das klingt alles sehr human, allerdings – aber was rede ich lang, lies es dir selbst durch.«

Lena sah sie so ungläubig an, daß sie aufstand und zum zweitenmal den Ordner mit der Aufschrift »R.I.P.« aus dem Regal holte. Sie schlug eine Stelle auf und schob Lena die fotokopierte Seite einer Illustrierten zu, auf der unter der Schlagzeile:

»JACK THE R.I.P. PER?«

folgender Text angemerkt war:

»Schon vor drei Jahren hatte die Todesengel-Ges.m.b.H. ein erstes Zeichen gesetzt: Damals hatte ein Unbekannter der spastisch gelähmten N.N. eine tödliche Dosis eines nach Geheimrezept gemischten Giftcocktails zustellen lassen. Ein Vierteljahr später starb die an der Alzheimer Krankheit leidende ehemalige Bankangestellte N.N. an einem Schierlingsbecher – ›sofortiger Eintritt des Todes wird garantiert‹ –, aus Greta Lüdkes Giftküche. In den Wochen danach registrierte die R.I.P. täglich rund hundert Aufnahmeanträge. Für das laufende Geschäftsjahr wird mit einem Umsatz in Millionenhöhe gerechnet.

Kürzlich erstatteten nun die Vorstandsmitglieder einer Behindertenorganisation Strafanzeige wegen des Verdachts fortgesetzter Straftaten gegen das Leben. Aktueller Anlaß war der Tod der an Leukämie erkrankten 26jährigen Filmschauspielerin N.N., dem Fernsehpublikum aus zahlreichen kleineren Rollen in beliebten Fernsehserien bekannt. Sie war in ihrem Bett im Pflegehospiz tot aufgefunden worden, die Obduktion ergab als Todesursache Vergiftung durch ›mehrere toxische Substanzen, die in einer orangensirup-ähnlichen Limonade verabreicht worden waren.‹

Tags darauf gab Vizepräsident Dr. Hartmut Antosch im Namen der R.I.P. bekannt, daß die Todeskandidatin – seit 15 Monaten vollzahlendes Mitglied der R.I.P. –, das Gift ohne fremde Hilfe genommen habe. Zum Beweis legte er zwei Polaroidfotos vor, die von einer ›als Trost und Stütze‹ am Sterbebett anwesenden R.I.P.-Mitarbeiterin angefertigt worden waren. (Der Rest der Foto-Serie ging, zweifellos gegen gutes Geld, als Bildmaterial an ein Schickeria-Magazin mit Hang zum Makabren.) Auf einem der zwei Bilder schlürft Frau N.N. mit einem abgeknickten bunten Party-Strohhalm eine Flüssigkeit aus einem lilafarbenen Kunststoffbecher. Das zweite Foto zeigt sie ebenfalls im Bett mit verzerrten Zügen und aufgerissenem Mund. Die Kripo untersucht derzeit, warum eines der beiden Bilder offenbar mit Blitzlicht, das zweite dagegen bei Tageslicht aufgenommen wurde und warum N.N. auf dem einen Foto ein mit Rüschen besetztes, auf dem anderen ein glattes Nachthemd trägt.

R.I.P.-Vize Hartmut Antosch wandte sich scharf gegen den von Aktivgruppen Behinderter erhobenen Vorwurf, er habe ›durch den kühl kalkulierten Schau-Suizid eines Starlets Reklame für seine Killer-Kommandos gemacht‹. Den Erlösungstod – so Antosch zu seiner und seiner Chefin Handlungsmoral –, würden aus den Händen der R.I.P. nach gewissenhafter Prüfung von Seelenzustand und Krankheitsbild nur ausgewählte Patienten empfangen, die keinen anderen Ausweg sähen als den Tod. Die ärztliche Verantwortungsethik sei auch für ihn als Nichtmediziner der Maßstab seines Handelns.

Ein Jahr zuvor hatte man seitens der R.I.P allerdings noch großzügigere Maßstäbe gesetzt, als Handelsreisende der Selbstmord-A.G. einem krebskranken Geschäftsmann praktisch zwischen Tür und Angel eine Kostprobe ihres Todes-Drinks aufzuschwatzen versucht hatten. Begründung der rührigen Suizid-Dealer: In fortgeschrittenen Fällen sei man gerne kulant und erspare dem Kandidaten nach Möglichkeit die relativ hohe Beitrittsgebühr.

Unerfreulichen Nachgeschmack hinterläßt einstweilen, was die Gerichtsmediziner bei der Analyse der hauseigenen Giftmischung feststellten: Während R.I.P.-Werbeschriften das ›sanfte Entschlummern‹ der Suizidanten in lockenden Formulierungen preisen, orteten die Pathologen auf dem Grund des lila Schierlingsbechers ›ein elendes Ende unter schmerzhaften Muskelkrämpfen und langsamem Versagen der Atmung.‹«

Lenas Blicke wanderten zwischen den beiden Fotos hin und her. Die Frau hatte krank ausgesehen, blaß, verfallen ... aber was der Tod in ihrem Gesicht angerichtet hatte, war unbeschreiblich. Die Brauen waren so scharf zusammengezogen, daß die Falten des Fleisches von schwarzen Linien gesäumt erschienen, und der Mund hatte sich zu einem klaffenden schwarzen Viereck verzerrt wie die Grimasse der Medusa auf Perseus' Schild. Aber da war noch etwas, das schlimmer war als die Zeichen eines gewaltsamen Todes. In diesem Gesicht spiegelte sich etwas Unheiliges und Unsauberes, ein Ausdruck von Grauen, der die Erinnerung an eine als Kind gehörte Geschichte in ihr wachrief: daß die Seelen von Selbstmördern der Verdammnis verfielen. Sie hatte seit ihrer Kindheit nicht mehr daran gedacht und glaubte nicht, daß etwas Wahres daran sei, aber es hätte keine bessere Illustration geben können als dieses tote Gesicht.

Dienstag, 7. November, 1 Uhr morgens.

Lena Offenbach saß wach im Bett. Vor drei Jahren hatte sie das Rauchen aufgegeben, also kaute sie jetzt auf einem Pfefferminzgummi herum, um sich zu beschäftigen, während die Gedanken wie losgelassene Hunde in ihrem Kopf herumstreunten.

Das vordringlichste Gefühl, das sie empfand, war ein dumpfer Widerwille, etwas wie ein schlechter Geschmack im Mund, nur daß er nicht im Mund war, sondern in der Seele.

Ihre Meinung über Sterbehilfe – eine lose und flüchtig gefaßte Meinung –, hatte sich nicht geändert, aber die R.I.P. mißfiel ihr. Obwohl sie seit dem Prozeß gegen den alten Mann kaum jemals mehr über das Thema nachgedacht und sich niemals pro oder kontra engagiert hatte, fühlte sie sich auf eine unbestimmte Weise betrogen, als hätte sie entdeckt, daß eine Spende für hungernde Kinder an ein feistes Schwindelunternehmen gegangen war. Bei dem Gespräch mit Lisa hatte sie sich dann und wann fast ein wenig heroisch gefühlt: Sie war für das Selbstbestimmungsrecht und die Würde kranker Menschen eingetreten, in denen ihre Schwester in erster Linie Behandlungs- und Pflegeobjekte zu sehen schien ... jetzt hatte sie den Eindruck, daß es zumindest im Dunstkreis der R.I.P. um bedauernswerte Wracks ging, deren Elend bis zum letzten Röcheln (und dem obligaten Todes-Foto) vermarktet wurde.

Dienstag, 7. November, 5 Uhr morgens.

Um fünf Uhr morgens aufzustehen, war kein Vergnügen für Lena Offenbach.

Die Dusche, die sie mit weit aufgedrehten Hähnen auf sich niederprasseln ließ, tat gut. Das heiße Wasser wirkte auf die bloße Haut wie feine Nadelstiche. Ihre Muskeln entspannten sich, sie schloß behaglich die Augen und atmete den Wasserdampf ein.

Sie stellte die Dusche ab, trat aus der Kabine und wickelte sich in ein Badetuch. Dann wischte sie den beschlagenen Spiegel blank und betrachtete ihr Bild. Ihre Augen wirkten klein und hart in dem vom Wasserdampf rosig überhauchten Gesicht. Sie sah, was sie erwartet hatte: Es war einfach zu früh am Tage für sie. Sie verstand nicht, wie Lisa das aushielt.

Sie war unausgeschlafen, aber sie hatte sich entschieden, daß sie das Gespräch mit Lisa noch vor Tagesanbruch führen mußte.

Lisa kam in einem blauen Baby-Doll und den Angorasöckchen, die ihre chronisch kalten Füße im Bett wärmten, aus ihrem Kabinett geschlurft und blieb blinzelnd stehen, als sie das ungewohnte Licht im Salon sah. Sie murmelte etwas, das sich wie »Mummu mü megg?« anhörte. Vermutlich meinte sie: »Mußt du früh weg?«

»Ich muß unbedingt mit dir sprechen, Lisa.«

»Jetzt? Worüber?«

»Etwas, das ich gestern erlebt habe. Genau vor eurer Türe. Nimm dir inzwischen Kaffee; ich komme gleich mit dem Toast.«

Sie erzählte Lisa, was sie im Hof gesehen hatte, und gab ihr auch das Gespräch mit Kerstin wieder. »Sie ist eine langjährige Kollegin, die sich dann selbständig gemacht hat, und ich habe volles Vertrauen zu ihr ... Warum hast du mir nichts von der R.I.P. erzählt?«

Lisa hob die Achseln. »Ich wußte nicht, daß dich solche Dinge interessieren.«

»Aber es hängt vermutlich mit deinem Problem zusammen – diesen mysteriösen Todesfällen.«

»Wie denn? Die R.I.P. ist ein Verein, der Selbstmördern Gift gibt, und diese Leute, die starben, waren weder Selbstmörder, noch wurden sie vergiftet. Es hätte doch auch gar niemand Fremder hereinkommen und ihnen Gift einflößen können, das ist unmöglich.«

»Aber gestern leitete Greta Lüdke vor eurer Türe eine Demonstration mit dem Ziel, jemand namens Patrick sterben zu lassen. Wer ist dieser Patrick?«

»Ein Kind ... ein zwölfjähriger Junge, der seit neun Wochen bei uns liegt. Bewußtlos. Er hatte einen Unfall mit einem von diesen idiotischen Knochenbrechern – einem Skateboard. Jetzt wird sein Zustand langsam kritisch –«

»Wieso?«

»Weil er schon so lange im Koma liegt. Es greift den Körper an, der immer schwächer und infektionsanfälliger wird, und das Risiko, daß das Gehirn bleibende Schäden erleidet, steigt an. Seit kurzem scheint es, als wollte er aufwachen, aber wir wissen noch nicht, was draus wird – ob er es wirklich schafft. Wir hatten eine ziemliche Aufregung seinetwegen. Seine Mutter hat die Nerven verloren ... sie hat versucht, ihm den Schlauch des Beatmungsgeräts herauszureißen. Wir haben sie hinausgeworfen und ihr Hausverbot erteilt, und sie drohte uns, sie würde sich an Dr. Antosch wenden; sie würde eine Klage einbringen, daß die Behandlung eingestellt würde. Wir machten uns keine allzugroßen Sorgen deshalb. Dr. Lukas, der am meisten vom Recht versteht, sagte, selbst wenn Antosch eine solche Klage einbrächte, würde sich der Prozeß jahrelang durch die Instanzen ziehen, und ob Patrick lebt oder stirbt, wird sich innerhalb der nächsten vier Wochen entscheiden. Wir haben einigen Ärger gehabt ... da läuft eine Kampagne, wir finden immer wieder diese Kleber an der Türe oder den Fensterscheiben, und ein paar mal wurden nachts Grablichter auf die Eingangsstufen gestellt.«

»Und habt ihr nicht die Polizei alarmiert – oder sonst etwas unternommen?«

Lisa zuckte die Achseln. »Es ist nicht das erstemal, daß uns solche Sachen passieren. Du glaubst nicht, wie eine Intensivstation die Psychopathen anzieht.«

»Greta Lüdke ist vielleicht nichts weiter als eine Psychopathin, aber eine sehr einflußreiche und gerissene, nach allem, was ich gestern gehört habe. Lisa, ich bin überzeugt, das hat etwas mit diesen Todesfällen zu tun.«

»Ich weiß nicht recht ... du hast recht, es wird alles mögliche geredet, aber ich kann mir nicht vorstellen, daß Antosch so weit geht, jemand tatsächlich umzubringen. Er hat Leuten Gift verabreicht, das stimmt – aber diese Leute haben darum gebeten. Und vielleicht wird er für Frau Sward prozessieren ... aber das heißt immer noch nicht, daß er jemanden ermordet.«

»Ich sage nur, hier hast du mutmaßliche Morde, und hier hast du einen mutmaßlichen Mörder dazu.«

Lisa kaute schweigend an einem Eckchen Toast. Lena beobachtete sie. Der Gedanke, daß die R.I.P. für die mysteriösen Todesfälle verantwortlich war, schien ihr – einmal gefaßt –, nicht unwillkommen zu sein, und Lena verstand durchaus, warum: es war immer angenehm, den Verdacht auf Fernstehende schieben zu können. Andererseits hatte sie Vorbehalte.

»Lena – es gibt einfach keine Möglichkeit, wie sie es bewerkstelligt haben sollten. Kein Fremder kann sich unbeobachtet in der Station bewegen, kein Mensch könnte unseren Patienten irgendetwas einflößen –«

Lena stand auf. »Mich interessiert jetzt einmal das WER. Über das WIE, WAS, WANN usw. können wir später noch nachdenken.«

Dienstag, 7. November, 19 Uhr.

Die elektronische Uhr in der Einfahrt des Krankenhauses leuchtete in trübem Rot, als Lena Offenbach durch den Torbogen schritt. Sie las die Anzeige

DIENSTAG
NOV 07
18 57 Uhr
02 + C

Lena eilte über den Hof auf die Station zu. Im Lauf des Tages war der Entschluß, C 12 zu besichtigen, immer fester geworden. Sie gestand sich ein, daß sie eine gewisse Bangigkeit empfand. Ein Krankenhaus gehörte durchaus zu den Institutionen, die ihr Furcht einjagten, und die etwas abgeschiedene Lage der Station in der Betonbaracke verstärkte diese Furcht noch – sie erweckte Assoziationen mit »Sonder-«, »Spezial-«, »Geheim-«, die alle nicht dazu angetan waren, sie zu ermutigen. Sie hatte noch sehr wenige Normalstationen und noch nie eine Intensivstation von innen gesehen, die wenigen Informationen, die sich da und dort angeboten hatten, hatten sich in ihrem Unterbewußtsein längst mit anderen Informationen verfilzt, so daß wunderliche Bilder in ihrer Phantasie auftauchten: Türen mit Panzerglasluke und komplizierten metallenen Griffen – blinkende rote Warnsymbole –

computergesteuerte Greifhände, die sich lautlos in von antibakteriellen Fluoreszenzlichtern erleuchteten Räumen bewegten.

Einen Augenblick zögerte sie vor der hellen Drahtglasfläche der Türe, dann drückte sie den Summer neben der Klinke. Eine von Störgeräuschen überlagerte Stimme rief etwas ins Mikrophon, und sie antwortete »Offenbach!« Die Türe sprang auf. Eine Welle von scharfem Neonlicht und schwülem Spitalsgeruch drang heraus.

Sie zog unwillkürlich die Augen zusammen. Dann fühlte sie sich enttäuscht. Was sie registrierte, war ein überwältigender Eindruck einer aus allen Nähten platzenden chaotischen Unordnung. In jedem Winkel stapelte sich mehr medizinischer Kram, als das Auge erfassen konnte. Es war wohl vor allem der Kontrast zu dem Phantasiebild steriler, menschenleerer Maschinenräume, der ihr C 12 so eng und überladen wie ein U-Boot erscheinen ließ. Aus einer Türöffnung linker Hand, hinter der sie nicht mehr erkennen konnte als ein ganzes Schlangennest durchsichtiger Plastikkanülen auf einem Ständer, drang Lärm heraus, Holzschlappen klapperten über den Boden, etwas wurde klirrend weggeschoben.

Gleich darauf tauchten zwei Gestalten im Korridor auf, beide in geschlechtslose orange Overalls und lose Jacken in derselben Farbe gekleidet: ein schlanker Mann mit einem erdbeerblonden Lockenkopf und auffallend schiefen Zähnen, und eine Frau mit afrokrausem Haar, die viriler wirkte als der Mann neben ihr. Der Blondschopf redete laut und in einem eigentümlich galoppierenden Tonfall, der in Lenas Kopf die Glocken anschlug. »*Speed*«, dachte sie. Der Bursche mußte voll drauf sein; nicht nur, daß seine Gedanken seinen Worten einen Kilometer voraus waren, seine Augen waren rund und starr, und seine Hände hielten keinen Augenblick still. Auf Stirn und Nacken war seine helle Haut von nervöser Röte gescheckt. Wo das leichte Tuch der Jacke an seinem Körper anlag, war es dunkel vor Feuchtigkeit.

Sie hörte ihn sagen: » ... werde ich eben zum Verwaltungsrat gehen und verlangen, daß das Gerät angeschafft wird, soll es kosten, was es will, im Massachusetts Hospital hatten sie es auch, und ich brauche einfach eine meinen Fähigkeiten entsprechende Ausrüstung, oder – ihm das persönlich ins Gesicht sagen.« Daß er einen Satz (oder eher noch: einen ganzen Absatz) seiner Rede ausgelassen hatte, bemerkte er nicht; er wiederholte sich zweimal und setzte dann mit einer grandiosen Handbewegung in Richtung der Krankenzimmer hinzu: »Alles veraltet. Nicht zeitgemäß. Alles –«

Die Frau, die ihm mit apathischem Gleichmut zugehört hatte, folgte mit den Augen seiner Geste, und dabei sah sie Lena. Sie blieb abrupt stehen, und Lena kam es vor, daß sich ihr ganzer Körper versteifte wie der einer wütenden Katze. Ihre Augen, groß und verschwommen wie Fischaugen hinter den Brillengläsern, blinkten feindselig. »Was machen Sie hier? Wer hat Sie hereingelassen?«

Auf einen so scharfen Angriff war Lena nicht gefaßt gewesen. Sie ärgerte sich, wie leise und demütig ihre Stimme klang, als sie antwortete: »Ich bin Lena Offenbach – Lisas Schwester.«

»Und was wollen Sie hier?« Die Frau kam so nahe, daß sie ihren säuerlichen Körpergeruch aufnahm.

»Meine Schwester abholen, ich –«

»Dann warten Sie gefälligst draußen! Hier steht KEIN ZUTRITT! Wir brauchen hier keine Gaffer, und ganz besonders brauchen wir keine Schnüffler und Zeitungsschmierer, also bitte –«

Sie packte Lena an der Schulter und machte Anstalten, sie buchstäblich hinauszuwerfen. Der Blondschopf, den das plötzliche Recontre aus dem Konzept gebracht hatte, stand verdutzt da, kratzte sich in den Haaren und kehrte dann mit einer abrupten Wendung in das Krankenzimmer zurück, aus dem er aufgetaucht war. Lena versuchte ihre Kräfte zu sammeln, aber es war zu spät, sie hatte bereits alle Punkte verloren, und ihr blieb nichts als die Flucht.

Dienstag, 7. November, 19.15 Uhr.

Im Hof war es dunkel. Lena bezog an demselben Ausguck hinter der Rampe Posten; sie hatte keine Lust, der dunkelhaarigen Frau noch einmal in die Quere zu kommen. Auf C 12 war der Arbeitstag für das nichtmedizinische Personal zu Ende, und für die Schwestern und Pfleger war Schichtwechsel. Immer wieder öffnete sich die Drahtglastüre, und eine neue Gestalt trat ins schillernde Zwielicht des neonerleuchteten Hofes:

Eine hagere Frau in einem Mantel mit Blaufuchskragen, deren Haar so sorgsam gelockt und so glänzend schwarz war, daß es einer Theaterperücke ähnlicher sah als einer Frisur. Im Kontrast zu ihrer hoheitsvoll aufgerichteten Haltung – die unwillkürlich an ein steifes Korsett unter dem Blaufuchsmantel denken ließ –, erschien der Mann, der ihr auf den Fersen folgte, doppelt gnomenhaft: Er war halbseitig gelähmt, eine Körperseite bewegte sich normal, während die andere mit wunderlich schlotternden und hopsenden Bewegungen Schritt zu halten versuchte. Aus Lenas Erinnerung an die Beschreibungen ihrer Schwester tauchte der Name »Herr Leopold« auf. Sie wunderte sich, daß er mit einer so schweren Behinderung berufstätig war – zweifellos hätte er eine Invalidenrente bekommen. Als er sich in seiner verdrehten Gangart an ihr vorbeibewegte, fiel ihr auf, wie sehr er sich um ein adrettes Aussehen bemühte: Sein farbloses Haar war glattgestriegelt, er trug einen dunklen Tuchmantel mit einem tadellos gewickelten und gesteckten Schal darunter und graue Gabardinehosen, unter denen rechts der Klumpen eines orthopädischen Schuhs zu erkennen war.

Wieder trat ein Paar aus der Türe – ein junger Mann, der für Lenas Augen wie ein sehr jugendlicher Dr. Watson aussah, und das nicht nur wegen seiner etwas altväterlichen Frisur und Barttracht. Seine Begleiterin war eine zarte dunkelhaarige Frau mit einem Pferdegebiß, in einen papageienbunten Kunstpelz gehüllt. Sie gingen nur ein paar Schritte gemeinsam, dann nickte der Mann und winkte mit den Fingern. Die Frau warf in einer Geste komischer Verzweiflung beide Hände hoch, lachte und trabte in die entgegengesetzte Richtung davon.

Wieder fiel ein greller Lichtfleck auf den Asphaltboden des Hofes – eine junge Frau in einer knielangen weißen Thermojacke erschien. Ihr Haar war asymmetrisch geschnitten, links kurz, rechts lang. Sie war hübsch, auf eine pralle, saftige Art hübsch, die leicht überreif wurde, und sie zeigte ein erstaunliches Mienenspiel: Als die Türe aufgegangen war, hatte sie über die Schulter zurück jemand kokett angelächelt, aber kaum war die Türe ins Schloß gefallen, zerfiel das Lächeln auf ihrem Gesicht, und über die weichen Züge legte sich ein Ausdruck von gallbitterem Ärger. Sie stemmte die Hände in die Taschen ihrer Thermojacke und stapfte davon, und Lena spürte, daß sie in diesem Moment keinen Pfifferling auf ein freundliches Gesicht oder gutes Aussehen gab.

Während sie der weißen Thermojacke nachblickte, fiel ihr ein Mann auf, der an der gußeisernen Einfriedung des Brunnens stand und offenkundig auf jemand wartete – ein großer schlanker Brillenträger von täuschend jugendlichem Aussehen: Seine Gestalt war sportlich straff, seine Züge glatt und makellos, aber sein kurzer Vollbart, sein säuberlich zurückgekämmtes Haar waren dicht mit grauem Haar meliert. Er trug einen grauen Trenchcoat und machte allgemein einen sehr gepflegten Eindruck – er hätte leicht ein Arzt sein können oder ein Sozialarbeiter des Krankenhauses oder ein Computerfachmann des krankenhauseigenen Rechenzentrums, dessen weißes Betongebäude sich einen Hof weiter zwischen die Renaissancefassaden drängte. Dennoch hatte sie das Gefühl, daß er weder das eine noch das andere war. Sie beobachtete ihn, aber nichts, was er tat, ließ den Zweck seines Wartens oder seine Absichten erkennen. Er stand einfach da, wechselte den flachen Diplomatenkoffer, den er trug, gelegentlich von einer behandschuhten Hand in die andere und blickte müßig zu den erleuchteten Fenstern der Kliniken und den wirbelnden Wetterfahnen auf den Dächern darüber hinauf. Das Neonlicht fing sich bei diesem Hin- und Herblicken in seinen Brillengläsern, so daß es aus der Entfernung aussah, als hätte er riesige glühende Augen.

Dienstag, 7. November, 19.15 Uhr.

Lisa zog überrascht die Brauen hoch, als sie aus der Station trat und ihre Schwester im Hof wartend fand. Sekundenlang schien es Lena, daß sie schwankte, ob sie sich darüber freuen oder ärgern sollte. Dann lächelte sie zögernd. »Was machst du hier?«

»Was wohl? – Bist du zum Umfallen müde, oder bist du noch imstande, in den ›Jadegarten‹ essen zu gehen?«

Lisa nickte etwas befangen. »Warum nicht ... Wart einmal«, unterbrach sie, als Lena den Weg zum Westtor einschlug, »nicht dort, da laufen wir rund um das ganze Spital herum, wir können eine Abkürzung nehmen. – Dort.« Sie deutete auf einen schmalen schwarzen Spalt zwischen zwei Gebäuden, der so feucht und finster wie ein mittelalterlicher Geheimgang im Mauerwerk gähnte.

Fünf Minuten später hatte Lena jegliche Orientierung verloren. Zu der Zeit, als es erbaut worden war, hatte das Garnisonsspital zweifellos einen symmetrischen (oder wenigstens sinnvollen) Grundriß aufgewiesen, aber mit seinen hunderterlei Zu- und Anbauten hatte es sich in ein bis zur völligen Undurchdringlichkeit verschachteltes Labyrinth verwandelt.

Unter Lisas Führung zwängte sie sich durch den Durchgang, der ihnen nur einer hinter der anderen Platz gewährte, und gelangte am anderen Ende in die beklemmende Finsternis eines riesigen baumbestandenen Hofes, auf dessen buchsbaumgesäumten Wegen das Herbstlaub zu Haufen lag. Ihre Schritte scharrten und schlurften, als sie knöcheltief durch die modrige, halb gefrorene Masse pflügten. Die bleichen Gebäude, die das Viereck des Hofes umgrenzten, mußten Verwaltungsgebäude oder Depots sein, denn ihre überhohen Fenster waren dunkel.

Lena spürte, wie plötzlich Angst in ihr aufstieg, Angst vor der dichten Finsternis und den düsteren Kasernenmauern rundum. Der Nachthimmel über ihnen war von einem unruhigen dunklen Gebrodel bedeckt, gelegentlich glänzte der bittere Mondschein des Winters aus den Rissen der schweren Sturm- und Schneewolken, die über ihren Köpfen dahinjagten. Neonleuchten brannten, in weiten Abständen verstreut, an den Wegen, aber diese Lampen ließen die Dunkelheit nur noch tiefer erscheinen, sobald sie die Reichweite jeder einzelnen Lichtblase hinter sich gelassen hatten. Eine unangenehme Atmosphäre lastete über dem Hof, und Lena begann sich – vorerst noch ganz am Rande ihres Wesens –, von der spukhaften Angst bedrängt zu fühlen, daß sie durch die feuchte Dunkelheit der Passage die Welt des Normalen und Realen verlassen hatte und in einen anderen Daseinszustand geraten war. Sie empfand Angst: Angst nicht vor einer physischen Gefahr, sondern vor dem unbestimmten Druck, der auf dem Ort lastete, dem undefinierbaren Übel, das ihn beherrschte. Wäre sie allein gewesen, sie wäre längst wieder umgekehrt und den langen Weg rund um das Spital gegangen, aber sie schämte sich vor Lisa (und vor dem unbarmherzigen Teil ihrer selbst) – und außerdem war der Weg zurück inzwischen länger als der Weg vorwärts.

Lena fragte – weniger aus Interesse, als um in der kalten Dunkelheit ihre eigene Stimme zu hören: »Sag ... ich habe zuerst euren Herrn Leopold aus der Station herauskommen gesehen. So schwer behindert, wie er ist, wundert es mich, daß er keine Invalidenrente bekommt.«

»O, er bekäme eine«, entgegnete Lisa. »Aber er wollte sie nicht. Siehst du, das ist eine merkwürdige Geschichte. Er war ein ganz gesunder siebzehnjähriger Bursch, Schlosserlehrling, als eine Eisenstange von einem Gerüst fiel und ihm in den Schädel drang –«

Lena blieb stehen. »Im Ernst? Das hat er überlebt?«

»Wie du siehst. Er war natürlich sehr schwer krank; als er nach langer Bewußtlosigkeit wieder zu sich kam, litt er unter sehr ausgedehnter Amnesie – Gedächtnisverlust –, er hatte sogar die grundlegendsten Fähigkeiten verloren. Wie ein kleines Kind mußte er wieder lernen, selbständig zu gehen, zu sprechen, zu schreiben. Von Amts wegen wurde er als erwerbsunfähig eingestuft und bekam eine Rente. Er lebte zuhause bei seiner alten Mutter und tat so gut wie gar nichts, bis –« Plötzlich lächelte sie. »Man möchte nicht glauben, wozu böse Menschen manchmal nütze sind. Er hörte zufällig mit, wie ein Nachbar zu seiner Mutter sagte: ›Die Hirnverletzten sind doch lauter Idioten.‹ Das brachte ihn derartig in Rage, daß er praktisch ein neuer Mensch wurde. Er wachte aus seinem resignierten Dahindämmern auf, ging zum Friseur, zog sich ordentlich an und ging auf Arbeitssuche. Man sagte ihm, er würde seine Rente verlieren, wenn er arbeitete. Es war ihm gleich. Er bekam Arbeit über ein Rehabilitationsprogramm, langweilige Arbeit in einer unsympathischen Firma, in der man ihn neckte und demütigte, und er war oft nahe dran, wieder in das behagliche Nichtstun eines Invalidenrentners zurückzukehren, aber er vertraute mir einmal an: So oft er Angst hatte, es nicht zu schaffen, sagte er leise vor sich hin: ›Die Hirnverletzten sind doch lauter Idioten.‹ Jetzt ist er seit zwei Jahren bei uns und macht sich gut ... obwohl er uns manchmal ein bißchen auf die Nerven geht mit seiner unbeholfenen Art. Wir wissen zwar alle, daß es einfach an seinem Gehirn liegt, in dem seit dem Unfall ein paar tote Zonen sind, aber ...«

»Ich verstehe«, stimmte Lena zu, ohne wirklich hingehört zu haben. Niemals waren ihr Häuser so gespenstig weiß erschienen, niemals hatten die schwarzen Äste unbelaubter Bäume und die Säulen des Wacholder eine solche Friedhofsatmosphäre um sich verbreitet, niemals hatte der Wind so jammervoll in den Lichthöfen und Durchgängen des Spitals geheult. Sie schob die Hände tiefer in die Taschen ihrer kurzen grauen Plüschjacke und ließ den Blick, müßiges Interesse vortäuschend, links und rechts über die graubereiften Rasenstücke schweifen.

Plötzlich, als sie sich umdrehte, entdeckte sie eine Gestalt zwischen zwei dunklen Eiben am anderen Ende des Durchganges, und ihr erster Gedanke war: Jemand folgt uns. Dann wies sie sich selbst zurecht: Wer sollte ihnen folgen? Und warum? Der Weg, den sie eingeschlagen hatten, war nicht alltäglich, aber es war zweifellos ein öffentlicher Weg, warum sollten nicht andere Spitalsbedienstete auf derselben Abkürzung den riesigen finsteren Kaninchenbau des Zentralkrankenhauses verlassen?

»Beeil dich ein bißchen«, sagte sie und legte so viel mürrische Gleichgültigkeit in ihre Stimme, wie sie nur konnte. »Ich hab mit dem Essen auf dich gewartet, und ich kriege allmählich einen Wolfshunger.«

»Wir sind gleich da«, beschwichtigte Lisa.

Sie hatte dennoch das Gefühl, eine gute Stunde durch dieses von unsichtbaren Gefahren erfüllte Dunkel getrabt zu sein, als die Mauern der Gebäude endlich senkrecht vor ihr aufragten. Eine schwache Lampe brannte über einer halboffenen Glastüre. Sie sah Stufen in ein Souterrain hinunterführen, einen trübe beleuchteten Kellergang, in dem sich Gerümpel stapelte, schrottreife medizinische Geräte, halb zerlegte Transportwagen, Monitore mit heraushängenden elektronischen Eingeweiden. In hohen Stahlrohrkörben auf Rädern türmten sich Berge schmutziger weißer und grüner Wäsche, die anscheinend in einer unterirdischen Wäscherei in diesem Gebäude gereinigt werden sollte.

Was vor ihnen lag, war sichtlich nichts weiter als der Weg durch einen Gerümpelkeller, und doch empfand Lena einen heftigen Widerwillen vor der Passage, deren entferntes Ende sich in leopardenfleckigem Dunkel verlor. Von den Emissionen zweier Jahrhunderte verfärbter Stein und staubbedeckter Mörtel und rostiges, von Kondenswasser glitzerndes Eisen und schmutzig nachgedunkeltes Messing und blindes Glas und fleckiger Kunststoff spiegelten das Glimmen des Neonlichts – es war der traurigste und schmutzigste Ort, den Lena jemals gesehen hatte, und er breitete eine häßliche Depression über ihre Seele aus: Er drängte ihr so unwiderstehlich den Gedanken auf, daß das organische Leben nicht als einziges vergänglich war. Das anorganische folgte, langsamer und widerstrebender, nach.

Dienstag, 7. November, 19.30 Uhr.

Sie machte ihrer Anspannung Luft, indem sie ihren Zusammenstoß mit Schwester Edda wiedergab. »Ich weiß nicht, wer sie ist, aber sie hat ausgesehen wie die Rausschmeißerin in einem Lesben-Club, und genauso hat sie sich benommen.«

Lisa bemühte sich zu vermitteln. »Edda ist nicht gerade diplomatisch, ich weiß. Aber ... ich will dir jetzt nicht persönlich nahetreten, ich –«

Lena faßte mit beiden Händen die Revers ihrer Jacke und öffnete sie. »Stich schon zu. Was hast du mir Vernichtendes zu sagen?«

»Ich wollte sagen, Journalisten können einem wirklich auf die Nerven gehen.«

»Nein! Im Ernst?«

»Ja, im Ernst«, fuhr Lisa, jetzt etwas unwillig, fort. »Und deshalb kann ich es Edda auch nicht so richtig übelnehmen. Verstehst du, wenn Sachen geschrieben werden, die einfach nicht stimmen – wenn in Zeitungen und Illustrierten Schauerromane von Patienten stehen, die ›seit zwanzig Jahren hirntot sind und von Organmaschinen in Gang gehalten werden‹ –, und das nur, weil einer ein paar Worte aufgeschnappt und nicht verstanden hat und sich auch nicht die Mühe gemacht hat, zum Telefon zu greifen –«

»Und wenn du zum Telefon greifst, bekommst du zur Antwort: ›Tut uns leid, wir haben keine Zeit und außerdem geben wir der

Presse grundsätzlich keine Auskünfte.‹ Aber dann meckern, wenn ein Journalist nicht das Fachwissen eines Nobelpreisträgers hat.«

»Ich meine ja nicht dich persönlich.« Lisa suchte, wie immer, einem offenen Streit aus dem Weg zu gehen. »Ich meine alle diese billigen Horror-Stories, die einer vom anderen abschreibt –«

»Aber diese Geschichten – wie du eben zitiert hast –, die sind doch nicht erfunden, das wäre ja eine weltweite Journalistenverschwörung.«

»Erfunden insofern nicht, aber – paß auf. Kein hirntoter Patient liegt zwanzig Jahre im Bett, Maschinen hin oder her. Hirntot heißt tot, und nach spätestens ein paar Tagen fallen trotz aller medikamentösen und maschinellen Maßnahmen alle lebenswichtigen Regulationsmechanismen aus – der Stoffwechsel, der Kreislauf, die Temperaturregelung, alles bricht zusammen, es kommt zur vollständigen Paralyse, und dann setzt die Fäulnis ein. Klar?«

»Klar. Wer liegt aber dann jahrzehntelang im Bett?«

»Bewußtlose – manchmal. Es kommt sehr selten vor. Im Normalfall haben wir das Problem, daß Komapatienten schon nach einigen Monaten nicht mehr in der Lage sind, genügend Abwehrkräfte zu mobilisieren, und dann an der nächstbesten Infektion – Lungenentzündung, Harnblasenentzündung, Infektionen des Magen-Darm-Trakts, was auch immer –, sterben. Hin und wieder ist ein Organismus so zäh und widerstandsfähig, daß er es jahrzehntelang schafft. Aber wie gesagt, das ist selten. Und was die ›Organmaschinen‹ angeht – Mensch, ein Respirator ist eine raffinierte Luftpumpe, sonst nichts. Wir könnten dasselbe mit einem Blasebalg machen, wenn wir uns vierundzwanzig Stunden am Tag zu jedem Bett hinstellen wollten. Wir erhalten keine ›zerstörten Organismen in einem künstlichen Leben‹. Wir sind eine Station für Kranke, die besonders sorgfältige Pflege und Kontrolle brauchen, weiter nichts. Natürlich sterben manche von ihnen. Anderswo vielleicht nicht? Sogar beim Zahnarzt fällt hin und wieder einer tot vom Behandlungsstuhl.«

»Wie viele sterben?« fragte Lena.

»Nicht einmal zehn Prozent.«

Lena pfiff. »Im Ernst?«

»Ja, im Ernst. Und deshalb verstehe ich nicht, warum die Zeitungen immer so tun, als wären wir der Todestrakt des Krankenhauses. Und wir –«

»Moment einmal«, fiel ihr Lena ins Wort. »Und wie viele von deinen Überlebenden leben wirklich? Wobei ich unter ›leben‹

etwas anderes verstehe, als noch zehn weitere Jahre als bewußtloses und verkrümmtes Gerippe ein Pflegebett zu blockieren.«

»Wir haben circa zwanzig Prozent Defektheilungen – Leute, die nicht ganz gesund werden. Wobei ›nicht ganz gesund‹ alles mögliche heißen kann, schwerste Defekte oder auch nur harmlose Tics – wie ich dir von Lutz Beranek erzählt habe. Die Quoten sind übrigens auf allen Intensivstationen so ziemlich gleich, nicht daß du glaubst, C 12 wäre eine besondere Insel der Seligen.«

»Wenn deine Statistiken nicht erfunden sind, bringst du mich ganz schön durcheinander.«

»Sie sind nicht erfunden. Natürlich gibt's manchmal sehr schlimme Fälle, ein appallisches Syndrom oder –«

»Zu deutsch?«

»Entschuldige. Appallisches Syndrom heißt, daß das Großhirn – also der Hirnteil, in dem das Bewußtsein seinen Sitz hat – zerstört ist. Nicht nur zeitweilig ausgefallen, wie im Koma, sondern wirklich zerstört, durch einen Kopfschuß beispielsweise.«

»Das heißt, das Bewußtsein ist –« Lena kreuzte die flachen Hände waagrecht und fuhr mit einer über die andere.

»Ja. Ist weg und bleibt lange weg ... Wochen oder Monate. Aber wenn der Hirnstamm unbeschädigt ist, läuft das körperliche Leben weiter, der Atem und die Funktionen des vegetativen Nervensystems ... die Kranken atmen selbständig, verdauen Nahrung, schlucken, geben primitive Lebensäußerungen von sich, das heißt, sie machen selbständig große Bewegungen – drehen sich hin und her, schlagen mit den Armen aus, ziehen die Glieder an. Feinmotorik haben sie keine, und sie reagieren auf äußere Reize nur ungerichtet und ohne System.«

»Viel Leben ist das nicht«, sagte Lena. Sie fühlte sich bedrückt. Sie bekam, wenn sie solche Dinge hörte, immer Angst um ihr eigenes Gehirn – es schien dann so anfällig, so bedroht von roher Gewalt und heimtückischen Krankheiten.

Sie hörte Lisas Stimme: »Manche Ärzte sagen, es sei überhaupt kein Leben mehr. Womit man wieder zu der Frage kommt: Was ist nun eigentlich Leben, vor allem, was ist menschliches Leben? – Aber ich wollte eigentlich nur sagen, wüste und grausige Fälle gibt es überall, nimm dir einmal zwei Stunden Zeit und lauf im Pathologischen Museum herum –«

Lena hätte gerne gesagt: »Ich danke«, aber ihr Stolz hielt sie zurück. Von Lisa für zimperlich gehalten zu werden, war weitaus schlimmer als alle Schrecken, die das Museum beherbergen mochte. »Bei Gelegenheit einmal«, sagte sie. »Im übrigen – meine Güte, da ist ja der ›Jadegarten‹ schon!«

Der Schleichweg hatte, aus einem dunklen schmutzigen Torweg hervorkommend, ein plötzliches Ende auf dem gepflasterten Vorplatz des Bakteriologisch-hygienischen Instituts gefunden. Unmittelbar vor ihnen lag die beleuchtete Fahrstraße, und gleich jenseits der Fahrstraße glänzten im bunten Neonlicht der Häuserfassaden die rot-grün-goldenen Torpfosten des chinesischen Restaurants.

Dienstag, 7. November, 19.45 Uhr.

Das gemeinsame Essen im Oberstock des »Jadegarten« war eine der Zeremonien, mit denen die Zwillinge ihre Beziehung vor dem Abgleiten in offene Feindseligkeiten bewahrten, und zugleich das Alibi, mit dem sie sich gegen den Vorwurf der Feindschaft verteidigten: »Wir gehen öfters gemeinsam essen.« Das Lokal – in dem man vor allem mittags viele weiße Mäntel sah –, umfaßte zwei Stockwerke, vom unteren Speisesaal führte eine Wendeltreppe hinauf in einen kleineren Speiseraum mit intimen Zweiertischen. Der Raum war halbdunkel, er wäre düster gewesen mit seinem schwarz-goldenen Interieur und der Wandbespannung, die blasse Landschaften zeigte, hätten die bemalten Papierlaternen nicht eine fröhliche Note hineingebracht. Chinesische Illustrierte lagen auf, deren Seiten mit Bildern strahlender Asiatinnen und bunter Ladenstraßen gefüllt waren. Kerzen gaben den Tischen Licht.

Eine alte Chinesin in schwarzem Seidenkleid und weißem Spitzenkragen brachte erst die Warmhalteplatten und dann das Essen, Fastenspeise der Mönche für Lena, süßsaures Schweinefleisch für Lisa. Wie immer bestellten sie zum Nachtisch eine Portion gemischte gebackene Früchte mit Mandeln und heißem Honig, die sie sich schwesterlich teilten – freilich nur deshalb, weil die üppige Süßigkeit für einen allein unmöglich zu bewältigen war.

Durch die großen halbrunden Fenster, die die straßenseitige »Wand« des Restaurants bildeten, ging der Blick auf das düstere

Ziegelgebäude des Anatomischen Instituts. Die mächtigen Glastüren waren versperrt, die Fenster der Hörsäle und Seziersäle dunkel, nur in der Portierloge unten brannte schwaches Licht.

Das Gespräch kam wieder auf die Station, vor allem auf die Männer dort; Lena erkundigte sich interessiert nach ihnen.

Lisa sagte: »Der mit Schnauzbart ist Dr. Lukas. Wir haben ihn alle gern. Er ist immer freundlich und nett und liebenswürdig –«

»Mhm... er sieht recht nett aus.« Lena brachte es in dem Ton vor, der den absoluten Nullpunkt ihres Interesses anzeigte. »Und der andere? Der –« Sie skizzierte mit wirbelnden Bewegungen der Zeigefinger einen Kopf voll Ringellöckchen.

»Dr. David?« Lisa warf ihr einen schnellen Seitenblick zu.

»Ach? Das war der berühmte, der vielbesungene Dr. David? Was ist eigentlich mit ihm? Mit dem Mann stimmt's doch nicht.«

Lisa warf sich, wie sie erwartet hatte, sofort in die Bresche. »Er ist einer der vielversprechendsten Ärzte, die dieses Krankenhaus hat, und ich wüßte nicht, was mit ihm nicht in Ordnung sein sollte. Im Moment ist er vielleicht ein bißchen nervös – es geht ihm in letzter Zeit nicht besonders gut.«

»Schluckt er zuviel von dem Zeug?«

»Welchem Zeug?« Lisa sah ehrlich erstaunt aus.

Lena hob die Hände. »*Speed.* Aufputschmittel. Hör einmal, glaub nicht, daß ich das nicht erkenne, weil ich keine medizinische Ausbildung habe. Ich habe seinerzeit selber genug davon konsumiert, um einem Apotheker ein sorgenfreies Alter zu ermöglichen. Ich merke doch genau –«

Sie unterbrach sich mitten im Satz.

Die schmale Wendeltreppe herauf kam der Mann, der im Lazarett-Hof am Brunnen gestanden war.

Dienstag, 7. November, 20 Uhr.

Es war pure Einbildung, sagte sich Lena Offenbach, daß sie meinte, der bärtige Fremde sei ihretwegen ins »Jadegarten« gekommen, sei derselbe Mann, dessen ferne helle Gestalt sie am Ende des Eibenweges flüchtig erkannt hatte. Das halbe Spital saß hier an den Tischen und konsumierte Glasnudeln und Grünen Tee. Es war einfach Zufall. Er hatte ganz unauffällig an einem etwas entfernten Tischchen Platz genommen und trank jetzt ein Glas Bier, während er auf seine Bestellung wartete.

Daß er gelegentlich zu ihnen herüberblickte und aufmunternd lächelte, hing wohl nur damit zusammen, daß sie zwei Frauen allein an einem Tisch waren. Wahrscheinlich nahm er an, sie hofften auf Gesellschaft. *Seine* Gesellschaft.

Lena warf ihm einen Blick warnender Feindseligkeit zu. Ihre Beziehung zu Männern war nicht ungetrübt – obwohl sie sie nicht prinzipiell und gänzlich ablehnte, begegnete sie ihnen mit Mißtrauen und sah in ihnen vor allem Hindernisse, die beseitigt, und Konkurrenten, die überwunden werden mußten.

Lisa fragte überrascht: »Was guckst du den Mann da drüben so unfreundlich an?«

»Weil er gleich herüberkommen und uns belästigen wird«, schnappte Lena.

Sie behielt recht – obwohl »belästigen« sicherlich ein zu starkes Wort war. Der Mann ging ins Untergeschoß, und als er zurückkam, rempelte er mit einer geschickten kleinen Bewegung ihren Tisch gerade so weit an, daß Lisas filigranes Teetäßchen ausschwappte. Er entschuldigte sich höflich, bot an, als Wiedergutmachung frischen Tee zu bestellen, lächelte und scherzte und saß schon am Tisch.

Lisa schien die Begegnung angenehm zu finden; ein erstaunter Ausdruck trat in ihre Augen, so oft sie Lena anblickte und bemerkte, daß ihre Schwester mit ingrimmig verschränkten Armen dasaß und auf jeden munteren Annäherungsversuch des Fremden – der nicht mehr ganz so fremd war, denn er hatte sich als »Hans« vorgestellt –, mit einem betont süßsauren Lächeln und dem gelangweilten Blick eines Kino-Vamps reagierte. Lena verstand es, ihr Mißfallen auszudrücken, und diesmal tat sie ihr Bestes. Sie hätte selbst nicht genau sagen können, warum: Nirgends stand, daß es verboten war, sich zwei sichtlich alleinstehenden Damen zu nähern, und der Mann hatte unbestreitbar eine charmante Art; er war gewandt und chevalresk, ohne in billiges Kavaliersgehabe zu verfallen, er sah gut aus ... Dennoch. Lisa merkte es nicht, aber Lena, die ein schärferes Ohr für diese Dinge hatte, fiel auf, daß er praktisch keine Informationen über sich selbst gab, aber Lisa geradezu aushorchte, indem er sehr geschickt immer wieder das Gespräch auf C 12 brachte.

Sie begann zu überlegen, ob in dem schwarzen Diplomatenkoffer, den er nachlässig auf einen Sessel gelegt hatte, ein Tonbandgerät steckte, und ob sie sich die Frage beantworten sollte, indem sie den Koffer vom Sessel stieß. Sie kam aber nicht dazu, denn plötzlich sprang Lisa, die die Wendeltreppe besser im Blickfeld hatte, halb von ihrem Sitz auf und rief freudig winkend: »Jaroslav! Hallo!«

Dienstag, 7. November, 20.30 Uhr.

Hans ließ deutlich erkennen, daß das Auftauchen eines Neuankömmlings seine Pläne – worin immer sie bestehen mochten –, durchkreuzt hatte; er zog sich mit sehr gezwungenem Lächeln zurück und verschwand die Wendeltreppe hinunter.

Lena musterte den Pfleger interessiert. Er trug ein kurzes Lederblouson, dessen Ärmel er bis fast zu den Ellbogen hochgerollt hatte, und derbe ausgewaschene Jeans. Ihr erster Eindruck von ihm war: Fleisch. Er war so voll animalischer Kraft, so voll rohen und saftigen Lebens wie ein starkes Tier, aber dieses Tier hatte Augen, wie sie nur ein Mensch haben kann, verschlagen, sphinxhaft, voll undurchsichtiger und wenig vertrauenswürdiger Klugheit. Er sah aus, dachte Lena, wie der listige Bauer im Märchen, der Tod und Teufel betrogen hatte.

Lisa stellte ihn vor. Lena notierte: Jaroslav Lischka hieß er und war eine der Stützen von C 12. Sie war überzeugt, daß er ihnen gefolgt war – und daß er klug abgewartet hatte, bis sie mit der Hauptspeise fertig waren und die eher kommunikationsbereite Phase von gebackenen Früchten und Kaffee erreicht hatten. Und wenn es so war, dann war er ihnen nachgegangen, um Lena zu begegnen, denn Lisa hatte er schließlich drei Tage in der Woche um sich. Sie war neugierig, warum er sie treffen wollte. Zweifellos hatte Schwester Edda sofort weitererzählt, wer ihr auf dem Gang begegnet war. Aber was an dieser unerfreulichen kleinen Begegnung mochte den Mann veranlaßt haben, sie näher in Augenschein nehmen zu wollen?

»Darf ich?« fragte Jaroslav Lischka und zog einen der zierlichen vergoldeten Stühle an sich heran. Seine »a« klangen stark wie »o«, und zuweilen drehte er die Sätze in wunderlicher Grammatik, aber im übrigen, stellte sie fest, sprach er fast lupenreines Deutsch.

Er glitt in ihr Gespräch hinein wie ein Fisch ins Wasser, so mühelos, daß sie beinahe vergaß, wie unerwartet er aufgetaucht war und wie fremd er ihr war. Er fragte sie sehr interessiert aus, was und für wen sie denn schreibe und worüber. Daß er nicht nur Konversation machte, merkte sie daran, wie seine Augen sich verdunkelten und seine schweren Lider sich senkten, als sie den Namen der Zeitschrift erwähnte, für die sie arbeitete. Sie konnte sich denken, warum: »moderne frau« war für ihre scharfen – und oft genug reißerischen –, Berichte bekannt ... und nicht unbedingt beliebt. Sie lächelte halb entschuldigend. »Wir bringen ziemlich viel harte Stories, ich weiß ... ich habe allerdings mit den Sensationsreportagen nichts zu tun, meine Sparte sind allgemeine Hintergrundgeschichten.«

»Was ist das?« fragte er.

»Tja – wie erkläre ich Ihnen das am besten? Berichte, die ziemlich umfangreich, aber nicht unbedingt tagesaktuell sind. Was habe ich in letzter Zeit gemacht ... also zum Beispiel: ›Die Ältesten der Alten – wie leben die über Hundertjährigen?‹ Oder: ›Monarchisten – gibt's die noch?‹ Oder – wir sind ja eine Frauenzeitung –, jetzt eben eine ganze Serie über Frauen, die heutzutage die Kultur und Gesellschaft beeinflussen. Da habe ich ein paar Künstlerinnen interviewt, eine Theologin, eine Politikerin, eine Forscherin ...« An dem Punkt kam der Einfall, so glatt und klar, daß sie in ihrer munteren Geschwätzigkeit nicht einmal stockte. »Ich will zwischendurch auch ein paar zwielichtige Typen interviewen, zum Beispiel eine Nobelnutte und eine Frau, die ziemlich dunkle Geschäfte mit Adoptivbabies aus Fernost macht, und diese Sterbehelferin, Greta Lüdke – naja, ich will Sie nicht damit langweilen, daß ich Ihnen alle meine Manuskripte vorlese. Das ist eine haarsträubende Unsitte von Autoren, und ich schwöre mir immer, ich werde nie damit anfangen.«

Er lächelte träge. Wie sie erhofft hatte, fühlte er sich keineswegs gelangweilt. »Was werden Sie schreiben über Greta Lüdke?« fragte er. Sie glaubte zu spüren, daß sich unter seiner geheuchelt oberflächlichen Konversation eine echte, fast lauernde Aufmerksamkeit verbarg.

»Ich weiß noch nicht recht ... ich habe mich ein bißchen informiert, aber wenn ich wirklich Stellung beziehen müßte, ich wüßte nicht, was ich denken soll.«

»Sie können denken: Gutes Geschäft«, sagte Jaroslav Lischka. »Was wollen diese Leute denn? Geld. Und Geld bekommen sie. Sehen Sie, das ist alles ein einziger großer Schwindel, diese Leute versprechen einen friedlichen Tod, genauso wie andere Leute eine verliebte Ehe oder Millionen Lottogewinne versprechen und finden Dumme dafür.«

Sie war überrascht. Daß er die R.I.P. als nackten Schwindel betrachten würde, hatte sie nicht erwartet. »Sie meinen, das Ganze ist nur eine Gaunerei?«

Er warf die Hände mit einer Geste hoch, die besagte: Aber natürlich, liebes Kind.

»Aber was ist mit den Leuten, die vergiftet wurden?«

»Was ist!« sagte er. »R.I.P. hat jetzt zwanzigtausend Mitglieder, und gestorben sind fünf, und man weiß nicht einmal, ob nicht ohne Hilfe und allein. Sie können mir glauben, nur ein Betrug ist das.«

Als sie merkte, daß er diese Position eisern verteidigen würde, wich sie seitlich aus. »Vielleicht ist die R.I.P. ein Schwindelunternehmen, aber – angenommen, jemand anderer macht das im Ernst. Verhökert Selbstmordkontrakte und vergiftet die Opfer. Ich bin überzeugt, das kommt vor. Vielleicht nicht gerade hier, aber –«

Er fiel ihr etwas ungeduldig ins Wort; augenscheinlich hatte er es nicht gerne, wenn ihm eine Frau widersprach. »Aber wofür, sagen Sie mir das? Ich bin Krankenpfleger, hab' 20 Jahre Praxis, und ich kann Ihnen sagen, es ist Unfug. Wenn einer sterben will, der stirbt von selbst, da braucht keiner nachhelfen.«

»Das Problem ist doch offensichtlich, daß man so viele Leute nicht natürlich sterben läßt, sondern geradezu zwingt, am Leben zu bleiben.« Ihr lag daran, das Gespräch in Gang zu halten, und sie war gern bereit, ihn dafür zu provozieren.

Es gelang ihr auch. Eine steile Falte erschien zwischen seinen Brauen, und er fragte scharf: »Wo haben Sie Blödsinn her?« Dann entspannten sich seine breiten glatten Züge, er lächelte listig in den Mundwinkeln. »Frau Lena, haben Sie als Kind Krankheiten gehabt? Scharlach? Masern? Mumps?«

»Kinderkrankheiten? Oh ... was haben wir eigentlich alles gehabt, Lisa?« Zu Lischka gewandt, fügte sie erklärend hinzu: »Wir hatten immer alles gleichzeitig.«

»Bis auf die Sepsis«, widersprach Lisa. »Die hast du dir allein geholt, als du dir den Schmuck aus alten Kronenkorken gemacht hast. Sie war damals erst fünf, aber schon eitel wie eine Alte«, ließ sie den Pfleger wissen.

Er sagte charmant: »Kleine Mädchen wissen es, wenn sie einmal schöne Frauen werden. – Aber«, fuhr er dann ernster fort, »Sie hatten Blutvergiftung, ja? Und natürlicherweise wären Sie daran sehr schnell und schmerzhaft gestorben. Ebenso, Sie wären vielleicht an Scharlachfieber gestorben, oder an Diphterie erstickt, denn von Natur aus sind diese Krankheiten tödlich. Aber da hat man Sie nicht natürlich sterben lassen, sondern gezwungen, weiterzuleben.« Er wartete einen Moment, ob ihr eine Antwort einfiele; als keine kam, fuhr er fort: »Jeder medizinische Eingriff, können Sie sagen, ist gegen die Natur; denn die Natur repariert Ihre Zähne nicht von Karies und stoppt nicht von selbst eine Schlagaderblutung und heilt keinen durchgebrochenen Blinddarm. Verstehen Sie mein Argument?«

Sie gab zögernd zu: »So gesehen, ja. Nur ... ich bin keine Medizinerin, ich kann nur vom Gefühl her sagen, es gibt doch so etwas wie ein natürliches Ende, ein Ausklingen, ein – ich weiß nicht, ein Ende, das kommt, ohne daß der Tod künstlich beschleunigt oder künstlich verzögert wird ... Glauben Sie nicht?«

Er hob die breiten Schultern und ließ sie resigniert fallen. »Ich weiß nicht. Es ist noch nicht so lange her, da starben die Menschen im Durchschnitt mit dreißig Jahren. Heute werden sie fünfundsiebzig. Das Leben damals, sagen wir, war künstlich verkürzt durch Hunger, Krankheit, schwere Arbeit. Oder ist unser Leben heute künstlich verlängert? Ist es natürlich, mit dreißig zu sterben oder mit achtzig?«

»Ich verstehe, was Sie meinen«, sagte sie.

»Und noch eines frage ich Sie, Frau Lena. Ist es natürlich, in einer Autokarambolage zu sterben, die eine Verrückte ausgelöst hat? Ist es von der Natur geplant, vergiftet und betäubt aus dem Fenster zu fallen, oder hat Gott gewollt, daß ein Kind sich mit einem dummen tödlichen Spielzeug ums Leben bringt?«

Sie hob stumm beide Hände.

Lisa schob ihren Sessel zurück. »Entschuldigt mich ein paar Minuten ... ich geh mich schönmachen.«

Dienstag, 7. November, 21 Uhr.

Lena blickte ihr Gegenüber an. Sein massiger Körper wurde vom Wandspiegel reflektiert, so daß sie ihn wie einen Kartenkönig verdoppelt sah. Er lächelte. Ohne daß das Lächeln sich veränderte, sagte er: »Sie sollten nicht wieder auf die Station kommen.«

Sie starrte ihn an, verblüfft, wie sie es über einen plötzlichen körperlichen Angriff gewesen wäre. »Warum nicht?« fragte sie.

»Es gibt schon genug Unruhe. Im Moment stehen alle Kopf ... Dr. David ist ziemlich überreizt – Dr. Wiegand hat mit anderen Ärzten Krach –«

»Warum?«

»Oh ... es gibt Leute im Spital, die sich für besonders witzig halten, das ist alles. Im Moment herrscht ein bißchen Kalter Krieg zwischen C 12 und den anderen Stationen. Und Schwester Edda haben Sie ja erlebt.« Er lächelte breit, insgeheim – da war sie sicher – amüsiert über ihren kläglichen Abgang. Dann wurde sein Gesicht ernst, und die dunklen Augen bekamen etwas Drohendes. »Sagen Sie mir, Frau Lena ... Sie haben nicht vielleicht vor, eine Sensationsgeschichte zu schreiben, oder so?«

Lena gab den Blick starr zurück. »Was gibt's denn für Sensationen auf C 12?«

Die Frage ärgerte ihn. Er setzte sich mit einem Ruck aufrecht hin, seine Hände, die flach auf dem Tisch gelegen hatten, ballten sich zu Fäusten.»Was gibts!« rief er.»Dummes Gerede – dummes Volk – und Zeitungen ist das egal, ja? Die schreiben –«

»Also ich schreibe gar nichts. Und wissen Sie – mir geht das auch ein bißchen auf die Nerven, daß ich als Journalistin keine fünf Minuten mit jemand reden kann, ohne daß der mißtrauisch fragt: ›Komme ich jetzt vielleicht in die Zeitung?‹ Ich wollte meine Schwester abholen, das ist alles. Tut mir leid, wenn ich verbotenen Grund betreten habe; ich werd's mir merken. Das nächste Mal kann ich ja im Hof eine Glocke läuten, damit jeder weiß, daß ich komme.«

Er grinste.»Wenn ich die Glocke höre, werde ich zur Türe rennen.« Die Welle von Zorn und Aggression, die sie an ihm bemerkt hatte, verebbte ganz plötzlich wieder, und er bemühte sich, die Spuren im Sand zu verwischen, indem er seinen ganzen – etwas schwerfälligen, aber durchaus wirkungsvollen –, Charme einsetzte. Lena ging darauf ein, und sie mußte zugeben, daß sie sich nicht schlecht amüsierte, aber tief innerlich war ein Stachel steckengeblieben. Sie spürte genau, daß er ihr mißtraute, und daß er sie aus Gründen, die ihr nicht ganz klar waren, fürchtete – daß seine Warnung, sich nicht so bald wieder auf C 12 blicken zu lassen, durchaus ernst gemeint war.

Und sie konnte nicht vergessen, was er über die R.I.P. gesagt hatte. Die Naivität, die Sterbehilfe A.G. für ein billiges Schwindelunternehmen zu halten, sah ihm nicht ähnlich; Lena hatte den Eindruck, daß er ein äußerst gerissener Bursche war, dem man so leicht kein X für ein U vormachen konnte. Warum hatte er sie dann angelogen?

Um sie von der Fährte zu locken?

Immerhin war es möglich, daß er einen unschuldigen Grund dafür hatte. Auf C 12 war man zweifellos nicht sehr erpicht darauf, sich der Neugier der Presse auszusetzen. Sie machte sich keine Illusionen darüber, daß für schwer arbeitende und gehetzte Menschen Reporterfragen selbst im besten Fall lästig waren, und nach allem, was sie von Lisa gehört hatte, verstand sie die Furcht vor reißerischen und irreführenden Berichten. Möglicherweise war Lischka ihr mit dem Auftrag hinterhergeschickt worden, sie auf jeden Fall von der Station zu verscheuchen.

Lisa kehrte aus dem Waschraum zurück. Sie gähnte gewaltig. »Du kannst ja gerne noch bleiben, Lena, aber ich bin dreiviertel tot. Ich gehe nach Hause.«

»Ich bin langsam auch zu alt fürs Nachtleben. Komm.«

Dienstag, 7. November, 21.30 Uhr.

Als sie den »Jadegarten« verließen, wandte Lena sich an ihre Schwester: »Auf deiner Station haben sie zuviel Fernsehfilme über Journalisten gesehen.«

»Wieso?« fragte Lisa.

»Ich habe nicht einmal die Nase zur Türe hineingesteckt, und schon argwöhnen sie alle, ich schreibe an einer Sensationsreportage über sie. Warum glauben die Leute eigentlich, alle Journalisten schreiben ununterbrochen Sensationsreportagen?« Sie schob einen imaginären Filzhut tief in die Stirn, schlug den Jackenkragen hoch und wandte Lisa ein verkniffenes Gesicht mit imaginärer Zigarette im Mundwinkel zu. »Gefahr ist mein Geschäft, Baby, für eine Schlagzeile tu ich alles.«

»Ach, hör auf«, sagte Lisa.

Sie ließ die Maske fallen. »Es geht einem nur ein bißchen auf den Geist, verstehst du, wenn du in Wirklichkeit dein Leben damit verbringst, so knallharte Stories zu verfassen wie: ›Sind Kachelöfen wieder im Kommen?‹«

Lisa lächelte.

Als sie die Fahrbahn überquert hatten, deutete sie auf die Masse der Spitalsgebäude, die sich, teilweise von hohen alten Mauern umkränzt, wie eine Festung mitten im Häusermeer erhoben. »Warte, wir gehen einfach da durch.«

Dienstag, 7. November, 21.45 Uhr.

Lena seufzte lautlos, als sie an die eben erst überstandene Abkürzung durch den gespenstigen Hof dachte, aber sehen ließ sie nur ein Achselzucken und hören nur ein beiläufiges: »Wenn du dich hier auskennst ...«

»Es sieht komplizierter aus, als es ist.« Lisa schob sich durch eine offene Tür in einen kalten, nach feuchtem Stein riechenden Korridor. Sie passierten eine hölzerne Schwingtüre und dann einen leeren Warteraum, der vor fünfzig Jahren blaßgrün getüncht worden war. Mit jedem Schritt wurde es wärmer und die üblen Gerüche, die die Luft sättigten, spürbarer, als entfalteten sie sich in der Wärme wie Parfüms auf durchwärmter Haut. Der aufdringlichste Geruch war der nach Chemikalien, eine Mischung von Lysol und einem übelkeiterregend süßlichen Deodorant. Sie kam zu der unerfreulichen Überzeugung, das Lysol sei dazu da, die Miasmen ansteckender Krankheiten zu bekämpfen, während das Deodorant die widerwärtigen biologischen Gerüche überdecken sollte. Für gewöhnlich hatte sie keine Angst vor Bazillen, aber als sie die Türe berührte, schien der abgeblätterte Lack plötzlich von mikroskopisch kleinen Lebewesen zu wimmeln. Sie wischte sich unauffällig beide Hände am Hinterteil ab.

Lisa sagte plötzlich: »Du hast da eine Bemerkung gemacht – bevor dieser Mann auftauchte ...«

»Was meinst du?« Lena konnte sich im Augenblick nicht erinnern.

»Ich meine, was du über David Tilman gesagt hast – daß er Aufputschmittel nimmt. Das stimmt nicht.«

»Was ist dann mit ihm los?«

Lisa blickte starr geradeaus, als müßte sie sich zu den nächsten Worten zwingen. Als sie sprach, kamen die Worte schnell und seltsam hölzern aus ihrem Mund. »Er ist krank. Er leidet an einer Geisteskrankheit – Manie, wenn dir das Wort etwas sagt. Es ist eine chronische und unheilbare Krankheit, und im Dritten Reich wurden Kranke, die daran litten, getötet.«

Lena blinzelte irritiert. Das Wort »geisteskrank« weckte Bilder in ihr, die nicht zu diesem interessanten Mann paßten – einem Mann, der ihr trotz seiner schiefen Zähne keineswegs unhübsch erschien. »Warum sagst du mir das? Nur damit ich ihn nicht zu Unrecht als Speedfreak verdächtige?«

Lisa nickte. Jetzt, wo das Schwerste ausgesprochen war, löste sich ihre Zunge. Sie sprach rascher und mit steigendem Eifer. »Teilweise. Und teilweise ... weil ich dir klarmachen möchte, daß du den Begriff ›chronische und unheilbare Krankheit‹ zu sehr begrenzt hast. Du denkst, wie die meisten Menschen, chronisch und unheilbar Kranke seien moribund oder jedenfalls völlig hoffnungslose Fälle ... aber das stimmt nicht. Hunderte und Tausende von solchen Menschen arbeiten und leben, wie David es tut – Menschen mit Leukämie, Diabetes, Epilepsie, der Addison'schen Krankheit, Blindheit, Taubheit, Arthritis und was weiß ich noch alles, Menschen mit psychischen Erkrankungen, Menschen mit angeborenen Defekten und Mißbildungen jeder Art ... verstehst du denn nicht, wenn du alle, die irgendwie chronisch und unheilbar krank sind, ausmerzen willst, dann kaufst du dir am besten ein Maschinengewehr und feuerst von einem Hausdach in die Menge.«

Der graue Metallkäfig eines Aufzugs tauchte vor ihnen auf. Sie traten ein, und Lisa drückte den Knopf für das Souterrain. Die Türen schlossen sich zischend.

Die Fahrt endete in den Eingeweiden des Krankenhauses. Ein langer Korridor erstreckte sich links und rechts von ihnen. An seiner niedrigen Decke schlängelte sich ein Dickicht von Leitungen in beide Richtungen davon, ineinander verflochten und verwickelt wie metallene Weichselzöpfe. Der Fußboden bestand aus fleckigem Terrazzo, Boden und Decke waren schwarz oder grau ausgemalt, in einer glänzenden lackartigen Farbe, die das Licht in unregelmäßigen Flecken spiegelte und eine Art Fata Morgana von Wassergerinnseln erzeugte. Das Licht – das hier sehr sparsam verteilt war –, kam aus drahtvergitterten Leuchten, die in weiten Abständen aufgehängt waren, und grelle weiße Flecken in lange Intervalle trüben Halbdunkels warfen.

Auf den Boden waren rote Fußspuren aufgemalt. Sie folgten einer komplizierten Route durch die dunklen Gänge.

»Wenn du den Begriff soweit ausdehnst ...« Lenas Stimme widerhallte im Chor mit ihren Schritten im warmen unterirdischen Dunkel. »Aber das sind irgendwo Haarspaltereien, oder nicht? Wenn ich ›unheilbar krank‹ sage, dann weiß normalerweise jeder, was gemeint ist – natürlich nicht irgendein kleiner unkorrigierbarer Defekt wie Fehlsichtigkeit oder Hörschaden, sondern eine Krankheit, die dem Patienten wirklich das Leben zur Hölle macht, die schmerzhaft und qualvoll und –«

Lisa blieb stehen und drehte sich um. Im Gegensatz zu Lena hatte sie ihr Temperament für gewöhnlich unter Kontrolle, aber jetzt funkelten ihre dunklen Augen hinter den Brillengläsern. »Meinst du, für David ist es nicht qualvoll, was er mitmacht? Du hast insofern recht, daß er weniger physische Schmerzen leidet als ein Krebskranker oder Rheumatiker, aber –« Sie beherrschte sich mit sichtlicher Anstrengung und ging weiter. Ihre Stimme klang leise und erzwungen ruhig. »Als er auf die Station kam, wußten wir nichts von seiner Krankheit. Er stand nur im Ruf, zuweilen furchtbar unleidlich zu sein. Dann ging es plötzlich los, und ein paar Tage später wurden wir von einem Vorstadtspital angerufen ... er war auf der Straße aufgelesen worden, bewußtlos, ausgeplündert, schmutzig ... Dr. Wiegand und ich fuhren hin. Ich weiß nicht, wie ich es dir erklären soll – bis dahin hatte ich ihn immer nur in einer Gloriole gesehen, Dr. David Tilman, das Wunderkind, das eine Einladung ans Massachusetts Hospital bekommen hatte –, und dann lag er da in einer geschlossenen Abteilung in einem dreckigen Bett, zwischen Säufern im Delirium und geriatrischen Fällen – und weinte wie ein krankes Kind vor Angst, Dr. Wiegand würde ihn nicht mehr nehmen, nachdem er Bescheid wußte ...«

Sie schwieg, und der einzige Laut rundum war ein gelegentliches Tropfen wie von Kondenswasser und das gedämpfte Summen und Murmeln in den Rohrbündeln an der Decke, die heiße Luft und Dampf und Elektrizität und Wasser transportierten. Dann fragte Lena: »Und Dr. Wiegand –?«

Lisa lächelte schwach. »O ... der Alte ist ein großer Mann, weißt du. Natürlich hat er ihn behalten. Inzwischen wissen alle

Bescheid, und wir nehmen es eben hin, wenn es kommt. Zum Glück kommen die manischen Phasen nicht so häufig, zwei-, dreimal im Jahr acht oder zehn Tage lang, und dazwischen ist er einigermaßen in Ordnung. Es ist nicht immer so arg wie jetzt, im Augenblick ist er schon ziemlich schlimm beisammen ... irgendwann in den nächsten Tagen wird er sicher wieder zusammenbrechen. Es endet immer damit, weißt du.«

»Und dann?«

»Dann muß man ihn wieder aufpäppeln. Er hat dann massive Kreislaufprobleme, und er ißt und trinkt viel zu wenig während der Manie, so daß er sehr schwach ist, aber – nun ja, es hat seine Vorteile, wenn man sich in der eigenen Station ins Bett legen kann.« Sie fügte befriedigt hinzu: »Wir haben's bisher noch immer geschafft, ihn aus der Psychiatrie 'rauszuhalten.«

»Könnte man ihn dort nicht behandeln?«

»Sie könnten auch nicht mehr tun, als ihn niederspritzen. Und ihn macht schon der Gedanke völlig fertig, in ein psychiatrisches Krankenhaus zu kommen. Kannst du dir vorstellen, daß er als Kind um ein Haar in einem Heim für geistig Behinderte gelandet wäre?«

»Ich dachte, er ist super-intelligent?« wandte Lena ein.

»Ist er auch. Das war es ja ... als er ein Kind war, kam niemand drauf, *wie* intelligent. Alle bemerkten nur, daß er völlig desinteressiert und widerwillig war und nur daran Spaß hatte, alles um sich herum zu zerstören. Die Schulpsychologen schickten seinen Eltern einen Brief, er sei nicht schulreif und wahrscheinlich nicht schulfähig. Er kam zur Untersuchung in eine kinderpsychiatrische Klinik, und dort fanden sie heraus, daß er sich einfach furchtbar langweilte ... er begriff alles so viel schneller als die anderen, es ging ihm alles zu leicht, er erlebte überhaupt keine Herausforderung – natürlich wurde er destruktiv. Als sie anfingen, ihm Aufgaben zu stellen, für die er seinen klugen Kopf wirklich anstrengen mußte, wurde er langsam normal.« Sie schwieg ein paar Sekunden, dann setzte sie hinzu: »Ganz normal wurde er nicht mehr. Er hat das alles nicht richtig verkraftet. Vor allem hat er es seinen Eltern nie verziehen, obwohl ich mich frage, woher hätten sie es wissen sollen, wenn es nicht einmal die Schulpsychologen wußten?«

»Aber später, als sie draufkamen, was für ein superhelles Kind sie haben – waren sie da nicht glücklich?« bemerkte Lena.

Lisa schüttelte den Kopf. »Nein ... eigentlich nicht. Sie fanden es abnormal. Und in gewissem Sinne ist es ja auch abnormal –

außer der Norm – mit einem solchen Intelligenzquotienten herumzulaufen. Es bringt alles durcheinander. In der Schule war er ein Störfaktor, auf der technischen Hochschule und auf der medizinischen Fakultät kam alles durcheinander, weil er viel schneller lernte, als im Prüfungssystem vorgesehen war, und jetzt ist er im dritten Ausbildungsjahr und kann mehr als mancher alte Anästhesist. Sogar Dr. Wiegand sagt, er könnte jederzeit die Station übernehmen. Verstehst du? Für seine Eltern war er ein Wechselbalg. Man konnte mit ihm nicht reden wie mit anderen Kindern. Man konnte mit ihm nichts unternehmen wie mit anderen Kindern. Nichts funktionierte bei David so, wie es bei anderen Jungen funktioniert.«

»Gar nichts?« fragte Lena beziehungsvoll.

Lisa überlegte einen Moment, dann sagte sie:»Nein, gar nichts. Er findet überhaupt keine Beziehung zu Menschen. Er ist überzeugt, daß sie ihn genauso wie seine Eltern als eine widerwärtige Abnormität ansehen, und deshalb zieht er sich in allen nur entfernt emotionellen Bereichen von ihnen zurück und beschränkt sich rein aufs Intellektuelle. Aber ich glaube, gerade das macht ihn dann fertig – denn natürlich bestätigt es gewissermaßen seine Ansicht, nichts weiter zu sein als ein erstaunliches Gehirn. Und dann kommt der zynische Scherz dazu, daß dieses Gehirn auch noch krank ist.«

Lena schwieg lange. Dann sagte sie langsam:»Okay ... daß das kein Honiglecken ist, kann ich mir vorstellen. Aber wie du selbst sagst, er ist arbeitsfähig, und abgesehen von drei oder vier verrückten Wochen im Jahr ist er völlig normal ... und jedenfalls ist er nicht von einer Maschine abhängig.«

»Maschine!« wiederholte Lisa ärgerlich. »Ich will dir was sagen. Ein insulinpflichtiger Diabetiker ist von seiner Injektion abhängig, ja? Würdest du den barmherzigerweise vergiften, weil er ohne Injektion nicht mehr leben kann?«

»Das ist ja etwas anderes, das –«

»Laß mich ausreden.«

Lena schwieg verdutzt. Es kam selten vor, daß Lisa ihr so über den Mund fuhr. Sie machte eine mürrische Handbewegung, die besagte: Sprich weiter.

»Viele Diabetiker«, fuhr Lisa fort, »tragen heute einen kleinen Computer mit sich herum, der ihre Blutprobe analysiert und ihnen ausrechnet, wieviel Broteinheiten sie jeweils zu sich nehmen dürfen. Sie sind völlig abhängig von dieser kleinen Maschine, denn jedes Zuwenig oder Zuviel an Insulin kann eine lebensbedrohende Krise bedeuten.«

»Das ist noch immer was anderes.«

Lisa drehte sich um und verschränkte die Arme vor der Brust. »Und wie ist es nun«, fragte sie langsam, »mit denjenigen Diabetikern, die eine künstliche Bauchspeicheldrüse bekommen? Sie tragen ihren kleinen Insulinproduzenten am Gürtel – und natürlich sind sie ebenso vollständig von einer Maschine abhängig wie die Patienten mit dem Minicomputer. Also?«

Jetzt war auch Lena stehengeblieben. Ihr Zorn überwog ihr Bestreben, so rasch wie möglich aus dieser Krypta herauszukommen. »Das ist immer noch was anderes«, schrie sie, »als eine Maschine, die atmet!«

Dienstag, 7. November, 22 Uhr.

Der Kellergang mündete in einen Stiegenschacht. Die Stufen der Treppen, die so erschreckend luftig und steil wie die Treppen einer Aussichtswarte nach oben führten, bestanden aus gehämmertem Metall und waren ursprünglich in lebhaftem Orange lakkiert gewesen. In den Jahren, die inzwischen vergangen waren, hatte sich das Orange in ein schmutziges Schokoladebraun verwandelt, das in der Mitte durch einen glänzend hellen Streifen geteilt wurde, wo unzählige Schuhsohlen die Farbe abgerieben hatten.

»Ich habe mich bemüht, es dir zu erklären«, sagte Lisa. »Versuch dir das Beatmungsgerät als Prothese vorzustellen – so, wie man nach einer Beinamputation ein mechanisches Bein als Ersatz für das organische Bein bekommt, genauso bekommt ein Mensch, dessen Atmung nicht selbständig funktioniert, eine mechanische Hilfe zur Überbrückung. Ist das so kompliziert zu verstehen?«

»Technisch nicht, moralisch schon«, gab Lena zurück. »Ohne Beinprothese kann man leben und hundert Jahre alt werden. Aber wenn der Atem einmal ausgefallen ist, dann ist das in meinen Augen das Ende. Ohne Atem kein Leben.«

»Wenn die Atmung völlig ausgefallen ist, ja« sagte Lisa. »Aber du hast gehört, ich sagte Überbrückung. In den meisten Fällen erholt sich das Gehirn nach einer Weile, und das Atemzentrum nimmt seine Funktion wieder auf.«

Lena schwieg. Sie fühlte sich bedrückt und mürrisch, und es ärgerte sie, daß Lisa ihr auf diesem – dem einzigen – Gebiet nicht nur widersprach, was ihr an sich schon ungewohnt war, sondern obendrein recht behielt. Außerdem fand sie ihre Umgebung abscheulich. Die Wände des Treppenhauses bestanden bis zur halben Höhe aus dunkelbraun lackierter Holztäfelung, die ebenso wie die Stufen unter den verrinnenden Jahren gelitten hatte: die abblätternde Farbe wölbte sich blasig vom Untergrund ab. Ein längst vergangener Wasserschaden hatte kalkige Tropfen auf dem ungetäfelten Mauerwerk hinterlassen. Das einzige matte Licht, das den Schacht erhellte, kam von einer nackten Neonröhre über jedem Absatz. Im ersten Stock flackerte und zischte diese Röhre, und die Zwillinge mußten sich wie im verwirrenden Lichtgeglitzer eines Oszilloskops ihren Weg suchen.

»Ich mag Maschinen nicht«, faßte sie einen langen und verwikkelten Gedankengang mürrisch zusammen. »Und medizinische Maschinen schon gar nicht.«

Lisa grinste – was sehr selten vorkam. »Möchtest du einen Zahnarzt, der mit dem Handbohrer arbeitet?«

»Hach, bist du witzig.« Je höher sie stiegen, desto deutlicher wurde der üble Geruch des Treppenhauses, ein Geruch nach fauligem Holz, als schimmelten die Mauern hinter der Täfelung.

»Nein«, sagte sie, zu ihrem letzten Argument zurückkehrend. »Aber ich möchte nicht herumlaufen wie der ›Sechs-Millionen-Dollar-Mann‹ oder die ›Bionische Frau‹ im Fernsehen. Ich möchte beispielsweise kein kiloschweres Kunstherz hinter mir herschleppen, und ich möchte nicht einmal eine Spirale in der Gebärmutter, geschweige denn – was weiß ich, einen Computer im Hirn und ein Kraftwerk im Hintern. Fortschritt hin oder her, ein Mensch ist doch kein Android. Zum Schluß brauchst du, wenn du krank bist, keinen Arzt mehr, sondern einen Mechaniker. – Hast du nicht etwas gesagt, euer Dr. David sei Techniker?«

»Er hat ein Studium an der Technischen Hochschule abgeschlossen, bevor er sich auf Medizin verlegte. Natürlich interessieren ihn die Geräte. Im Moment« – sie lächelte, als sei die Rede von einem launischen Kind –, »plagt er Dr. Wiegand Tag und Nacht damit, er sollte sich für die Anschaffung eines Positronen-Emissions-Tomographen einsetzen ... das ist der super-neue und super-teure Hit auf dem Gebiet der Hirnforschung.«

»Und was sagt Dr. Wiegand dazu?«

»O, der nimmt das leicht. Er wartet einfach ab, bis die Manie vorbei ist. Weißt du – wir sind das alle schon so gewohnt.«

»Kann ich mir nicht vorstellen«, sagte Lena.

»Doch, kannst du!« widersprach Lisa überraschend. »Erinnerst du dich nicht mehr, was du einmal gesagt hast – von Gloria, von eurer Redaktionssekretärin? Du hast erzählt, daß sie Alkoholikerin ist, und daß ihr euch längst dran gewöhnt habt, daß sie tagelang fehlt oder sturzbetrunken zum Dienst kommt oder im Waschraum umkippt.«

Lena gab zu, daß das stimmte. Insgeheim registrierte sie verblüfft, wie gut Lisa sich merkte, was sie sagte. Es war lange her, daß sie vor ihr über Gloria gesprochen hatte. Es war an dem Abend gewesen, an dem sie im blutfleckigen Cocktailkleid von einem Empfang heimgekehrt war, weil Gloria dort mit einer Sektflasche in Händen die Stiegen hinuntergestürzt war und sich böse Schnittwunden zugezogen hatte.

»Und wenn es euch nichts macht«, fuhr Lisa fast triumphierend fort, »Gloria auf die Beine zu stellen, wenn sie die Stiege 'runterfällt, dann macht es uns erst recht nichts aus, David zu helfen.« Dann bekam sie plötzlich Angst vor der Kühnheit, mit der sie sich über Lena erhob, und setzte entschuldigend hinzu: »Wir sind Kranke schließlich gewöhnt.«

Lena nickte, aber ihre Gedanken waren andernorts. »Schade, daß er so schiefe Zähne hat«, bemerkte sie. »Wenn er die regulieren ließe, sähe er wirklich gut aus.«

»Meinst du?« fragte Lisa zweifelnd. Dr. Davids Äußeres hatte sich ihrem uninteressierten Blick bislang nur als eine ständig übellaunige Maske eingeprägt.

»Na hör einmal – brauchst du eine stärkere Brille? Was willst du mehr? Die intelligenten Augen, der hübsche Mund – überhaupt der ganze Eindruck, den er macht. Ich wette, er tritt gut auf und zieht sich gut an, und –«

»Dr. Wiegand zieht ihn gut an«, fiel ihr Lisa ins Wort. Sie wußte, daß es eine kleine Bosheit war, aber das Interesse, das ihre Schwester an Dr. David Tilman zeigte, reizte sie unwiderstehlich zu Bosheiten.

»Wieso Dr. Wiegand?« erkundigte sich Lena verblüfft.

»O ... das ist eine Geschichte für sich. Als David bei uns anfing, war er angezogen wie Charlie Chaplin, und es war ihm völlig egal. Dr. Wiegand sorgte dafür, daß er sich ordentlich anzuziehen begann, und er sorgte dafür, daß eine Bedienerin sich um seine

Wohnung kümmerte – in der es aussah wie in den Laboratorien verrückter Wissenschaftler im Film. Er tat einfach alles für ihn.«

»Und warum?«

»Weil er ihn liebhat.« Sie zögerte sekundenlang, dann fuhr sie fort: »Weißt du, was ich meine ... liebhat wie einen Sohn.«

Lena nickte, ohne richtig zugehört zu haben. Allmählich schienen ihr die Entfernungen zwischen den einzelnen Stockwerken beängstigend groß zu sein: Von außen war das Gebäude höchstens vier Stockwerke hoch gewesen, aber im Inneren glaubte sie die Stiegen eines Wolkenkratzers emporzuklimmen. Sie blieb keuchend stehen und stützte die Hände auf das Metallgeländer. Über den rauh vom Rost zerfressenen Handlauf hinweg konnte sie bis hinunter in den Kellergang sehen, wo die metallene Spindel der Stufen auf graufleckigem Terrazzoboden endete. Sie hustete nervös. Das Treppenhaus bedrückte sie – sie hatte eine Neigung zur Klaustrophobie, und die Vision, wie die modrigdunklen Wände sich immer enger um sie zusammenzogen, verkrampfte ihre Luftröhre.

»Was ist denn?« fragte Lisa, deren unermüdliche Waldläufe jetzt ihre Früchte zeigten. Sie schnaufte nicht, und sicherlich hatte sie auch keine wattigen Knie und kein Stechen in den Waden.

Lena nahm sich zusammen und kletterte weiter. Sie stellte fest, daß der Schacht die erstaunliche (und für sie höchst beunruhigende) Eigenschaft hatte, gleichzeitig ihre beiden schlimmsten Ängste – Klaustrophobie und eine Anfälligkeit für Schwindel –, zu erwecken. Ihre Tritte widerhallten mit hohlem metallischem Echo.

Lisa neben ihr schwieg. Sie schien sehr intensiv über etwas nachzudenken, das mit der Beziehung zwischen dem alten und dem jungen Arzt in Zusammenhang stand.

Dienstag, 7. November, 22.15 Uhr.

Am Ausgang des Krankenhauses blieben sie beide gleichzeitig stehen. Dort – gerade außerhalb der Grenzlinie, die den Spitalsgrund vom öffentlichen Grund trennte –, war unter einem Segeltuchdach ein Schriftentisch aufgebaut, der unübersehbar groß das Emblem der R.I.P trug.

Lena trat einen Schritt vor, stockte, zog die Schultern hoch und kehrte an Lisas Seite zurück. Die Journalistin in ihr lechzte danach, sich dem Schriftentisch zu nähern und Stück für Stück die Schriftstücke zu studieren, die darauf ausgebreitet lagen: Unterschriftslisten, Faltblätter mit Tips für die Verfassung von »living wills« – zu Lebzeiten getroffene Verfügungen, mit denen der Testator jede Intensivbehandlung ablehnte –, Klebestreifen mit den Slogans KEINE LEBENSVERLÄNGERUNG IN HOFFNUNGSLOSEN FÄLLEN, LEBEN IN WÜRDE – STERBEN IN WÜRDE, STOPPT FRANKENSTEIN – SCHLUSS MIT LEBENDEN LEICHEN. Anderseits kannte sie sich selbst gut genug, um zu wissen, daß sie dann eine stürmische Diskussion anfangen und früher oder später ihr lebhaftes Interesse verraten würde, während ihr alles daran lag, nichts weiter als oberflächliche Neugier erkennen zu lassen.

Im Vorbeigehen entdeckte sie einen Stapel runder Klebevignetten mit dem Foto eines hübschen Jungen in einem Kranz schwarzer Palmzweige und der Inschrift: LASST PATRICK IN FRIEDEN STERBEN R.I.P.

Daneben lag eine aufgeschlagene Illustrierte, ein billiges gelb-rosa-goldenes Blatt, und als Lenas Blick im Vorbeigehen über die Doppelseiten glitt, las sie die Schlagzeile:

»WEINENDE MUTTER FLEHT DIE ÄRZTE AN:
LASST MEIN KIND DOCH ENDLICH RUHIG STERBEN!«

Diesmal konnte sie sich nicht mehr zurückhalten. Als sie sah, daß ein ganzer Stapel der Illustrierten auf dem Schriftentisch lag, trat sie hin. »Könnte ich eine davon haben?«

»Aber sicher.« Die Frau, die ihr im Schein der beiden Campinglaternen entgegenblickte, war klein und grau und sah genauso aus wie die kleinen grauen Sektierer, die an den Straßenecken ihre Zeitungen anboten. Sie begann Lena eifrig weiteres Informationsmaterial aufzudrängen. »Sie sollten das wirklich lesen, es ist so wichtig, daß alle Bescheid wissen über diese schwierigen Fragen, hier haben wir eine kleine Schrift, und hier –«

»Nein danke«, entgegnete Lena. »Mich interessieren, ehrlich gesagt, nur die Strickanleitungen.« Sie hielt die zusammengerollte Illustrierte hoch. »Ganz entzückende Muster. Vielen Dank noch.«

Die Frau sah ihr mit offenem Mund nach, als sie weiterging.

Dienstag, 7. November, 22 Uhr.

Sie stiegen in die Passage hinunter, die in der frostigen Nacht fast völlig verlassen vor ihnen lag. Die Lampen in den Schaufenstern waren blind wie schmutzige Edelsteine. In einem bereits geschlossenen Automatencafé wischte eine Putzfrau die Scheiben der drehbaren Säulen, die gegen Münzeinwurf bleiche Sandwiches und verstaubte Kuchen freigaben. Drei Alkies, zwei Männer und eine Frau, hockten in dicke Mäntel gewickelt auf einer Bank. Immer noch nüchtern genug, zu wissen, daß der Aufseher sie bei der ersten ungebührlichen Lärmerregung in die Kälte hinausjagen würde, zankten sie mit gedämpften Stimmen.

»Ich wollte dir erklären –« begann Lisa.

Lena winkte ab. »Warte – laß mich zuerst die Schauerstory hier lesen, nachher kannst du mir immer noch die harten Fakten liefern.« Unbekümmert um ihre kalte und zweifelhafte Umgebung, ließ sie sich auf einer der orangen Kunststoffbänke nieder und begann zu lesen.

Vier Fotos durchbrachen in symmetrischer Anordnung den Text auf der Doppelseite der Illustrierten. Eines zeigte die Außenansicht der Station C 12 – die zugegebenermaßen einen sehr tristen Eindruck machte – und trug den Bildtext: »Das ›Todeshaus‹ im Lazarett-Hof des Zentralkrankenhauses – eines der zahlreichen Depots für die ›lebenden Leichen‹«.

Auf dem zweiten war eine schwarz gekleidete Frau zu sehen, auf dem dritten derselbe hübsche Junge wie auf den Klebevignetten. Der beiden gemeinsame Bildtext lautete:»»Laßt mein Kind in Frieden sterben!‹ bittet Verena Sward, die nun professionelle Hilfe in Anspruch genommen hat, um gegen eine weitere künstliche Lebensverlängerung vorzugehen.«

Das vierte Bild zeigte ein Männergesicht, dessen sorgfältige Frisur und vergoldete Brille einen eigentümlichen Kontrast zu der schwammigen und abstoßenden Physiognomie bildeten. Hartmut Antosch's Züge – harte Augen, schmaler Mund und arrogante Nase – wirkten zu klein für das großflächige Gesicht; sie erinnerten Lena an die moluskenhafte Substanz und die scharfe Schnabelnase eines Meereskrakens.

Sie las:

»Patrick Swards Mutter ist eine gebrochene Frau. ›Warum‹, fragt die zarte Blondine, ›warum mußte gerade mich dieser Schicksalsschlag treffen? Patrick war mein ein und alles.‹ Sie legt ein Foto vor, das einen hübschen Zwölfjährigen zeigt: Dunkles lockiges Haar, große braune Augen. Verena Sward sagt: ›Alles, was Mutterliebe noch für ihn tun kann, ist, ihm einen friedlichen Tod zu erkämpfen. Das werde ich mit Dr. Antoschs Hilfe tun.‹

Seit fast zehn Wochen ist Patrick, früher ein lebensfrohes und unternehmungslustiges Kind, nur noch ein atmender Leichnam. Bei einem schweren Sportunfall wurde sein Gehirn zerstört. Seither wird der im Todesschlaf liegende Junge von Maschinen am Leben erhalten.

Seine Mutter sagt bitter: ›Ich will nicht, daß mein Kind als lebender Leichnam jahrelang dahindämmert, nur um irgendwelchen medizinischen Ehrgeiz zu befriedigen.‹ Mit Tränen in den Augen berichtet die schwer geprüfte Frau, wie sie einen Besuch hinter der abweisend verschlossenen Türe der Intensivstation erlebte:

›Der Raum ist hell, sauber und sehr kühl. Vier Betten, vier Menschen. Reglos wie Puppen liegen sie da und wirken ausgeliefert. Am Kopfende jedes Bettes sind Maschinen angebracht, Drähte und Schläuche mit verschiedenen Körperteilen verbunden. Bildschirmgeräte überwachen Organe, die ohne Technik längst zusammengebrochen wären. Tickernde Geräusche im Saal, von einem beängstigend gleichmäßigen Ton überlagert: tiefe Atemzüge, die in ihrer unerschütterlichen Regelmäßigkeit an stampfende Maschinen erinnern.

Die Menschen in den Betten leben noch – solange die künstliche Beatmungs- und Organmaschinerie funktioniert. ›Leben‹, das von Maschinen in Gang gehalten, von Maschinen kontrolliert, von Maschinen betreut wird. Tod auf der Intensivstation: die technische, kalte und somit zeitgerechte Art zu sterben...‹

Die verzweifelten Bitten, die Verena Sward an die Ärzte des ›Todeshauses‹ richtete, stießen auf taube Ohren. ›Die Ärzte und Pfleger dort‹, klagt sie, ›betrachten mein Kind nur als ein Stück lebloses Fleisch, an dem sie herumexperimentieren können.‹

›Für die Mediziner‹, sagt auch Dr. Hartmut Antosch, Vizepräsident der R.I.P., der Frau Sward in ihrem Leid beiseite steht, ›ist nur eines interessant, nämlich ihre Macht als Götter im weißen Mantel zu demonstrieren; um diesen professionellen Ehrgeiz zu befriedigen, dürfen Todgeweihte keine Ruhe finden, sondern müssen oft jahrelang als biologische Anhängsel einer Lebensmaschine dahinvegetieren, wenn sich keine mutige Hand findet, die ihnen Erlösung gewährt.‹

Auf die Frage, ob die R.I.P. wie schon in früheren Fällen das Risiko einer strafrechtlichen Verfolgung auf sich nehmen würde, um das hirntote Kind zu erlösen, antwortet Dr. Antosch: ›Wir werden alles in unseren Kräften Stehende tun, um Patricks Leiden zu verkürzen. Mehr kann und will ich nicht sagen.‹

Lisa las den Artikel in ihrer sorgfältigen Art durch. Lena beobachtete sie sehr aufmerksam. Schließlich sagte sie: »Deinen Blutdruck möchte ich jetzt gerne messen. – Ist's sehr arg?«

Lisa saß einen Moment lang mit geschlossenen Augen da. Dann sagte sie: »Weißt du – ich nehme an, der das geschrieben hat, hat an nichts anderes dabei gedacht als an seinen Honorarzettel. Daß er Mordpropaganda macht, das ist ihm wohl nicht eingegangen.« Dann, ganz plötzlich, platzte ihre vorgetäuschte Ruhe wie eine überreife Schote, und heller Zorn fuhr heraus. »Was heißt bitte ›von Maschinen betreut‹? Was sollen sich die Leute vorstellen – daß unsere Patienten in vollautomatischen Maschinenstraßen herumgeschleust und von computergesteuerten Greifern versorgt werden? Ich will dir was sagen – kein Patient bei uns ist jemals ohne Aufsicht, und wir stehen auch nicht bloß da und starren sie an wie die Wächter in einem Wachsfigurenkabinett, wir kümmern uns wirklich um sie. Weißt du, daß Dr. David seit Wochen jeden Tag da war, um Patrick anzusehen, ob er Dienst hatte oder nicht? Daß Lischka jedesmal eine Viertelstunde mit ihm schwatzt und ihm die neuesten Neuigkeiten erzählt, und daß keiner von uns an seinem Bett vorbeigeht, ohne zumindest zu sagen: ›Hallo, Patrick, jetzt wird's aber Zeit, daß du was von dir hören läßt‹? Und dann schreibt so ein Tintenschmierer ›von Maschinen betreut‹!«

Lena, die ehrlich betroffen war, hob beide Hände. »Meine Güte, Lisa ... fahr nicht so aus der Haut. Schau dir das Käseblättchen an, das ist die Aufregung nicht wert.«

»Meinst du?« erwiderte Lisa in einem merkwürdig kalten Ton. »Dann sieh nach, in welcher Auflage dieses Käseblättchen erscheint. Hunderttausend? Zweihunderttausend? Eine halbe Million Leser verblödet und verdummt und fehlinformiert?«

Dienstag, 7. November, 22.30 Uhr.

Lena hörte ihrer aufgebrachten Schwester nur mehr mit halbem Ohr zu. Sie erinnerte sich an die Demonstration im Lazarett-Hof. Sie sah Kerstins Ordner mit der Aufschrift R.I.P. vor sich. Sie unterbrach Lisa mitten im Satz. »Hör zu – ich denke, es ist Zeit, daß wir Kerstin einweihen.«
»Wozu?«
»Hast du das hier nicht gelesen? Ich sage dir, der geht aufs Ganze. Ganz klar; jetzt hat er alle Trümpfe in der Hand, wenn er jetzt ausspielt, kann er sich die Aufträge gebündelt abholen.«
»Wovon redest du?«
Lena verdrehte die Augen wie ein Stummfilmstar. »Meine Güte – bist du so schwer von Begriff? Alles ist fabelhaft vorbereitet. Wenn Patrick jetzt getötet wird, wird kein Mensch wagen, seine Mörder zu verurteilen – wer schickt denn eine weinende Mutter ins Gefängnis, weil sie ihrem kleinen Engel einen letzten Liebesdienst erweisen wollte? Aber wenn niemand verurteilt wird, dann hat Antosch den Trumpf in der Hand, den er braucht, den Präzedenzfall! Dann braucht er gar keine Klage auf Verfassungsreform mehr einzureichen, denn jeder Verteidiger wird sich auf den Fall Sward berufen ... und kannst du dir vorstellen, was sich dann in Antoschs Wartezimmer abspielt? Jetzt hat er zwanzigtausend Klienten, die bereit sind, für den eigenen Tod zu zahlen – was glaubst du, wie viele bereit sind, für den Tod eines

anderen zu zahlen? – Lisa, wir müssen mit Kerstin reden. Sie braucht Fakten, um etwas zu unternehmen, und die kannst nur du ihr geben.«

Dienstag, 7. November, 23.00 Uhr.

Lena war erleichtert, als Kerstin sich auf das erste Klingeln des Telefons in ihrer Wohnung hin meldete. Sie spürte nur zu deutlich, daß Lisa, wenn sie ihr Zeit zum Überlegen ließ, ihre Meinung ändern und sich zurückziehen würde. Sich Sorgen zu machen, war eines – gewissermaßen offiziell Anzeige beim sozialmedizinischen Autorenkollektiv zu erstatten, etwas anderes.

Glücklicherweise war Kerstin ein Typ, der Vertrauen erweckte. Lena hatte den Eindruck, daß diese Vertrauenswürdigkeit etwas mit der Melancholie zu tun hatte, die eine Aura wie Novembernebel um sie bildete. Niemand wagte in Kerstins Gegenwart zu lachen. Sie war so durchdrungen vom Leid der Welt, sie nahm alles so offensichtlich ernst und schwer, daß niemand an ihren guten Absichten zweifeln konnte.

Lisa widerstrebte auch nicht lange, bevor sie bereit war, ihre Geschichte zu wiederholen.

Lena hörte zu. Mit hochgezogenen Füßen saß sie zusammengekauert im schwellenden Polstersitz eines Sessels, der ganz aus üppigem Schaumgummi unter rostbraunem Samt bestand. Der Fauteuil stand einsam inmitten einer völlig andersgearteten Wohnung und bildete einen lebhaften Kontrast zu all dem Chrom und Glas, schwarzem Leder und Plastik, rostfreiem Stahl und weißer Emaille rundum. Die hohen Altbaufenster waren vorhanglos; der Mond sah von einem unruhigen Nachthimmel aus herein. Es roch nach ausgeblasenen Kerzen.

Lisas Stimme versiegte, und minutenlang herrschte Schweigen.

»Ich bin auch der Meinung, daß deine Schwester recht hat«, sagte Kerstin zuletzt. Sie war schon im Pyjama gewesen, als sie den Anruf entgegengenommen hatte, und jetzt saß sie in diesem Pyjama und einem Herrenhausmantel aus schwarzem Damast in ihrem Lieblingssessel – einer klapp- und schwenkbaren Konstruktion aus Chrom und schwarz-weißem Plastik, die Lena unbehaglich an den Behandlungsstuhl eines Zahnarztes erinnerte. »Obwohl«, fuhr sie fort, »ein Zeitungsartikel in einem solchen Käseblättchen natürlich überhaupt nichts besagt. Vielleicht hat Dr. Antosch das nicht einmal so gesagt, wie es hier steht.«

Lena fiel ein: »Es ist auch nicht nur der Zeitungsartikel da, Kerstin. Ich habe noch einen anderen Grund, warum ich annehme, daß da etwas im Busch ist.«

»Und der wäre?«

Sie gab die Begegnung im »Jadegarten« wieder. »Der Mann, der uns angesprochen hat ... Hans. Wenn das sein wirklicher Name ist. Der war mir nicht geheuer.«

Lisa protestierte. »Er war doch ganz ordentlich und manierlich –«

»Das gehört zu seinem Handwerkszeug, will ich annehmen, oder meinst du, sie lassen einen tätowierten Rocker in ein Krankenzimmer? Außerdem habe ich dir noch nicht gesagt, daß ich ihn schon vor unserer »zufälligen« Begegnung im Jadegarten gesehen habe ... im Lazarett-Hof nämlich. Da stand er am Brunnen und tat, als wartete er auf jemand von der Zahnklinik, jedenfalls guckte er dort immer zu den Fenstern hinauf. Hier kannst du mich hineinstechen, wenn er nicht auf dich gewartet hat.«

»Wozu?«

»Wozu? Weil du auf C 12 arbeitest, warum denn sonst. Er hat dich ja auch ordentlich ausgefragt –«

»Ach, was.« Lisa wurde ärgerlich. »Du siehst Gespenster, oder paßt es dir nicht, wenn ich mich mit einem Mann unterhalte? Er war nett und stellte höfliche Fragen, das ist alles. Er war eben keiner von den Männern, die ohne Punkt und Komma nur von sich selbst reden.«

»Er hat überhaupt kein Wort über sich selbst gesagt – außer dem Namen Hans, und der ist ein falscher Pfennig.«

Lisa gab achselzuckend nach. »Angenommen, du hast recht. Was hätte er sich davon versprochen?«

»Sich einen Zugang zu C 12 zu schaffen. Die haben sicher nicht umsonst einen gutaussehenden Kavalier geschickt, der –«

Lisa war peinlich berührt, und sie widersprach entsprechend heftig. »Ach, darauf läuft's hinaus! Ich habe verstanden. Ich wüßte jetzt nur gerne, was er eurer Meinung nach tut, nachdem er sich die Zuneigung einer einsamen alten Jungfer erschlichen hat – was du ja zu verstehen geben wolltest, nicht wahr, Lena?«

Lena hob die Hände und spreizte die Finger. »Ich habe gar nichts angedeutet. Es ist jedoch bekanntlich eine alte Strategie der Geheimdienste –«

»Ah, quack! Im Ernst, Lena. Was hätte er damit erreicht? Meinst du, Dr. Wiegand ließe meinen Geliebten unbeaufsichtigt in den Krankenzimmern herumlungern und Giftcocktails servieren?«

»Sei nicht kindisch, Teddybär. Darum geht es nicht. Ich sage dir nur eines: Dieser Hans konnte klug fragen und aufmerksam zuhören. Ich möchte nicht wissen, was der im Verlauf eines angeregten Abends aus dir herausholt, ohne daß du es auch nur merkst.«

Lisa schüttelte zweifelnd den Kopf. »Aber wonach könnte er fragen? Ich weiß nicht –«

»Sieh dir doch mal an, wie Geheimdienste arbeiten«, sagte Lena, in einem Tonfall, als blickte sie auf langjährige Erfahrung in der Spionageabwehr zurück. Tatsächlich bezog sie ihre Kenntnisse aus ein paar Zeitungsartikeln und einem bis zur Hälfte gelesenen John le Carré – aber ihre autoritäre Miene war überzeugend genug, Lisa zu beeindrucken. »Die ganze Kunst eines Spions besteht darin, nach tausend banalen Einzelheiten zu fragen und sie dann richtig zusammenzupuzzeln, und plötzlich weißt du dann, wer im Nachtdienst schlampig ist, und wer naiv genug ist, sich von einem fingierten Anruf bluffen zu lassen, und wer einen schwarzen Fleck in seinem Führungszeugnis hat, an dem man ihn packen und erpressen könnte. Und dementsprechend bauen sie dann ihre Strategie auf.«

»Vielleicht hast du recht«, gab Lisa nach, ohne besonders überzeugt auszusehen.

Kerstin, die aufmerksam zugehört hatte, mischte sich ins Gespräch. »Ich glaube, Lisa, du schätzt die R.I.P. falsch ein. Das sind keine weinerlichen Idealisten, die zwischen Barmherzigkeit und einem schwachen Magen nicht unterscheiden können und aus einem kranken Kind ein kleines Engelein machen wollen. Das sind Busineß-Leute, die Tod verkaufen. Und ich fürchte, Lena hat recht: Patricks Tod wäre ein sehr gutes Geschäft für sie.«

Lisa sah sie konsterniert an. »Aber ich kann mir einfach nicht vorstellen ...«

Kerstin rieb ungeduldig ihre Zehen. »Du sagst, auf eurer Station sind drei Menschen unter zweifelhaften Umständen gestorben. Hier steht« – sie schwenkte die Illustrierte und drückte die Spitze des Zeigefingers auf eine Stelle im Druck –, »daß Dr. Antosch und seine Helfershelfer den Tod dieses Kindes erzwingen wollen. Was kannst du dir nicht vorstellen? Daß eine Mutter imstande ist, den Henker für ihr eigenes Kind zu bestellen? Lies doch einmal nach, wie viele Eltern ihre Kinder höchst eigenhändig vom Leben zum Tode befördern, und nicht mit süßer Giftlimonade, sondern mit Fußtritten und Faustschlägen. Oder daß die R.I.P. einen Mord begeht? Sie haben bislang fünf Morde begangen, und du kennst wahrscheinlich die alte Regel, daß es mit jedem Mord leichter wird. Warum sollten sie Skrupel haben, wenn nichts als ein halbtotes Kind zwischen ihnen und dem ganz großen Geld steht?«

Sie stand auf und holte Kaffee aus einer großen, professionell aussehenden Kaffeemaschine, die einen ganzen Winkel des Raumes einnahm. »Siehst du, Lisa ... dieses Suizid-Busineß hat seine Grenzen. Man findet nicht unbeschränkt Leute, die sich auf einen solchen Deal einlassen und dafür zahlen wollen. Aber Antosch ist nicht der Mann dazu, sich von Grenzen aufhalten zu lassen. Er will das ganze Feld beackern, und dieses Feld ist verdammt groß und fruchtbar. Patrick ist ja schließlich nicht das einzige chronisch kranke Kind in der Stadt, nicht wahr? Da gäb's einige, deren Angehörige befinden, daß das arme Wurm genug gelitten hat – auch wenn das Kind selbst es vielleicht ganz anders sieht.«

»Mein Gott!« sagte Lisa. »Das erscheint mir alles so – so unglaublich. Als würdet ihr beide euch etwas Scheußliches ausdenken, um mir Angst zu machen.«

Das Licht spiegelte in Kerstins Schildpattbrille, als sie sich zu dem niedrigen Couchtisch herunterbeugte und Kaffee in die Mokkatäßchen goß. »Aber du warst die erste, die von drei Morden – oder sagen wir vorsichtiger, drei ungeklärten Todesfällen auf C 12 gesprochen hat. Da mußt du doch auch angenommen haben, daß, wo Morde sind, auch ein Mörder ist, oder –?«

»Ich dachte an einen Psychopathen. Ich meine, ich kann mir vorstellen, daß ein Verrückter einen solchen Anschlag durchführt, schließlich hat es schon Leute gegeben, die auf Intensivstationen die Stromversorgung gekappt haben, nur um zu sehen, was dann passiert. Aber ich kann mir irgendwie nicht recht vorstellen, daß jemand ganz ruhig und kaltblütig drangehen will, Patrick zu töten.«

»Ich wäre trotzdem auf der Hut«, sagte Kerstin.

Mittwoch, 8. November, 2 Uhr.

Lena Offenbach saß wach im Bett und starrte ins Halbdunkel ihres Zimmers, in dem der Mond große weiße Flecken auf den Parkettboden malte. Draußen mußte es sehr kalt geworden sein. Die Luft war durchsichtig wie Äther, der kugelrunde weiße Mond schwebte sichtbar im leeren Raum.

Sie dachte nach.

Schließlich stand sie auf. Das Großmutter-Nachthemd aus Baumwollspitze, das sie auf dem Flohmarkt erworben hatte, schleppte nach; es war zu lang für sie, aber sie hatte sich nicht aufraffen können, den Saum umzunähen. Sie schürzte es mit der Hand und setzte vorsichtig einen Fuß vor den anderen, damit die Dielenbretter nicht knarrten. Lisa schlief für gewöhnlich sehr tief, aber sie wollte dennoch kein überflüssiges Risiko eingehen.

Baghira, der im Vorzimmer auf einer nachlässig hingeworfenen Jacke schlief, öffnete ein Auge und beobachtete sie, wie sie zum Telefon schlich. Der Apparat stand auf der Kommode, und darüber hing an einer mit Zetteln vollgesteckten Pinnwand auch der Zettel mit der Telefonnummer von Lisas Station. Für Notfälle, wie sie irgendwann einmal eintreten mochten.

Lena war der Ansicht, daß jetzt ein Notfall vorlag.

Sie wählte die Nummer. Es klingelte drei- oder viermal leer, dann sagte eine schwere Männerstimme: »Intensivpflegestation

C 12, Dr. Wiegand.« Den Worten folgte ein unausgesprochenes, aber deutlich fühlbares Fragezeichen.

Sie kam sich dumm vor, aber sie legte dennoch den Saum ihres Nachthemds über die Sprechmuschel. Sie wußte nicht sicher, wie ähnlich ihre Stimme Lisas Stimme klang, und hatte Angst, erkannt zu werden.

Ohne ein Wort der Einleitung sagte sie: »Ein Mitarbeiter der R.I.P. wird versuchen, Patrick Sward zu töten. Achten Sie auf einen schlanken bärtigen Mann, Brillenträger, seinen Namen gibt er mit Hans an. Das Kind ist in größter Gefahr.«

Der Mann am anderen Ende hatte zugehört, ohne sie zu unterbrechen. Er mußte ein kluger Mann sein, denn er stellte keine unsinnigen Fragen wie »Was wollen Sie? Wer sind Sie?« Er sagte ruhig: »Danke für Ihren Anruf.«

Erst nachdem sie aufgelegt hatte, begann sie sich zu fragen, ob dieses »Danke« nicht spöttisch geklungen hatte.

Mittwoch, 8. November, 6.45 Uhr.

Lisa erwachte nach einer schlechten Nacht und ging mit unbehaglichen Vorgefühlen zum Dienst. Der Morgen war kalt, der schwache Schneefall, den die Meteorologen vorausgesagt hatten, war pünktlich eingetreten. Helle Flockenschauer wirbelten unter den Straßenlampen. Während sie durch den noch dunklen Morgen lief, versuchte sie Ordnung in ihre Gedanken zu bringen – vergeblich; sie flackerten durcheinander wie die Bilder der konfusen Träume, die sie in der Nacht gequält hatten. Im schrecklichsten dieser Träume hatte sie versucht, Patrick umzubetten, und plötzlich war er ihr unter den Händen zerbrochen und zerronnen wie eine schmelzende Wachsfigur ...

Als sie die Türe der Station öffnete, fühlte sie sich plötzlich befreit von den Alptraumschatten der Nacht. Ein lebhafter, Lippen und Gaumen angenehm kitzelnder Duft schlug ihr über alle den Spitalsgerüchen entgegen, ein Duft nach warmem Plundergebäck, der verriet, daß Schwester Cordula wieder einmal die Backöfen ihres Schwagers geplündert hatte. Ein zweites Aroma – das nach frisch aufgebrühtem Kaffee –, schwebte verlockend darüber.

Sie warf einen Blick auf die Tafel an der Wand des Korridors, auf der die Patienten verzeichnet waren. Keine Änderung war vermerkt. Sie stellte überrascht und erleichtert fest, daß der Discjockey immer noch am Leben war.

Im Krankenzimmer hörte sie Andreas, der sein übliches opulentes Frühstück verzehrte, mit kehlig gurrender Stimme immer dieselben Sätze rufen: »He! Du, Bub! Patrick! Jetzt komm, wach auf, gemma in Tiergarten, Affen anschaun.«

Andreas hatte ein stark ausgeprägtes Bestreben, sich nützlich zu machen, und er hatte sehr gut bemerkt, daß ihnen allen im Augenblick nichts mehr am Herzen lag, als Patrick aufwachen zu sehen. In den Tiergarten zu gehen, war die aufregendste Verlokkung, die er selbst kannte, und Lisa lächelte schwach bei dem Gedanken, mit welcher halb bewußten List er diesen Köder auslegte.

Sie fühlte sich etwas aufgeheitert. Vielleicht wurde es doch kein so schlimmer Tag, wie sie insgeheim erwartet hatte.

Mittwoch, 8. November, 7 Uhr.

Sie hatte sich kaum umgezogen, als Edda ihr vom anderen Ende des hell erleuchteten Korridors zuwinkte. Sie wunderte sich, warum sie nicht rief, sondern nur mit einer hastigen Handbewegung deutete. Instinktiv spürte sie, daß dieser verstohlenen Geste etwas Unangenehmes zugrunde lag, und sie behielt recht. Als sie einander so nahe gekommen waren, daß ein Flüstern verständlich war, zischte Edda ihr zu: »Komm ins Hinterzimmer, ich zeige dir etwas.«
»Was?«
Die Schwester hörte nicht, sie ging ihr bereits voraus. Ihre Gummischlappen machten ein leises Geräusch auf dem Boden: Swipp swapp. Lisa folgte unbehaglich. Ihr fiel – obwohl sie es schon oft gesehen hatte –, auf, daß Eddas fleischige Arme unterhalb der kurzen orangen Ärmel des Overalls einen rauhen dunklen Haarwuchs trugen, fast wie die Arme eines Mannes, und plötzlich fuhr ihr der Märchenvers durch den Kopf:

>»Du bist der Wolf,
>der böse Wolf ...«

Das Hinterzimmer wurde in seiner ganzen fahlen Häßlichkeit sichtbar, als Edda den Schalter der Lampe drückte. Es hatte immer einen Geruch an sich, einen künstlichen, stickigen Geruch nach Schaumstoff und Gummi und Plastik und anderen unnatürlichen Materialien, aber jetzt war dieser Geruch von einem anderen überdeckt – einem starken organischen Geruch nach menschlichem Verfall. An der Wand stand ein Bett, und darin lag das Ding, von dem der Gestank ausging.

»Es kam gestern abend 'rein«, sagte Edda. Sie stand mit verschränkten Armen da, die Beine gespreizt. Ihr häßliches Gesicht mit der starken Brille war unbeweglich, die Augen hinter den dicken Gläsern erschienen so übergroß wie die Augen hinter den Juxbrillen eines Clowns. »Es hatte eine Darmverklemmung, die bereits nekrotisch geworden war. Sie haben eine Operation versucht, aber es nützte nichts mehr; es lag im Sterben, als sie es aus dem OP herunterbrachten, und es war keine halbe Stunde da, als es starb.« Ihr Blick hing an Lisas erstarrtem Gesicht, und in einer plötzlichen sadistischen Aufwallung fügte sie hinzu: »Es sieht jetzt geradezu großartig aus im Vergleich zu dem Zustand, in dem es gefunden wurde. Der Rettungsarzt erzählte auf der Chirurgie, es sei in einem wie die Pest stinkenden Bettchen voll schmutziger Windeln gelegen ... angeblich war es debil.«

Lisa legte die Hand auf das Bettgestell. Die Kühle des Stahlrohrs auf ihrer Handfläche erschien ihr, als hätte sie die Hand auf ein vereistes Rohr gelegt. Ihr Herz hämmerte in den Schläfen.

Das tote Kind, das – bis zur Hüfte in ein viel zu großes Laken gewickelt im Bett lag –, mochte vier oder fünf Jahre alt sein, aber vielleicht auch sechs oder sogar sieben; es mochte ein Bub oder ein Mädchen sein – weder Alter noch Geschlecht war an diesem fast skelettierten Körper mit dem filzigen blonden Haar zu erkennen. Als sie das Leintuch ein Stück herabzog, kamen an Unterleib und Oberschenkeln große nässende Geschwüre zum Vorschein. Es war ein Mädchen gewesen.

»Es war tagelang nicht mehr gewickelt worden.« Eddas Stimme schien sich im Raum herumzubewegen, einmal aus der, einmal aus jener Ecke zu kommen. »Als sie es auspackten, ging die Haut mit den schmutzigen Windeln ab. – Die Eltern hatten es von Anfang an nicht gewollt. Sie behaupteten, es sei ›mondsüchtig‹ und hätte weder selbst gegessen noch gelernt, sich auf den Topf zu setzen; mit dem Kind sei nichts anzufangen gewesen, also hätten sie es sich selbst überlassen.«

»Aber es muß doch entsetzlich geschrien und geweint haben – bei diesen Geschwüren!« wandte Lisa ein.

Edda schüttelte den Kopf. »Sie haben ihm einfach jedesmal, wenn es weinte, ein Glas Orangeade mit einer halben Schlaftablette gegeben ... das hielt es ruhig, und das beschleunigte auch das Ende.« Sie stützte die dunkel behaarten Arme auf das gegenüberliegende Bettgitter und blickte Lisa aus ihren unheimlich vergrößerten Augen an. »Keine künstliche Verlängerung des Lebens. Keine außergewöhnlichen Maßnahmen zur Erhaltung des Lebens. Einmal täglich eine halbe Schlaftablette und nichts weiter.« Plötzlich streckte sie die Hände aus, faßte zwei Zipfel des Lakens und hob sie hoch, so daß sie einen weißen Baldachin hinter dem Kopf des toten Kindes bildeten. »Meine Damen und Herren, dieses Kind ist in Frieden und Würde eines natürlichen Todes gestorben – verhungert, verdurstet und lebendig verfault.«

Mit einer grotesken – und doch seltsam ehrfurchtsvollen –, Geste senkte sie das Laken und schlug es über dem kleinen Leichnam zusammen, bis von dem Kind nichts mehr zu sehen war als eine verhüllte Form.

Nur der Geruch blieb, dieser Kloakengeruch nach lebendig verrottetem Fleisch.

Mittwoch, 8. November, 7.30 Uhr.

Lisa war so betäubt, daß sie kaum hörte, was Dr. Wiegand über den Gang rief. Sie stolperte automatisch hinter den anderen her, die alle in den Aufenthaltsraum drängten. Erst als das Wort »wichtige und unerfreuliche Nachricht« fiel, zwang sie sich, aufmerksam zuzuhören.

Der Stationsleiter nahm die Brille ab, und während er sie putzte, glitten seine kleinen graugrünen Augen blinzelnd über die versammelte Belegschaft. Dann setzte er die Brille wieder auf. »Ich will's kurz machen, um euch nicht von der Arbeit abzuhalten«, sagte er. »Gestern nacht kam eine anonyme Warnung, daß ein Versuch gemacht werden wird, Patrick zu töten.« Er hob Schweigen gebietend die Hand, als ein jähes Stimmengewirr laut wurde. »Keine Diskussionen jetzt, Kinder, dazu ist keine Zeit. Patrick kommt ab sofort ins Sonderzimmer. Von jetzt ab wird ununterbrochen einer von euch bei ihm sein, und zwar« – er streckte die Hand aus und faßte Dr. Tilman am Ellbogen –, »macht David den Anfang. Du nimmst dir einen Sessel mit, setzt dich neben sein Bett, und wenn du auch nur zur Toilette rausgehst, rufst du jemand, der deine Wache übernimmt. Hier ist ein Schreibblock, der wird neben der Türe hingelegt, und darauf wird auf die Minute genau eingetragen, wer wann Dienst gemacht hat.« Er wandte sich Dr. Tilman zu und sah ihn mit einem ungewohnt harten Blick an. »Du bist mir dafür verantwortlich, daß diese

Anweisungen strikt eingehalten werden. Und weiters: Niemand außer David und denen, die er ausdrücklich beauftragt, kommt dem Sonderzimmer in die Nähe. Alle Stationsfremden, auch solche, die wir kennen, werden von der Türe weg zu mir gebracht.« Er schwieg ein paar Sekunden lang, dann setzte er mit ruhiger Stimme hinzu: »Wenn ihr wollt, haltet mich ruhig für paranoid. Ich möchte euch aber vorneweg sagen: Unterschätzt Dr. Antosch und seine Leute nicht. Das sind Profis, die haben schon andere als uns übertölpelt. – So, und jetzt jeder wieder an seinen Platz.«

Die Gruppe drängelte aus dem engen Ärztezimmer hinaus. Lisa sah Dr. Tilman an: Sein Gesicht war fiebrig gerötet – Röte nahm bei seinem pigmentarmen Typ einen stumpfrosa Ton wie billiges Puder an –, und seine Augen glänzten. Er war unzweifelhaft aufs heftigste erregt, aber sie kam nicht dahinter, ob diese Erregung seiner immer stärker sich ausprägenden Manie entsprang, oder ob es Stolz war, daß Dr. Wiegand ihn vor versammelter Mannschaft als seinen Stellvertreter eingesetzt hatte, oder ob etwas anderes ihn aus dem Gleichgewicht brachte. Wie immer: Er war so aufgewühlt, daß er nicht auf seine Füße achtete. Einer seiner hölzernen Schlappen verfing sich an der Türschwelle, er stolperte, und im nächsten Moment lag er mit einem polternden Krach längelang da. Der Diplomatenkoffer, den er getragen hatte, flog ihm aus der Hand, sprang auf und ergoß eine raschelnde Flut von Papieren über den Boden des Korridors.

Lisa kauerte sich nieder und sammelte die Papiere ein, während Dr. Wiegand dem jungen Arzt auf die Beine half. Dr. David war unglücklich gefallen, er hatte sich an der scharfen Kante eines Putzwagens den Ellbogen verletzt, und jetzt stand er da, begutachtete die blutig aufgerissene Stelle und schrie Frau Isolde – deren Putzwagen der Schuldige gewesen war –, an.

Lisa mühte sich ab, ein paar Papiere, die unter die Bank gerutscht waren, mit der Hand hervorzuangeln. Besonders das letzte Bündel war schwer zu erwischen, zusammengeklemmte dünne Blätter von Computerpapier, mit der Pünktchenschrift eines Matrixdruckers beschrieben; sie sahen aus wie –

Sie warf einen einzigen Blick auf die Überschrift und handelte, ohne eine Sekunde zu überlegen. Anstatt das Bündel hervorzuziehen, schob sie es weit unter die Bank zurück.

Dann klappte sie den Aktenkoffer zu und reichte ihn Dr. David. Er nahm ihn entgegen, ohne sein erbostes Geschrei über die lebensgefährliche Schlamperei der Putzfrauen zu unterbrechen. Er hatte nichts bemerkt.

Mittwoch, 8. November, 8 Uhr.

Sie hatte gehofft, die Papiere rasch wieder aus ihrem Versteck holen zu können, bevor irgendein Putzfrauenbesen unter die Bank fuhr, aber fürs erste war das unmöglich. Aus dem Einserzimmer kamen der Kardiologe und der Chirurg, die Andreas Mohr behandelt hatten, und gleich darauf erging die Anordnung, den Burschen auf die Normalstation zu verlegen. Schwester Katja war schon dabei, die Transferierungsscheine auszufüllen.

Andreas saß im Bett und sah aus wie ein schmelzender Schneemann. Dicke Tränen rannen lautlos über seine Wangen. Die Aussicht, auf eine fremde Station verlegt zu werden, hatte sein instabiles inneres Gefüge stark ins Wanken gebracht. Lischka, der mit einem Beutel Nährmittelinfusion in der Hand auf dem Weg zu seiner Patientin war, blieb stehen und sah ihn mitfühlend an.

»Papa und Mama soll'n herkomm'n«, schluchzte Andreas. »Ruf's an.«
»Machen wir, Schmuddelwutz.«
»Sag net Muddelmu.«
»Schmuddelwutz.«
»Net Mum-mu-mutz!« Der Junge fühlte sich von seinem Kummer etwas abgelenkt. »Schmuddelwutz« war eines der Spiele gewesen, die der Tscheche für ihn aus dem Ärmel schüttelte; es hatte Andreas jedesmal in eine Mischung von Heiterkeit und Ärger versetzt, daß er das Wort nicht nachsprechen konnte.

»Siehst!« sagte Jaroslav Lischka. »Lachst schon wieder.«
Schwester Birgit – die mit den Vorbereitungen für Patricks Verlegung ins Sonderzimmer beschäftigt war –, sah eine Gelegenheit, ihre schlechte Laune über den unwillkommenen Dienst auszulassen. »Warum«, schnappte sie Lischka an, »bist du eigentlich nicht Kindergärtner geworden, wenn du so ein Talent dazu hast?«

Er lächelte liebenswürdig. »Weil auf C 12 so viele nette Mädchen arbeiten, die morgens gut gelaunt sind. Übrigens sollte Patrick noch ein bißchen extra massiert werden, bevor er 'rüberkommt.« Er wußte genau, daß Birgit vor dem kleinen kühlen Körper eine Aversion empfand, die an Ekel grenzte.

Sie stieß mit dem Fuß an den Abfallkübel am Fußende des Bettes, daß der Inhalt klirrend und raschelnd in Bewegung geriet.

Vom Zweierzimmer herüber kam Lärm. Der blonde Strolch wurde in seinem Bett auf den Gang herausgefahren: Auch sein behandelnder Arzt hatte befunden, daß er auf die Normalstation der chirurgischen Klinik zurücktransferiert werden konnte. Als dann auch noch Schwester Katja und Dr. Tilman kamen und Patricks Bett ebenfalls aus dem Einserzimmer verschwand, begann die Station leer auszusehen. Im Einserzimmer lag einsam die Frau mit dem Beckenbruch, der es nicht sonderlich gut ging – die Entzugserscheinungen von Tabletten und Alkohol machten sich bemerkbar, ihr verwüsteter Magen rebellierte gegen die Breinahrung, und sie zeigte ungewöhnliche und manchmal paradoxe Reaktionen auf die Beruhigungsmittel, die ihr verabreicht wurden.

Das Zweierzimmer hatte der Disc-Jockey für sich allein. Der Bursche, dachte Lisa, mußte eine unglaubliche Konstitution haben. Sie trat ans Bett und las die Werte vom Monitorschirm ab, Elektrokardiogramm, peripheren arteriellen Blutdruck, Atmungsfrequenz, zentralen venösen Blutdruck, Temperatur. Wenn sein Gehirn so hart im Nehmen war wie sein übriger Organismus, brauchte sie nicht allzu schwarz zu sehen für ihn.

Vom Gang her hörte sie Lischkas tiefe Stimme. Sie drehte sich um. Er stand, die Arme vor der Brust verschränkt, vor Dr. Wiegand. »Wozu«, hörte sie ihn sagen, »ist das notwendig, daß er grade jetzt verlegt wird, was bringts, als daß er den ganzen Tag heult? Ich rufe jetzt seine Mama und Papa an, und wenn die da sind, können wir ihn verlegen, dann gehen sie mit und halten ihn bei der Hand und alles ist gut.«

Dr. Wiegand zögerte einen Moment lang. Wahrscheinlich dachte er daran, daß dieses Verfahren wieder zu Mißhelligkeiten Anlaß geben würde. Die chirurgische Station wollte Andreas jetzt haben, und üblicherweise richtete man sich nach solchen Wünschen. Üblicherweise aber war der Patient kein verängstigtes großes Kind, das sich verraten und verkauft fühlte, wenn es ohne Beistand die Station wechseln mußte.

»Ist gut«, sagte der Oberarzt. »Vielleicht rufst du gleich die Eltern an, daß sie so bald wie möglich herkommen sollen, und die Chirurgie wird eben warten.«

Lischka sah sehr befriedigt aus, als er davontrabte, um Andreas die gute Nachricht brühwarm zu überbringen.

Mittwoch, 8. November, 8.15 Uhr.

Zehn Minuten später schickte Schwester Katja sie ins Hinterzimmer, um kreislaufstabilisierende Medikamente zu holen. Die Hauptvorräte dieser Medikamente lagerten im Depot drüben in der chirurgischen Klinik, aber kleinere Mengen wurden griffbereit im Hinterzimmer aufbewahrt.

Das Bett stand noch da, ungewaschen, mit schmutzigem Bettzeug, aber der kleine Leichnam war fort, von den Gehilfen des Pathologischen Instituts abgeholt. Sie war erleichtert, aber an die Stelle des bedrückenden Anblicks trat der bedrückende Gedanke daran, wie unten im Seziersaal der Pathologie irgendein ziemlich abgebrühter Mensch das verschrumpfte Körperchen aufschlitzte und von einem Organ nach dem anderen Scheibchen absäbelte.

Sie schüttelte heftig den Kopf, als könnte sie den Gedanken wie eine Schmeißfliege vertreiben, und wandte sich ihrem Auftrag zu. Die Kartons standen auf einem simplen Metallgestell, einer über den anderen gestapelt, alle in blaue Schutzfolie eingeschweißt bis auf drei, die schon angebrochen waren. Eine Welle unbestimmten Ärgers stieg in ihr auf. Sie war eine ordentliche Frau, und sie empfand es wie das Kreischen einer Gabel auf Porzellan, wenn jemand Packungen brutal zerfetzte, statt sie mit einem scharfen Messer aufzuschlitzen, oder drei Kartons öffnete, anstatt den Inhalt des ersten aufzubrauchen und dann den zweiten zu öffnen und den dritten und so fort. Wahrscheinlich war es wieder Radana gewesen, die die Kartons aufgerissen hatte – wenn sie etwas brauchte, pflegte sie Vliestücher aus dem Regal zu zerren, daß der ganze Stoß herausfiel, und den Inhalt einer Zehnerpackung Gummihandschuhe zu verstreuen, um ein Paar anzuziehen.

Sie nahm eine Packung Ampullen aus dem ersten Karton. Die filigranen Glasröhrchen waren in einer Art Gestell aus Karton verpackt, das sie zusätzlich schützte. Lisa drehte sich zum Licht und las die Aufschrift.

»Sympatex« stand in schwarzer Schrift auf orange-rotem Grund auf dem schmalen Etikett, das auf jeder Ampulle klebte. Es wäre nicht nötig gewesen, so genau zu kontrollieren, schon die lebhafte rote Farbe des Etiketts wies auf den Inhalt hin, aber sie hatte es sich zur strengen Gewohnheit gemacht. Die Ampullen selbst waren alle gleich in Größe und Form, und wo das Licht schlecht war – wie zwischen den überfüllten Regalen des Hauptdepots, zwischen denen lange tiefe Schatten wie Spinnweben hingen –, konnte man die farbigen Etiketten verwechseln und hielt dann vielleicht statt eines Kreislaufmittels eine Ampulle mit Antibiotikum in der Hand. Bei normaler Beleuchtung war der Irrtum natürlich sofort zu bemerken, aber es war ärgerlich, eine Fuhre Kartons wieder in den Keller zurückschleppen zu müssen, weil man statt eines Herzmittels einen Karton Ampullen mit sterilisiertem Wasser erwischt hatte.

Sie wandte sich um, als die Türe geöffnet wurde. Birgit kam herein. Ohne Einleitung rief sie: »Hast du hier irgendwo irgend etwas gesehen, das der Spule einer Hämofiltrieranlage ähnlich sieht? Du weißt schon, das große Dings, wo das Blut durchläuft.«

»Nein.«

»Mist. Wetten, daß Dr. Wiegand wieder tut, als wollte einer hier das Zeug klauen? Brauchst du vielleicht dringend eine Hämofiltrierspule? Ich wollte immer schon eine haben. Halt das einmal, da unten sichts danach aus.«

Sie wühlten sich durch einen Berg von Kartons nach unten, einer grünen Kartonbox zu, auf der »Hämofilter« stand. »Wer Ordnung hält, ist bloß zu faul zum Suchen«, kommentierte Birgit, während sie die grüne Schachtel hervorzog und alle anderen zu einem wackeligen Turm aufeinanderstapelte. Der Turm machte Lisa nervös. Sie begann ihn sauber aufzubauen, Schweres unten, Leichtes oben, und fragte sich, ob das nun Ordnungsliebe oder Zwangsneurose genannt werden sollte.

Birgit – die es nicht eilig hatte – schob sich eng neben sie. Lisa wich beiseite. Sie mochte den satten, fleischigen Körpergeruch der jungen Frau nicht, und sie fühlte es kommen, daß Birgit ihr eine ihrer vertraulichen Mitteilungen zu machen hatte.

So war es auch.

»Jetzt sind wir also zur Verteidigungszone erklärt worden«, sagte sie. Ihr Ton ließ klar erkennen, daß das nur eine Präambel war.

Lisas unterdrückter Ärger brach sich Bahn. Sie war ziemlich sicher, die Urheberin des anonymen Anrufs zu kennen, und das machte sie nervös. »Dr. Wiegand wird schon wissen, was er tut.«

Birgit zuckte die Achseln. »Wer fürchtet sich vor'm Schwarzen Mann? Ich nicht. Ich glaube nicht, daß wir von Antosch etwas zu befürchten haben.«

»Nein?«

Birgit reagierte nicht auf die Frage. Sie klappte betont langsam die beiden Flügel der Kartonschachtel auf. Erst nachdem sie die Umhüllung abgewickelt und sich vergewissert hatte, daß das halbdurchsichtige Ding in der Klarsichtverpackung tatsächlich eine Hämofiltrierspule war, setzte sie das Gespräch fort, indem sie ihre Bemerkung wiederholte – mit leicht veränderter Betonung. »Ich sagte, ich glaube nicht, daß wir *von Antosch* etwas zu befürchten haben.«

»Von wem sonst?«

Sie blickten einander stumm an. Das gelblich-graue Licht des Raumes gab Birgits feuchten Augen einen krankhaften Glanz.

»Was willst du sagen?« rief Lisa in plötzlicher Angst. »Was meinst du?«

»Oh ... gar nichts«, sagte Birgit. »Bloß – daß Dr. Wiegand anscheinend ganz genau wissen will, wer *von uns* an Patricks Bett kommt.«

Damit verschwand sie durch die Türe.

Lisa starrte vor sich hin, ohne etwas zu sehen. Es gab Dinge, an die man nicht denken durfte.

Nicht denken wollte.

Am 13. März 1986 wurde die 30jährige Michaela Roeder, Krankenschwester auf der chirurgischen Intensivstation des Sankt-Petrus-Krankenhauses in Wuppertal, unter dem Verdacht festgenommen, zumindest siebzehn Patienten durch Injektionen unverträglicher Medikamente getötet zu haben.

Ebenfalls in Wuppertal war zehn Jahre zuvor der Krankenpfleger und Ex-Diakon Rudi Paul Zimmermann wegen zwei Morden und vier Mordversuchen zu lebenslanger Haft verurteilt worden. Zimmermann hatte sich »als Herr über Leben und Tod gefühlt«.

Der belgischen Nonne Schwester Godfrida wurden im Jahre 1978 dreißig Morde an greisen Patienten vorgeworfen, die sie laut Anklage mit Überdosen Insulin vergiftet oder durch Ersticken mit Wasser umgebracht hatte.

Im Jahr 1983 wurde aufgedeckt, daß der britische Arzt John Bodkin Adams mindestens 25 seiner Patienten ermordet hatte. Adams war im Jahre 1957 wegen eines Verdachtsfalles vor Gericht gestanden, hatte sich damit verantwortet, mit einer Überdosis Morphium »passive Sterbehilfe« geleistet zu haben und war freigesprochen worden.

Im selben Jahr 1983 wurden dem Leiter eines norwegischen Pflegeheims, dem 46jährigen Arnfinn Nesset, 22 Morde an altersschwachen Patienten nachgewiesen, denen er ein atemlähmendes Mittel injiziert hatte. Nesset wurde zu 21 Jahren Haft verurteilt.

Im Frühjahr 1989 gestanden in Wien vier Stationsgehilfinnen der medizinischen Abteilung des Linzer Krankenhauses eine Mordserie an rund fünfzig schwerkranken Patienten, die als größter Massenmord nach Ende des Dritten Reiches in die österreichische Kriminalgeschichte einging.

Lisa fröstelte. Sie hatte plötzlich das Gefühl, die Luft in der kleinen Kammer nicht mehr atmen zu können.

Schwester Katja nahm ihr die Ampullen ab. Sie öffnete das Ende eines Glasröhrchens mit der Ampullenfeile, saugte den wasserhellen Inhalt mit einer Injektionsspritze heraus und spritzte ihn durch den Pfropfen in eine der mit Elektrolytlösung gefüllten Infusionsflaschen. Lisa sah, wie sie eine gesonderte Eintragung auf einem Block machte, und fragte: »Was ist das?«

Die andere blickte auf. »Das? O, das ist nur wieder eine von Dr. Davids Leuteschindereien«, antwortete sie, während sie sorgfältig den Namen der Patientin, den Namen des Medikaments, die Dosis und die Uhrzeit vermerkte.

Lisa wurde daran erinnert, daß Schwester Katja den jungen Arzt nicht besonders mochte. Vor seinem Erscheinen auf C 12 war sie die engste Vertraute des Stationsleiters gewesen, und nun war sie beleidigt und eifersüchtig. Es fiel ihr zuweilen schwer, ihn fair zu behandeln. »Sieh dir das an«, bemerkte sie, während sie groß SYMPATEX auf den Block schrieb. »Das Zeug muß schon Paracelsus seinen Patienten verordnet haben, das haben wir hier in den letzten Jahren literweise verwendet, aber David fällt plötzlich ein, daß er es kontrollieren muß. Von heute ab sind gesonderte Aufzeichnungen zu führen, wer es bekommt, und Auffälligkeiten sind sofort zu melden.«

Lisa zuckte die Achseln. Vor allem in seinen manischen Phasen hatte Dr. David nicht selten solche Sonderwünsche, und Dr. Wiegand ließ ihn gewähren, solange er nicht allzu viel zusätzliche Arbeit damit verursachte.

Während sie die Sympatex-Vorräte im Regal verstaute, sah sie der Stationsschwester zu, wie sie ihr Namenszeichen unter die Verordnung setzte und den Block für alle griffbereit hinlegte. Katja war zweifellos irritiert, daß sie in ihrem mit tausend Pflichten überfüllten Gedächtnis nun auch noch einen Platz für Dr. Davids Spleens freihalten mußte.

»Manchmal fällt dir die christliche Liebe schwer, nicht wahr?« bemerkte Lisa, selbst unsicher, ob sie es als Neckerei oder im Ernst meinte.

Schwester Katja drehte sich zu ihr um. Einen Moment lang stand eine steile Falte auf ihrer Stirn. Dann lächelte sie plötzlich. »Ja und nein, Lisa. Weißt du, was Martin Luther King einmal Schönes gesagt hat? ›Mit Gottes Gnade kann ich die weißen Südstaatler lieben. Mögen werde ich sie nie.‹ Und das denke ich zuweilen auch ... mögen werde ich David nie. Er ist mir ganz fremd, es gibt überhaupt nichts an ihm, das mich anzieht, nicht einmal seine guten Eigenschaften. Das wird sich vielleicht nie ändern, und ich mache mir auch keine Gedanken darum. Ich bete nur darum, daß ich ihn lieben kann.«

Lisa – die auf einem Hocker stand, um ins obere Fach des Regals zu gelangen –, blickte erstaunt auf sie hinunter. »Und was verstehst du dann unter ›lieben‹?«

»Oh – einfach, daß es nicht darauf ankommt, ob ich David mag oder nicht. Gott hat ihn nicht geschaffen, damit er mir gefällt, Gott erhält ihn nicht, damit er mir sympathisch ist. Gott hat ihn um Seines Namens willen geschaffen ... und deshalb, und um seiner unsterblichen Seele willen, ist David wichtig und wertvoll und hat ein Anrecht darauf, ernstgenommen zu werden. Weißt du ... christliche Liebe ist kein Gefühl. Keine Emotion. Das ist eine Einstellung zu anderen Menschen. Wissen, daß alles, was vom Menschen geboren ist, einen unglaublichen Wert hat. Jesus sind die Menschen so viel wert, daß er als Sühnopfer für sie zu sterben bereit war. Also sollten sie uns auch etwas wert sein. – Wenn du beim Sonderzimmer vorbeikommst, frag David, ob er Kaffee und ein Stück Kuchen will, er hat heute wieder nur Luft gefrühstückt.«

Mittwoch, 8. November, 9 Uhr.

Die Anordnung, Patrick zu bewachen, hatte eine beträchtliche Änderung in Dr. Davids Verhalten hervorgerufen. Einerseits wurde er noch hektischer, andererseits war es jetzt eine zielgerichtete Hektik, die sich nicht in bloßer übler Laune entlud. Er versetzte die ganze Station in Aufregung mit den hunderterlei Ansprüchen, die er stellte, bis die Überwachungsanlage im Sonderzimmer zu seiner Zufriedenheit adjustiert und Überwachung und Versorgung neu angeschlossen waren. Ob Patrick von dieser Aufregung angesteckt wurde oder ob ihn nur das viele Schütteln und Rollen und Klirren des Transports nervös machten, er wurde ungewohnt zappelig, schlug mit Armen und Beinen aus, rollte den Kopf von einer Seite zur anderen und riß immer wieder die Augen auf, ohne aber etwas zu sehen. Allgemeine Erleichterung machte sich bemerkbar, als die Türe des Sonderzimmers zuletzt geschlossen wurde.

Lisa hatte in der Teeküche Kaffee und Kuchen geholt. Sie hatte beschlossen, Dr. David gar nicht erst zu fragen, sondern ihm beides mit besten Empfehlungen von Schwester Katja vor die Nase zu stellen – auf die Art und Weise mußte sie ihm nur einmal statt zweimal begegnen.

Sie spähte durchs Sichtfenster hinein, bevor sie sich bemerkbar machte. Durch das grünlich getönte Fenster sah sie – leicht verzerrt durch das doppelte Glas –, den blonden Kopf des Arztes über Papiere gebeugt. Er hatte sich einen Sessel mitgenommen und benutzte die ausziehbare Platte eines der weißen Schleiflackschränkchen an der Wand als Arbeitstisch. Er schrieb, ohne zu stocken, während er mit der freien Hand ein Blatt Papier ums andere beiseiteschob. Die Manie hatte keine negative Auswirkung auf seine geistigen Fähigkeiten, im Gegenteil, solange er nicht das letzte Stadium vor dem Zusammenbruch erreichte, schien die Krankheit immer neue Speicher in seinem Gehirn aufzuschließen. Seine Erinnerung, sein Vermögen, Begriffe und Gedankengänge aufzufinden und vieles andere mehr waren dann wie in gleißendes Licht getaucht. Dann allerdings kam ein Zeitpunkt, wo er sich selbst nicht mehr folgen konnte, dann jagte sein Geist in einem unentzifferbaren Wirbel an ihm vorbei wie die Jahrhunderte an H.G. Wells Zeitreisendem, und dann trat rasch die Krise ein, in der alle Sicherungen durchbrannten und alle Lampen erloschen. Den manischen Phasen folgten keine ausgeprägten Depressionen, aber eine gute Weile nachher war er noch mißgestimmt, niedergeschlagen und empfindlich.

Ihr Blick glitt zu Patrick hinüber. Die sedierenden Medikamente, die er erhalten hatte, waren in den letzten zwei Wochen reduziert und seit kurzem völlig abgesetzt worden. Nun zeigte sich das Wacherwerden seines Gehirns darin, daß er sich immer öfter spontan bewegte, wobei er absonderliche kleine Gesten und Grimassen machte. Er lag auf der rechten Seite, ein festes Kissen unter dem Bauch, das ihn stützte. Aus Lisas Blickwinkel und in der seltsam nebulosen Atmosphäre des Sonderzimmers sah die Apparatus des Respirators aus, als streckten sich dicke blaßblaue Tentakel unmittelbar aus dem Gesicht des Kindes hervor wie die Fühler eines Meerkrebses, eine unheimliche Illusion, die durch die beiden runden weißen Feuchtigkeitskompressen auf seinen Augen noch verstärkt wurden. Flüchtig dachte sie: War es das, was Verena Sward am Bett ihres Kindes gesehen hatte – eine halb organische, halb anorganische, augenlose Monstrosität?

Dr. David hob plötzlich den Kopf. Seine Augen verengten sich, als er aus dem hellen Licht des Sonderzimmers in den weniger scharf erleuchteten Gang spähte. Als er sie schließlich identifiziert hatte, drückte er drinnen den Knopf der Sprechanlage, die das Zimmer bei geschlossener Türe mit der Station verband, und rief gereizt: »Was ist denn? Hier passe ich schon auf, kümmer dich um deinen eigenen Kram.«

Sie hob den Teller mit der Kaffeetasse und dem Kuchenstück hoch, so daß er ihn durch die Glasscheibe sehen konnte. Er drückte den Summer. Die Türe sprang auf.

»Schwester Katja sagt, du hast noch nichts gefrühstückt. – Hier.« Gleich darauf wurde ihr klar, daß die Bemerkung seinen Widerspruchsgeist aufs äußerste reizen würde. Was er am wenigsten vertrug, waren Anordnungen. Sie wünschte, sie hätte eine diplomatischere Formulierung gefunden, fand aber, daß David sich diesmal nicht darum kümmerte. Er trank den Kaffee in einem Zug aus, stopfte sich den Kuchen – wobei er mit der flachen Hand nachhalf –, als ganzes in den Mund und klaubte sich die Brösel von den Hosen.

Lisa starrte ihn an, verzweifelt bemüht, das an ihm zu sehen, was Lena sah. Sie war immer überzeugt gewesen, daß ihre Schwester in puncto Männer einen höchst verfeinerten, anspruchsvollen Geschmack hatte – eine Ansicht, zu der sie vor allem deshalb gelangt war, weil Lena bislang noch an jedem Mann etwas auszusetzen gefunden hatte. Wenn sie Dr. David anziehend fand, sagte sich Lisa, dann mußte er anziehend sein.

»Was guckst du denn so komisch?« fragte er. »Ist etwas?«

»Nein.«

»Dann steh hier nicht herum, ich hab zu tun. Trag das raus« – er drückte ihr Tasse und Teller so formlos in die Hände, daß sie beinahe zu Boden gefallen wären. Mit einer winzigen Verzögerung (die nur bemerkte, wer ihn kannte) setzte er hinzu: »Und sag Katja danke.«

Mittwoch, 8. November, 11 Uhr.

Zu Mittag bat Lisa den Oberarzt unter einem Vorwand, ihr eine Stunde freizugeben.

Sie hatte vorgehabt, ihre Beute in einem der vielen Cafes rund um das Spital zu betrachten – natürlich in einem, in dem keine Ärzte und Pfleger verkehrten. Aber die Kaffeehäuser, die diese Bedingung erfüllten, waren halbdunkel, trübe Beleuchtung schimmerte durch dicke Rauchschwaden; in den meisten strahlte eine gewaltige Musikbox unwirkliche Neonfarben in den Raum. Erst als sie in steigendem Mißmut (es regnete leicht, und sie war ohne Schirm aus der Station gelaufen) den Spitalskomplex schon fast umrundet hatte, fand sie ein weniger dubioses Etablissement – ein Eßlokal mit Milchglaswänden zur Straße hin und einer Wand voll Automaten aus dunkelblauem Metall und Plexiglas, in denen klitschige Sandwiches und Kuchen mit Verzierungen aus steifer staubtrockener Creme standen. Das Lokal war so gut wie leer. An der Theke gegenüber der Automatenwand saß ein Mann, dessen Kopf auf dem Tresen lag. Zwei Barhocker weiter trank eine Frau Bier und verfolgte gleichzeitig die neueste Folge einer Seifenoper auf dem Bildschirm des Fernsehapparats, der zwischen den hohen Spiegeln der Thekenwand montiert war. Sonst waren keine Gäste zu sehen. Nach hinten verengte und verdunkelte sich das Lokal plötzlich, und dort befanden sich unter einer schwachen gelben Lampe ein alter Billardtisch, auf dem zwei Queues und drei Billardkugeln lagen, und ein paar Kaffeehaustische. Im allgemeinen sah es seriös genug aus, daß sie sich hineinwagte.

Sie bestellte einen Kaffee und zog dann die Papiere aus der Tasche.

Ironischerweise hatte Dr. David selbst ihr Deckung gegeben: Sie hatte den Wirbel um Patricks Überstellung genutzt, um die versteckten Papiere an sich zu bringen. Nun fand sie endlich Gelegenheit, sie unbeobachtet in Augenschein zu nehmen.

Ein Blick bestätigte ihr, daß sie recht gesehen hatte: Es waren Obduktionsprotokolle. Und sie hatte auch richtig vermutet: Es waren die Obduktionsprotokolle der drei Fälle, die ihr verdächtig erschienen waren. Nur in einem Punkt hatte sie unrecht gehabt. Es waren nicht drei, sondern vier Fälle gewesen. Der vierte betraf einen Mann, ein Wrack von einem Alkoholiker, der keine zwei Tage auf C 12 gelegen hatte, ehe er gestorben war.

Die Formulare waren, wie es Dr. Davids Gewohnheit entsprach, über und über mit Notizen bedeckt, von denen ihr die meisten nichts sagten – es sah aus, als hätte er verschiedene Werte in einer Art Planspiel miteinander verglichen. Beim Lesen von Peter-Paul Gramms Protokoll schien ihn dann jedoch eine plötzliche Erleuchtung erfaßt zu haben, denn inmitten des Wirrwarrs von Zahlen und Begriffen stand, mit rotem Textmarker eingeringelt, ein einziges Wort:

»LEER!«

Lisa runzelte die Stirn. LEER. Zweifellos war das Wort der Schlüssel zu allen Fragen, aber – was war leer gewesen?

Mitten in dieser Überlegung traf es sie wie ein Schlag: Die Erkenntnis, daß sie recht behalten hatte. Sie hatte an Mord gedacht, und nun hatte Dr. David dasselbe gedacht. Das hieß, diese Menschen waren tatsächlich ermordet worden.

Plötzliche Kälte durchschauderte sie.

Mittwoch, 8. November, 14 Uhr.

Sie kehrte auf die Station zurück, mit dem beklemmenden Gefühl, daß nichts mehr so war wie zuvor – und daß nur sie und Dr. David das wußten.

Sie hatte lange Übung darin, sich zu beherrschen, ihre Gedanken und Gefühle unter Kontrolle zu halten. Sie zwang sich, nichts anders zu tun als sonst auch.

Dennoch erschrak sie im ersten Augenblick heftig, als sie Radana zufällig allein im Aufenthaltsraum begegnete und die Jugoslawin ihr zuflüsterte: »Komm schnell her, ich zeige dir etwas ... du wirst so lachen.«

Sie öffnete die Türe der kleinen Kühlbox auf der Kommode und hob den Deckel von einer rosa Frischhaltedose, die sich darin befand. Lisa riß die Augen auf. Die Dose enthielt zwei Folienbecher »Chat royal« Katzenfutter, einen Becher Creme fraiche und, in Folie eingeschweißt, ein riesiges Stück Lachsfilet.

Radana kicherte in die hohle Hand. »Oh, die Katze wird tanzen!« Trilby, das stand außer Zweifel, profitierte von der Krankheit ihres Herrn. Je ärger die Manie in seinem Gehirn wütete, desto köstlicher wurden die Leckerbissen, die sie in ihrem Schüsselchen vorfand.

Radana schloß lachend die Türe der Kühlbox. Dann wich die Heiterkeit aus ihrem Gesicht. Ihre gefühlvollen dunkelbraunen Augen blickten bekümmert. »Dr. David geht es nicht gut ... am

Samstag, sagte Schwester Ruth, hat er so gespeibt und gekotzt, alles im Aufenthaltsraum war voll, Frau Isolde mußte wischen und sie hat so ein Gesicht gemacht.« Sie verzog ihre schmalen braunen Züge zu einer Fratze des Abscheus. »Und alles war voll kaputtem Glas, nächsten Tag später bin ich noch auf eines gestiegen und hätte fast den Fuß geschnitten.«

Lisa, die sich am Becken die Hände abseifte, stimmte etwas geistesabwesend zu. Radana war eine gesprächige Frau und neigte dazu, jeden kleinsten Vorfall, der sie beschäftigte, in allen Details wiederzugeben. Am Samstag nachmittag, erzählte sie, war Dr. David schlafend im Aufenthaltsraum gelegen; alle hatten gewußt, daß er den Schlaf dringend brauchte, und ihn in Ruhe gelassen. Gegen fünf Uhr war er aufgewacht, und dann hatte es plötzlich Lärm gegeben. Als Schwester Ruth – Radanas Informantin –, in den Aufenthaltsraum gestürzt war, war David Tilman mitten im Zimmer gestanden, die Arme um den eigenen Leib gekrampft, und hatte qualvoll zuckend einen Schwall breiiger Flüssigkeit erbrochen.

»Immer ißt er nichts, wenn er die Krankheit hat«, sagte Radana, »und dann, wenn er ißt – äh.« Sie legte die Hand an die Kehle und simulierte ein Würgen. »Und er hat ausgesehen, puh! weiß wie Bettzeug, so blaß, und gezittert und –« Sie verdrehte die Augen und rang mit einem gräßlichen Röcheln nach Luft. »Dr. Wiegand sagte –«

Lisa hörte nicht mehr zu. Ihre Hände machten automatisch weitere seifende Bewegungen, während ihr Gehirn sich in jähem Schrecken konzentrierte.

Einzelne Worte in Radanas Erzählung blinkten und lärmten wie riesige Neonreklamen.

Samstag nachmittag.

Breiige Flüssigkeit.

Ein zerbrochenes Glas.

Übelkeit – Krämpfe – Zittern.

Das Glas mit dem Energiegetränk, das wie Bananenfrappé aussah; das Glas, das sie ihm gebracht hatte ... Und sie hatte noch eigenhändig einen Zettel darauf geklebt, FRÜHSTÜCK FÜR DR. DAVID, damit jeder wußte, für wen es bestimmt war ...

»Ich muß 'mal«, sagte sie, um Radanas immer noch eifrig plaudernder Stimme zu entkommen.

Im Schutz der Toilette setzte sie sich auf den geschlossenen Deckel, stützte den Kopf in beide Hände und dachte nach.

Dr. David hatte sich die Obduktionsprotokolle der verdächtigen Todesfälle ausheben lassen, und seine Notizen ließen klar erkennen, daß er zumindest Verdacht geschöpft hatte. Gramm's Protokoll konnte am vergangenen Samstag noch nicht fertig gewesen sein, aber wie stand es mit den drei anderen, älteren Fällen? Hatte er die entsprechenden Protokolle schon früher in Händen gehabt, und hatte der Todesengel auf irgendeine Weise davon Kenntnis erhalten – und beschlossen, ihn zum Schweigen zu bringen?

War in dem Glas Energiegetränk, das so einladend offen und unbeachtet auf dem Tisch stand, Gift gewesen, und hatte nur David Tilmans vom Fasten überreizter Magen verhindert, daß er es absorbierte und daran starb?

Sie sah Schwester Katjas fröhlich funkelnde hellbraune Augen vor sich, wie sie ihren Scherz über »Proteine für ein geniales Gehirn« machte. Schwester Katja hatte das Getränk für ihn angerührt ... Lisa dachte: Ich fange an, paranoid zu werden. Ich sehe überall nur noch Mordanschläge.

Im Hinterzimmer stand noch das Bett, in dem das tote Kind gelegen war.

Lisa band die blaue Kunststoffschürze um, streifte die Gummihandschuhe über und begann das schmutzige Bettzeug abzuziehen. Das Bett mußte gereinigt und desinfiziert werden, und das geschah besser im Hinterzimmer als auf dem schmalen Gang, wo man jedem den Durchgang blockierte.

Während sie arbeitete, versuchte sie ihre Gedanken zu ordnen. Unter allen anderen Umständen hätte sie zuerst eine Gelegenheit gesucht, mit Dr. David ein vertrauliches Gespräch zu führen, aber wie die Dinge standen, war sie auf sich allein gestellt.

Sie griff nach der Flasche mit Desinfektionsmittel. Als sie sich umdrehte, fiel ihr Blick zufällig auf das Gestell mit den Kartons. Sie standen da wie immer, aber die Pappe des vordersten Kartons war von Flüssigkeit durchtränkt.

Sie ging hin und spähte hinein.

Alle Ampullen waren zerbrochen, als sei jemand mit einem harten wütenden Fußtritt hineingestampft. Und dasselbe war es im zweiten und dritten offenen Karton: Statt der zierlichen Glasröhrchen mit dem Kreislaufmedikament enthielten sie glitzernde Glasscherben und von Flüssigkeit klebrige Pappe.

Donnerstag, 9. November, 19 Uhr.

Die Nacht vom 9. zum 10. November war kalt, ein scharfer böiger Wind wehte. Lisa, die sonst ziemlich wetterfest war, fröstelte, als sie sich auf den Weg zum Nachtdienst machte. Sie eilte durch ein Labyrinth von Gäßchen und Durchfahrten, in denen die einzige florierende Branche die der Flipperhallen und Tanzcafés zu sein schien. In allen anderen Auslagen häuften sich Glasscherben und Papierschnipsel, und an den geschlossenen Rollbalken hingen Schilder: ZU VERKAUFEN. Die Automatenhallen dagegen waren grellbunt erleuchtet und quollen über von Besuchern. Das Schnattern und Quieken der Maschinen erfüllte die ganze Gasse.

Ihre Gedanken befaßten sich mit Dingen, die C 12 betrafen. David Tilmans Gesundheitszustand war eines davon – es war jetzt nur mehr eine Frage von Stunden, bis sein auf höchsten Touren laufender Motor den letzten Tropfen Sprit verbraucht hatte und schlagartig den Dienst versagte. Dann erinnerte sie sich mit einem Lächeln an die Szene von Andreas Mohrs Überstellung auf die Normalstation: Seine Eltern waren beide gekommen (Lisa fragte sich, was sie alles stehen und liegen ließen, um ihrem Kind beizustehen) und hatten ihn erst einmal mit viel gutem Zureden so weit beruhigt, daß er sich willfährig für die Verlegung vorbereiten ließ. Er hatte sich mit dicken Tränen von Lischka verabschiedet und (etwas formeller) von allen anderen, er hatte sehr wohlerzogen zu jedem einzelnen von ihnen gesagt: »Meinen herzlichsten Dank«, wie seine Eltern es ihm eingedrillt hatten, und dann war er, mit seinem Schicksal versöhnt und bereits von Neugier erfüllt, in einer Pause zwischen zwei Regengüssen auf die neue Station hinübergebracht worden. Lisa entdeckte zu ihrer eigenen Überraschung, daß er ihr fehlen würde.

Sie nahm wenig wahr von ihrer tristen Umgebung. Peep-Shows, kleine rosafarben und grün und purpurn beleuchtete Bars, deren Namen grell in die Nacht schrien: »Ganymed«. »Herzbube«. »Ich und Du«. Bars nur für Männer, nur für Frauen. Vor der Schwemme eines Weinhauses lungerten trübselige Bettler im grausamen Neonlicht herum. Billige Absteigen, Foto-shops mit Auslagen voll hochglänzender Pin-ups, halbdunkle Schnellrestaurants folgten aufeinander. Dann tauchte plötzlich wie ein feuriger Wall die grellorange leuchtende Reihe Natriumdampflampen auf, die die Stadtautobahn säumte, und dahinter breitete sich schwarz und labyrinthisch verschachtelt das Spital aus.

Sie betrat die Station und bemerkte augenblicklich jene spezielle gedämpfte Stimmung, die Dr. Simone Breytenbach um sich verbreitete. Die Assistenzärztin aus adeligem Haus war eine schöne stille Frau, die einen bitteren Ehrgeiz darein setzte, die beste aller denkbaren Assistenzärztinnen zu sein. Aus Gründen, die niemand völlig verstand, litt Dr. Breytenbach unter der nagenden Angst, wegen ihrer Schönheit und ihres im Gotha verzeichneten Namens für eine leichtfertige und arbeitsunwillige Person gehalten zu werden, und sie investierte ihre ganze Kraft in Bemühungen, diesen Vorwurf – den niemals jemand erhoben hatte –, zu entkräften. In diese Bemühungen wurde die ganze Station C 12 miteinbezogen, mit dem Ergebnis, daß alles mit halber Lautstärke und verdoppelter Kraft arbeitete.

Bei der Dienstübergabe erfuhr sie, daß es noch einen weiteren Grund für diese allgemeine Bedrückung gab. Am Nachmittag war ein Feuerwehrmann eingeliefert worden, der bei einem Einsatz in ein Glasdach eingebrochen war. Die schweren Schnittwunden, die er sich dabei zugezogen hatte, waren operativ versorgt worden, auch den massiven Blutverlust hatte man in den Griff bekommen, aber der Mann hatte zusätzlich Zerstörungen an der Lunge erlitten – er hatte bei dem Sturz die Atemmaske verloren und siedendheiße Luft und Flammen eingeatmet und sich dabei beide Lungen verbrannt. Anfangs hatte es ausgesehen, als stünden seine Chancen nicht schlecht, aber die Lungenverbrennungen waren weitläufiger, als man erwartet hatte. Nur zwei Stunden nach seiner Einlieferung war der Mann gestorben.

Jetzt lag er im Hinterzimmer, ein großer, haariger, muskulöser Körper, rohe rote Schnittwunden an den Beinen, die alle mit großen Chirurgenstichen genäht waren, Brandwunden im Gesicht und an den Händen. Sein Unterkiefer, der wie bei allen Toten lose herabgefallen war, war mit einer Mullbinde hochgebunden. Ein junger Mann im orangen Overall, den Lisa noch nie gesehen hatte, war eben dabei, das Laken um den Leichnam zu schlagen.

Sie musterte den Fremden. Das mußte Ludwig Beraneks Nachfolger sein. Er sah ziemlich blaß und farblos aus und hatte den eigentümlich starren Blick, den sehr hellblaue Augen an sich haben. Er hob die gummibehandschuhten Hände, um anzuzeigen, warum er ihr nicht die Hand gab, und stellte sich vor: »Peter Schrenz ... ich habe grade erst angefangen.«

»Kein guter Anfang, nicht wahr?«

Er hob die Achseln. »Was soll man machen ... so ist es eben. Und ich bin damit vertraut; ich bin schon drei Jahre Intensivpfleger.«

Sie nickte ihm freundlich zu und verließ den Raum, den der unangenehme Geruch des toten Körpers erfüllte.

Im Korridor sah sie sich die Tafel mit dem Verzeichnis der Patienten an. Keine Neuzugänge. Nur der Discjockey, die Frau mit dem Beckenbruch und Patrick. Wenn niemand Neuer eingeliefert wurde, konnte das eine sehr bequeme und ruhige Nacht werden. Im Dienst waren Jaroslav Lischka, Schwester Radana, Schwester Cordula und Schwester Ruth, die sportliche junge Frau mit den kornblumenblauen Augen. Ein angenehmes Team, dachte Lisa. Wenn Radana bloß nicht so viel schwätzte! Ihre dunkle, etwas gaumige Stimme plapperte im Zweierzimmer drüben so unablässig wie eine Gebetsmühle.

Im Einserzimmer standen Dr. Gamal El Sayed und Dr. Breytenbach vor dem Leuchtschirm an der Wand und sahen sich Röntgenbilder an, die alle den weißen Rippenkäfig eines Brustkorbs zeigten. Der Ägypter war ein hübscher kleiner Mann mit einem schwarzen Bart, ein ausgebildeter Anästhesist, der seiner Ausbildung noch je ein Lehrjahr an europäischen und amerikanischen Krankenhäusern angehängt hatte – eine Art medizinische Schnuppertour, bei der er sich mit allen möglichen Besonderheiten und Neuigkeiten vertraut machte. Der Fall des Feuerwehrmannes interessierte ihn sehr – Lungenverbrennungen sind in Friedenszeiten ein sehr seltenes Krankheitsbild und schwierig zu beurteilen –, und er war entschlossen, Dr. David eingehend danach zu befragen.

Dr. Breytenbach bemerkte in ihrem immer etwas melancholischen Ton: »Warte lieber noch ein paar Tage, bevor du ihn etwas fragst. Im Moment ist er sehr ... schwer ansprechbar.«

Der Ägypter lächelte höflich. Er mußte den Kopf etwas zurücklegen, um ihr ins Gesicht zu sehen. Sie war groß und schlank wie ein Mannequin und hatte ein vornehm geschnittenes Gesicht, dessen strenge Klarheit von keiner weichen Frisur gemildert wurde. Sie trug ihr Haar glatt aus dem Gesicht gekämmt und im Nacken mit einer schwarzen Samtmasche zusammengefaßt.

Lisa schlüpfte eilig an der Türöffnung vorbei. Dr. Breytenbach pflegte gewissermaßen mit der Stoppuhr in der Hand Dienst zu tun; sie wußte genau, wie lange man für jede einzelne Arbeit brauchte, und es war nicht ratsam, ihrem Timing hinterherzuhinken.

Donnerstag, 9. November, 19.30 Uhr.

Als sie am Ärztezimmer vorbeiging, klingelte drinnen das Telefon. Sie streckte automatisch die Hand aus und ergriff den Hörer. »Intensivpflegestation C 12, Schwester Lisa.«

Sie hatte erwartet, eine menschliche Stimme zu hören – statt dessen drang aus der Tiefe des Apparats ein Geräusch wie ein gebrochenes, heiseres Röcheln, ein rhythmisches Gurgeln, als holte eine halbverweste Kreatur Luft – etwas wie das Sumpfding in den Batman-Comics ... »Sieben ... sechs ... fünf ...« flüsterte diese rauhe, rasselnde Stimme aus der Ferne. »Vier ... drei ...« Die Stimme verstummte. Im Draht wisperten atmosphärische Störungen, kleine elektronische Geräusche, als kratzte der Saphir eines Plattenspielers über Sandpapier. Dann war die Verbindung plötzlich unterbrochen. Sie drückte den Hörer ans Ohr und vernahm nichts als das kalte schwarze Schweigen einer toten Leitung. Dann schrillte plötzlich das Freizeichen, so abrupt, daß sie beinahe das Telefon vom Tisch geworfen hätte.

Mit einer schnellen, unbeholfenen Bewegung legte sie den Hörer auf die Gabel zurück.

Ihr Herz hämmerte, als wollte es sich durch den Hals in den Mund hinaufarbeiten und sie ersticken.

Donnerstag, 9. November, 20 Uhr.

Auf dem Korridor blieb sie stehen, von einem ungewohnten Lichtspiel irritiert: Am Ende des Ganges, wo das Sonderzimmer lag, ging ein scharfer Lichtschein an und aus: Hell – dunkel, hell – dunkel, fast so rhythmisch wie der schweifende Strahl eines Leuchtturms. Sie runzelte die Brauen. Offenkundig war das Sonderzimmer die Quelle dieser Lichteffekte.

Sie spähte, bemüht, nicht gesehen zu werden, seitlich in das Zimmer, in dem Licht und Dunkelheit gespenstig wechselten. Die Arbeitslampe auf dem Wandbord war zu Patricks Bett gekehrt und tief herabgezogen worden. Der schmale Lichtkegel fiel fast senkrecht von oben auf den Kopf und den Oberkörper des Patienten, ansonsten lag die ganze Ecke im Halbdunkel. Organisches und Anorganisches verloren sich im Schatten. Patrick, der jetzt auf dem Rücken lag, war bis zur Brust mit einem Laken bedeckt, seine Arme ruhten flach auf der Decke.

Das Licht erlosch so plötzlich, daß sie in der Schwärze Funken sprühen sah. Drei Sekunden später ging es wieder an. Erlosch wieder. Ging wieder an. Dr. Tilman – der in dieser Beleuchtung einen großen spukhaften Schatten auf die senfgelbe Wand warf –, beschäftigte sich also damit, nachzuprüfen, wie Patrick auf optische Wechselbäder reagierte. Zufriedenstellend, sah sie mit Freude: So oft die Lampe aufflammte, zuckte das Gesicht des Kindes in einer Grimasse der Abwehr, einmal machte er sogar einen täppischen Versuch, die schlaffe Hand anzuziehen und vors Gesicht zu heben.

Dr. Tilman wechselte das Verfahren, indem er ihn mit dem Zeigefinger gegen die Nasenspitze und gegen das Kinn schnalzte. Nachdem er die Resultate notiert hatte, kehrte er noch einmal zum Bett zurück, schlug die Decke zurück und kniff mehr oder weniger fest in verschiedene Stellen an der Innenseite der Oberschenkel. Daß Patrick den Reiz ganz deutlich fühlte, konnte sie sogar von ihrem Platz aus sehen, er zuckte leicht zusammen, streckte die Arme, bewegte die Knie, zog die Zehen an. Dann – so unerwartet, daß sie zusammenfuhr –, erstarrte er plötzlich; sein Körper streckte sich steif, er riß den Mund auf, als wollte er schreien. Erschrocken sah sie, daß ihm, von einem scharfen Schmerz aus den Augen getrieben, das Wasser unter den Lidern hervortroff.

David Tilman zog die Hand zwischen seinen Schenkeln hervor, kratzte sich ausgiebig in den Haaren und unter den verschwitzten Achseln und setzte sich dann nieder, um das Ergebnis seines Tests zu notieren.

Sekundenlang war Lisa ganz übel vor Wut.

»Schwein!« dachte sie. »Brutales Schwein – du hast ihn in die Hoden gekniffen, nur um zu sehen, was dann passiert! Ich hoffe sehr, dir tut bald jemand genauso weh, nur damit du weißt, wie's tut.«

Sie hatte keine Ahnung, wie rasch dieser Wunsch in Erfüllung gehen sollte.

Donnerstag, 9. November, 22 Uhr.

Gegen 22 Uhr begann sich ihr Overall anzufühlen, als sei sie darin eine Woche lang durch die Wüste marschiert.

Sie ging rasch vor zum Umkleideraum, wo die frischen Overalls gestapelt in den Regalen lagen. Ein angenehmer, wenn auch etwas scharfer Geruch nach frischgebügelter Wäsche herrschte in der winzigen Kammer. Sie zog sich aus, rieb mit einem Kölnisch Wasser-Tüchlein über Stirn und Achseln und schlüpfte in den frischen Overall. Das unbehagliche Gefühl von Unreinheit verschwand.

Sie zog ein neues Paar Socken über die Füße, schlüpfte wieder in ihre glatten, fest sitzenden Gesundheitsschuhe.

Plötzlich hob sie mit einer scharfen Bewegung den Kopf.

Von den Facetten der Drahtglastüre in tausend diamantene Splitter zerbrochen, bewegte sich etwas – draußen im Dunkel der Nacht. Wie eine Miniatursternschnuppe beschrieb es einen Bogen abwärts, kam von einem Punkt, der sich etwa in Höhe ihrer Ellenbogen befand, im Gleitflug herab, bis es auf der Höhe ihrer Knöchel anhielt. Dann meinte sie eine schwarze Form zu sehen, die sich ebenfalls bewegte.

Lisa hielt die Augen auf den feurigen Punkt gerichtet, der zitternd vibrierte. Den Rücken an der Wand, schob sie sich an die Türe heran, eine Hand ausgestreckt, um nach der Klinke zu fassen. Ihre starken Muskeln spannten sich von Kopf bis Fuß.

Diesmal würde sie ihn erwischen.

Sie drückte die Klinke nieder und ließ sich gleichzeitig rücklings gegen das Glas fallen, so daß ihr Gewicht den schweren Türflügel wuchtig aufriß. Etwas Schwarzes ploderte vor ihr auf wie ein Schwarm Fledermäuse. Das Lichtlein fiel um und erlosch. Die Stufen waren feucht vom Reif der Nacht: Lisa glitt auf dem glitschigen Beton aus, und während sie, Arme und Beine gespreizt, um den Sturz zu mildern, an der Türe herabrumpelte, wandte das Schwarze sich um und ließ einen Augenblick lang sein Gesicht sehen.

Donnerstag, 9. November, 22.10 Uhr.

Ihr gellender Aufschrei und der jähe Schwall kaltfeuchter Luft, der aus der stürmischen Herbstnacht in die Station fuhr, brachte die ganze Belegschaft auf die Beine. Lisa wurde mit so viel Fragen bestürmt, daß es eine ganze Weile dauerte, bis sie sich verständlich machen konnte.

»Ich dachte, ich hätte den Irren erwischt, der immer wieder die Blumen und Grabkerzen hinstellt.«

»Hast du ihn wenigstens gesehen?«

»Nur einen Augenblick lang ... er rannte ein paar Schritte weit weg, und dann drehte er sich um. Ich könnte nicht einmal sagen, ob er dick oder schlank war – er trug einen von diesen langen schwarzen Thermoanoraks, die wie ein aufgegangener Fallschirm um einen herumhängen.«

»Wenn er sich umgedreht hat«, fiel Dr. Breytenbach ein, »müßtest du doch sein Gesicht gesehen haben, oder?«

Lisa fröstelte. Sie sagte leise: »Ich glaube nicht, daß man es ein Gesicht nennen kann.«

Donnerstag, 9. November, 22.15 Uhr.

Dr. Breytenbach starrte sie verblüfft an, kümmerte sich dann aber nicht weiter um sie, denn das Telefon im Ärztezimmer klingelte.

Lisa spürte, wie Schreck und Abscheu sie von neuem durchzuckten, aber dann nahm Dr. Breytenbach den Hörer auf und meldete sich und sagte: »Oja ... nein, nein, wir können aufnehmen ... Sie schicken sie aber gleich, ja? Nicht zuwarten, ob es von selbst besser wird. Wenn sie kommt, ist alles vorbereitet.« Sie legte den Hörer zurück und wandte sich zur Türe, wo sich hinter Lisa ein paar weitere aufmerksame Lauscher drängten. »Wir bekommen eine Aufnahme von der Frauenklinik ... die Patientin ist Diabetikerin und hat heute eine Geburt mit massiven Komplikationen überstanden. Es geht ihr sehr schlecht.«

»Und das Baby?« fragte jemand im Hintergrund.

»Das Baby? Das ist ein bißchen untergewichtig und verschrumpelt, aber sonst gesund ...« Plötzlich preßte sie die Nägel in die Handflächen. »Bitte tut, was ihr könnt ... das ist nach drei Fehlgeburten ihr erstes Kind, und sie ... ach, ihr wißt schon.«

Die Antwort war nur da und dort ein stummes Nicken, dann eilte jeder an seinen Platz. Ein frisch überzogenes und vorbereitetes Bett wurde auf den Gang geschoben. Lischka ließ sich von der Ärztin angeben, welches Beatmungsgerät sie für die Patientin wünschte. Das Monitorsystem wurde aufgerüstet, Infusionen, Katheter und alle anderen notwendigen Hilfsmittel wurden vorbereitet.

Lisa stemmte sich gegen das Kopfende des frischbezogenen Bettes und half es auf den Korridor zu schieben. Von draußen näherten sich Schritte und Stimmen und das Geholper von Rädern auf dem vereisten Asphalt, und dann tauchte der Transport auf und brachte eine Welle eisigkalter Luft mit sich.

Die Patientin lag bis zum Hals zugedeckt auf dem Wagen. Sie war bei Bewußtsein – was Lisa wunderte, denn sie bot einen Anblick, als wollte sie jede Minute sterben, so graublau war ihr Gesicht, so farblos ihr Zahnfleisch, so spitz ihre Nase. Sie atmete schwer, aber ihre blaßblauen Augen wanderten mit erstaunlich wacher Aufmerksamkeit über den Gang und über die Menschen, die sie umdrängten.

Während Lisa half, sie umzubetten, hörte sie hinter sich bruchstückhaft die Stimme des Arztes, der den Transport begleitet hatte: »Stoffwechselprobleme ... viel Blut verloren ... sehr strapaziös für sie ... Lebenswille ...«

Das glaube ich, dachte Lisa. Diesen Körper konnte nur noch ein eiserner Wille zusammenhalten. Die Frau – eine kleine fahle Blondine von eher nichtssagendem Äußeren –, war so welk und blutleer, als hätte jemand sämtliche fünf Liter Blut aus ihrem Körper gepumpt, ihre Haut war dünn und pergamentartig trocken und ihre Hände und Füße so kalt wie aus Eis gegossen. Sie hatte langes, dickes sandgelbes Haar – unglaublich viel Haar: als sie ins Bett gehoben wurde, sah sie aus wie ein großes Stück Löwenmähne mit einem winzigen ausgemergelten Löwen daran.

Jaroslav Lischka warf einen Blick auf sie und beschloß, sie in die Reihen seiner besonderen Lieblinge aufzunehmen. Es mochte mit seiner eigenen hünenhaften Gestalt zusammenhängen, daß er eine so ausgeprägte Vorliebe für kleine Menschen hatte, ganz besonders für kleine Frauen. »Jeh«, dröhnte er, während er den Blutbeutel – den ersten einer längeren Reihe –, ans Gestell hängte, »da kriegt man ein großes starkes Kind, und jetzt liegt Mama da und ist so müde, da schau, kaum die Augen macht sie auf! Bringen wir aber gleich in Ordnung. Da!« Er deutete auf das Infusionsgestell. »Da ist Blut, und dann kommt noch Saft und Futter, und morgen schaut sie aus wie Milch und Honig. – Schönstes Kind vom ganzen Pavillon haben Sie gekriegt, hab ich gehört!«

Die Frau lächelte und versuchte den Kopf zu heben, war aber so erschöpft, daß sie am Kissen entlangglitt und in der Bettmitte zu einem kleinen haarigen Haufen zusammenrutschte. Lischka schüttelte besorgt den Kopf, als er sanft mit seinen großen Händen zugriff und sie wieder zurechtlegte. Schwester Ruth fixierte inzwischen das kleine Stahlgestell am Bett, auf dem die Beine hochgelagert wurden.

Die Überwachung des Kreislaufs wurde zugerüstet. EKG-Klebeelektroden wurden mit Kabeln mit dem Überwachungsgerät verbunden. In eine Arterie wurde ein dünner Schlauch eingeführt, der – mittels eines Druckabnehmers –, ebenfalls an den Monitor angeschlossen wurde. Von da ab wurde die Blutdruckkurve, Herzschlag für Herzschlag, ununterbrochen wiedergegeben und gleichzeitig die jeweilige Höhe des Blutdrucks in Zahlen angegeben.

Die Frau war von den schweren Strapazen der Geburt und dem hohen Blutverlust stark geschwächt, und der Diabetes stellte ein besonderes Problem dar, denn die Blutdruckwerte schwankten beängstigend stark. Sofort wurde deshalb eine Dauerinfusion mit Insulin aufgehängt und für ständige Kontrolle des Blutzuckers gesorgt.

Lisa merkte, daß die Augen der kleinen Frau die meiste Zeit an Lischka hingen. Vielleicht hielt sie ihn für den Arzt. Vielleicht lag es auch daran, daß er, wo er hinkam, Mut und Zuversicht und Lebenswillen ausstrahlte.

Dr. Simone Breytenbach trat ans Bett der Patientin und lenkte deren Aufmerksamkeit auf sich, indem sie sich leicht niederbeugte. Die Ärztin hatte es sich zur Pflichtübung gemacht, jeder Neuaufnahme persönlich Mut zuzusprechen. Sie wußte (alle wußten es), daß es für die meisten Patienten ein Schock war, auf die Intensivstation verlegt zu werden. Sie wußten dann natürlich, daß ihr Zustand zu Besorgnis Anlaß gab, und nicht selten waren sie überzeugt, daß es nun Matthäi am letzten war. Die Frau mit dem Löwenhaar konnte, mit dem Tubus im Schlund, kein Wort sprechen, aber ihre wasserblauen schwimmenden Augen waren voll Fragen.

Dr. Breytenbach schob nervös ihren blonden Haarschwanz mit der Samtmasche daran zurecht, zog ihren weißen Mantel gerade und sagte in einem Tonfall, den sie sorgfältig als die richtige Mischung von Autorität und Mitgefühl einstudiert hatte: »Ich bin Dr. Simone Breytenbach, die diensthabende Ärztin. Sie wurden zu uns überstellt, weil wir uns hier besser um Sie kümmern können als auf der Frauenklinik drüben; Sie wissen ja sicher, daß Ihr Diabetes die Dinge etwas kompliziert. Alle diese Geräte hier dienen dazu, Ihre Vitalfunktionen zu überwachen – Herzschlag, Blutdruck und so weiter. Es geht Ihnen den Umständen entsprechend gut, aber wir wollen kein Risiko eingehen. Erschrecken Sie nicht, wenn eines der Geräte Alarm gibt, das bedeutet nur, daß sich etwas an Ihren Werten geändert hat und wir die Infusionen anpassen müssen.«

Die blaßblauen Augen drehten sich nach oben und musterten verschreckt den glitzernden Wirrwarr von Stahl und Plastik. Dann kehrten sie zurück zu Dr. Breytenbachs klarem, nonnenhaften Gesicht. Die Ärztin fuhr fort: »Sie brauchen keine Angst zu haben. Es wird immer jemand im Zimmer sein, vierundzwanzig Stunden am Tag. Sie sind nie allein. Wir passen immer auf Sie auf.«

Sie lächelte die Patientin an, streichelte mit drei genau abgemessenen Bewegungen die kleine verschrumpfte Hand auf der Decke und ging hinaus. Die blaßblauen Augen wandten sich ängstlich nach allen Richtungen, dann verharrten sie plötzlich.

Lischka (der sich mit ganz unnötigen Beschäftigungen im Zimmer herumgetrieben hatte), kam auf diesen Blick hin eilig herbei, nahm ihre Rechte in seine Metzgerhände und tätschelte sie liebevoll. »Diplompfleger Jaroslav Lischka«, stellte er sich vor. »Lischka. Aber sagen Sie, wenn Sie wollen, Jaroslav zu mir.«

Donnerstag, 9. November, 23.30 Uhr.

Der Lärm der Neuaufnahme war bis nach hinten ins Sonderzimmer gedrungen und hatte Dr. David aus seinem seichten unruhigen Schlaf geweckt. Er hatte im Sitzen neben Patricks Bett geschlafen, den Kopf ans Stahlrohrgestell des Fußendes gestützt. Jetzt tauchte er in der Tür auf und rief mit heiserer Stimme über den Gang, er könne nicht weg, jemand sollte ihm eine Tasse Kaffee bringen.

Lisa sah, wie Dr. Breytenbach die Lippen einkniff. Die Ärztin nahm es mit Vorschriften sehr genau, und es brachte sie völlig aus dem Konzept, daß David Tilman so regelwidrig im Sonderzimmer hauste, noch dazu hinter verschlossener Türe. Jetzt nahm sie den Kaffee als willkommenen Vorwand, diese verdächtige (und ziemlich unzugängliche) Zone zu kontrollieren. »Stellt den Kaffee nur auf ... ich bringe ihn dann zu David hinein.«

Zehn Minuten später sah Lisa, wie sie eine volle Tasse über den Korridor balancierte.

Es war nicht ihre Art, zu lauschen und zu spionieren, aber sie mußte auf ihrem Weg am Sonderzimmer vorbei, und dessen Sprechanlage war auf »Laut mithören« geschaltet geblieben. Genau in dem Moment, als sie vorbeiging, hörte sie Dr. Breytenbach mit scharfer klirrender Stimme ausrufen: »Um Himmelswillen, David, was hast du da gemacht? *Was ist da drin?*«

Lisa war zumute, als sei sie jählings in einen eiskalten Zugwind geraten. Sie fröstelte in nervösen Schauern, als sie sich ein Stückchen vorbewegte und ins Sonderzimmer spähte.

Dr. David stand tief gebückt neben dem Bett des kleinen Patienten und trommelte mit den Fingern auf seinen Bauch, was er gerne tat, wenn ein Patient nicht wunschgemäß oder nicht rasch genug reagierte. Dr. Breytenbach stand neben ihm, und es war nicht nur das grünlich getönte Glas der Doppelscheiben, das ihr Gesicht so schrecklich blaß erscheinen ließ. Sie war zu Tode erschrocken – ihre Stimme verriet es noch deutlicher als ihr Gesicht. Sie gellte geradezu, als sie die Frage wiederholte: »Was ist da drin?«

David Tilman warf ihr einen kurzen zerstreuten Blick zu. »Was soll sein? Laß mich in Ruhe, ich hab jetzt keine Zeit.«

Lisa sah nur seinen erdbeerblond gelockten Hinterkopf, aber seine Haltung verriet, daß er Patricks Gesicht fixierte, so angespannt, daß er geradezu einen Katzenbuckel machte.

Dr. Breytenbachs Reaktion überraschte sie. Die Ärztin war ihr immer als der Inbegriff stiller Wohlerzogenheit erschienen, sie hätte nie gedacht, daß sie fähig sein könnte, David Tilman an der Jacke zu packen und mit einem Schwung herumzureißen, der ihn fast zu Fall gebracht hätte. Er hatte es offenbar auch nie gedacht, denn der Angriff traf ihn vollkommen unerwartet. Er ruderte erschrocken mit den Armen, glitt aus, fing sich gerade noch rechtzeitig am Bettgestell und glotzte sie verblüfft an, als sie ihn anschrie: »Was hast du mit dem Kind gemacht? Was ist das?«

Lisa schluckte leer, als die Ärztin etwas Glitzerndes vom Wandbord fischte und Dr. Tilman auf der offenen Hand hinhielt: eine Einwegspritze. »Wo ist die Genehmigung? Wer hat das angeordnet? Was ist es?« Ihre wütende Stimme brach plötzlich, leiser, mit einem jammervollen Unterton wiederholte sie: »David, ich bitte dich – was ist es?«

Er hatte sich gefangen. Eine steile Falte erschien zwischen seinen Augenbrauen, als Wut in ihm aufstieg, dann, wie eine Welle die andere verschlingt, überrollte die Manie seinen Zorn, er schob die Frau mit einer großartigen Handbewegung beiseite und beugte sich wieder über den Jungen.

»Es klappt«, sagte er, ohne sich weiter um ihren Zorn und ihr Entsetzen zu kümmern. »Sieh her. Horch. Es klappt ... aber auf die Idee bin wieder einmal nur ich gekommen.« Plötzlich lachte er auf, legte den Arm um ihre Hüfte und drückte sie an sich. Dann ließ er rasch los, bückte sich und tätschelte in überschäumender Freude Patricks Wange.

Auf Dr. Breytenbachs Mienenspiel malte sich ein halbdutzend Emotionen zugleich, als sie stutzte, horchte, dann die Einstellung des Respirators prüfte und Dr. David ein Gesicht zuwandte, auf dem sich nur mehr Staunen zeigte. Ihre Augen wanderten eilig über das Wandbord. Sie griff nach einer leeren Medikamentenpackung, die dort lag, überflog den Aufdruck und blickte den jungen Arzt an. »Du hast ihm ein zentral atemstimulierendes Medikament injiziert?«

»Ja.« David Tilman hatte in grandioser Pose die Arme vor der Brust verschränkt und strahlte wie ein Schneekönig. »Und jetzt atmet er von selbst.«

Dr. Breytenbach horchte. Lisa konnte durch die geschlossene Türe nichts hören, aber sie kannte das eigentümliche Geräusch, das entstand, wenn der Respirator so eingestellt war, daß der Patient zugleich auch selbst atmen konnte. Offenbar war es dieses Geräusch, dem die Ärztin jetzt lauschte. Ihr Gesicht war ganz still.

Ein großer Schritt vorwärts war geschafft worden. Patrick atmete wieder aus eigener Kraft. Das war zwar noch lange nicht das Ende seiner Probleme, aber es war ein gutes Zeichen ... ein sehr gutes Zeichen.

In den Schatten des Korridors verborgen, blickte Lisa durch das große gläserne Fenster wie durch die Sichtscheibe eines Diarahmens, und darin standen, viele Sekunden lang wächsern erstarrt, die beiden jungen Mediziner. Zwei schöne Menschen. Tatsächlich, auch David Tilman war schön. Hätte er gewußt, wie reizend er aussah, wenn er mit allen seinen verschrobenen Zähnen lachte, er hätte es vielleicht öfter getan. Sein Gesicht war rosig vor Stolz und Freude, sein rosablondes Haar lockte sich zausig und jungenhaft wirr über Stirne und Schläfen. Eine gute Minute lang standen die beiden still nebeneinander und blickten die gelbe Linie der Atemkurve auf dem Monitor an, die sich sichtbar verändert hatte.

Dann schwand der Zauber.

»Du hattest keine Erlaubnis dazu«, sagte Simone Breytenbach und trat einen Schritt beiseite, als hätte sie plötzlich einen üblen Geruch an ihm entdeckt. »Du hättest es nicht tun dürfen!«

»Bah.« Unwillkürlich wich er ebenfalls von ihr ab. »Was heißt, ich durfte nicht? Mach dich nicht lächerlich. Meine ärztliche Berufung –«

»Deine ärztliche Berufung hat sich an Vorschriften zu halten, und die wichtigste dieser Vorschriften besagt, daß jede deiner Anordnungen von Dr. Wiegand gegengezeichnet werden muß.«

Sie nahm das Dekursblatt aus der Halterung und hielt es ihm unter die Nase. »Ich sehe hier aber nichts, was Dr. Wiegands Unterschrift unter einer Injektion eines zentral atemstimulierenden Medikaments ähnlich sieht.«

»Dann gibt er mir die Erlaubnis eben hinterher. Ich sag es ihm schon rechtzeitig. Überlaß das alles mir.«

Simone Breytenbach richtete sich auf. Ihre schmale Gestalt streckte sich mit einer ruhigen Würde – dem Erbe einer blaublütigen Familie, die Jahrhunderte nach dem Wahlspruch »Tue recht und scheue niemand« gelebt und geherrscht hatte. »Nein, David, das kann ich nicht dir überlassen. Ich bin die diensthabende Ärztin, und ich bin verpflichtet, alle außergewöhnlichen Vorfälle festzuhalten und den Leiter der Station davon zu informieren.« Sie nahm die gebrauchte Injektionsnadel und die leere Medikamentenpackung an sich. »Das behalte ich. Weiters möchte ich genaue Angaben, wann du es ihm verabreicht hast, wie hoch du dosiert hast –«

David Tilman murmelte etwas, das sich nach einem unzumutbaren Ansinnen anhörte. Er hatte sich auf den Bettrand gesetzt und kontrollierte Patricks Atmung mit dem Stethoskop.

Dr. Breytenbach blieb ungerührt. »Wenn du mir die Auskunft verweigerst –«

»Jetzt hab mich gern!« schrie er wütend. »Wo sind wir hier, im Spital oder in einem Postamt? Ist Patrick was passiert? Geht's ihm schlechter? Nein. Im Gegenteil. Also laß mich in Frieden mit deinen verstaubten Vorschriften. Die gelten nicht für mich.«

»David –« lenkte sie versöhnlich ein, »wir wissen hier alle sehr gut, daß du mehr kannst als ein normaler Assistenzarzt. Aber auch wenn ich mir jetzt einen Todfeind mache – ich muß dir sagen, du kannst noch längst nicht alles. Du hast unglaublich viel gelernt, aber praktische Erfahrung hast du auch nicht mehr als ich oder Dr. Lukas. Du hättest etwas übersehen oder dich verschätzen können, und dann wäre Patrick –«

»Ich habe nichts übersehen, und ich habe mich nicht verschätzt, also geh jetzt und mach dich woanders wichtig. Gut' Nacht.« Der Schmelz von Freude und Befriedigung, der sein Gesicht verschönt hatte, war verschwunden. Der Zorn trieb ein häßlich fleckiges Scharlachrot in seine Wangen, ein jäher Schweißausbruch feuchtete sein Haar an.

»Raus!« kreischte er plötzlich. »Hau ab hier! Raus! Du stehst im Weg!«

Dr. Breytenbach trat ein paar Schritte zurück, so daß sie außerhalb seiner Reichweite war, aber ihre Stimme klang klar und fest durch die knisternde Statik der Sprechanlage. »Du bist jetzt nicht ganz du selbst, aber was ich dir sage, gilt auch für deine gesunden Zeiten. Du respektierst keine Regeln – über bürokratische Vorschriften bist du erhaben, und was ethische Gebote sind, weißt du nicht einmal. Für dich gilt kein hippokratischer Eid, für dich gilt keine Standesethik, für dich gilt überhaupt nichts anderes als dein eigener Ehrgeiz und dein eigenes Können. Du bist stolz wie der Teufel, und ein Teufel von einem Arzt wirst du sein, wenn du nicht bald zur Vernunft kommst. Gute Nacht.«

Lisa konnte gerade noch im Labor verschwinden, bevor die Ärztin aus der Türe des Sonderzimmers trat und sie so nachdrücklich hinter sich schloß, wie es ohne ungebührliche Lärmerregung gerade noch möglich war.

Freitag, 10. November, 00 Uhr.

Lisa wartete ein paar Minuten im Labor, dann kehrte sie unauffällig zurück.

Schwester Ruth war in der Anrichte damit beschäftigt, eine Wärmflasche mit heißem Wasser zu füllen. »Du meine Güte«, sagte sie, als sie Lisa erblickte, »ich hab hier ja schon einiges an kalten Füßen erlebt, aber die Frau schlägt alles, die ist wie ein Eisblock.«

»Wir haben Bettsöckchen da, wenn du welche brauchst.« Lisa kauerte sich nieder und begann in den unteren Laden des Vorratsschranks zu suchen, bis sie zwei flauschige graue Gebilde aus dichter Angorawolle gefunden hatte. »Da. Die müßten einem Eisbären die Füße warm halten. Wer macht die Patientin jetzt – du?«

»Lischka. Ich tue hier nur die niedrigen Dienste, während er an ihrem Bett herumlungert und sie mit seinem breiten Brustkasten beeindruckt. Ich hoffe, sie hat einen Ehemann, der Preisboxer aller Klassen und sehr eifersüchtig ist, ich würde Jaroslav wirklich einmal ein blaues Auge vergönnen.«

Sie lachten beide immer noch, als Lischka auftauchte und nach der Wärmflasche fragte. Er prüfte sehr sorgfältig, ob sie auch rundum trocken und richtig temperiert war, wickelte sie fürsorglich in die flanellene Schutzhülle und nahm die Bettsöckchen an sich. Ruth schob ihn mit beiden Händen aus dem winzigen Raum. »Geh schon, hier wird's eng, wenn du herin bist.«

Lisa zog sich ebenfalls aus der Anrichte zurück, in der selbst für zwei so schmale Personen wie sie und Ruth nur wenig Platz war, und ging zu den Krankenzimmern hinüber.

Die Frau mit dem Beckenbruch schlief fest. Der Zustand des Discjockeys hatte sich auf eine Weise stabilisiert, die nicht erkennen ließ, ob sein Organismus sich auf eine Besserung oder ein Dahindämmern zwischen Tod und Leben einrichtete. Der Diabetikerin ging es sehr schlecht. Es sah fast aus, als hätte sie alle ihre physische und psychische Kraft damit verbraucht, dieses heißersehnte Kind zur Welt zu bringen. Jetzt, wo sie dieses Ziel durch alle Schmerzen hindurch erreicht hatte, verfiel sie erschreckend. Dr. Breytenbach stand an ihrem Bett und hatte vor Sorge und Nervosität harte Falten in den Mundwinkeln, die ihr schönes Gesicht alt machten.

Lisa fühlte, wie eine tiefe kalte Angst sie überkam. Jedes Gesicht, das sie anblickte, schien sich in diese tote, kalkig-graue Larve zu verwandeln, die sich ihr aus der Dunkelheit heraus zugewandt hatte.

Kein Gesicht, denn diese Fläche hatte unter schwarzen Augenlöchern weder eine Nase noch einen Mund gehabt, nur einen Buckel in der Mitte einer ungestalten Fläche. Es war das Gesicht eines stummen und blinden und tauben Ungeheuers gewesen, dessen Schrecken seine Gleichgültigkeit war.

Das Gesicht des Todes, dachte Lisa Offenbach.

Freitag, 10. November, 0.30 Uhr.

Die Assistenzärztin wandte sich plötzlich an sie. »Bitte ruf Dr. Wiegand an. Ich – es geht nicht anders.«

Lisa nickte nur. Sie wußte, wie schwer die Ärztin dieser SOS-Ruf ankam, wie lange nachher sie sich noch Vorwürfe machen würde, daß sie mit der Situation nicht allein fertiggeworden war. Dr. Breytenbach nahm solche Dinge sehr schwer. Aber sie hätte es noch viel schwerer genommen, wäre ihr die Patientin unter den Händen gestorben.

Lisa grub das Telefon aus einem Wust von Papieren aus, die irgendjemand darübergeschüttet hatte, trug es zu einem freien Platz auf der Kommode und wählte Dr. Wiegands Nummer. Sie wußte, daß der Apparat des Oberarztes auf seinem Nachtkästchen stand, aber sie staunte dennoch immer wieder, wie schnell der alte Mann wach und in Form war. Beim zweiten Klingeln hob er ab. »Wiegand hier.« Seine Stimme klang etwas schwer, aber keineswegs verschlafen.

»Schwester Lisa. Einen Moment, ich hole Dr. Breytenbach an den Apparat ... wir haben hier ein Problem.«

Sie übergab an die Ärztin und zog sich zurück. Drinnen im Zimmer wiederholte Dr. Breytenbach ihre Diagnose und Therapie und machte sich dann eifrig Notizen. Lisa hörte sie ausrufen: »Du liebe Zeit, an das hatte ich nicht gedacht ... ja natürlich, sofort, sobald sich eine Reaktion zeigt.« Sie legte auf und lief zu dem Schrank mit den Medikamentenvorräten hinüber, daß ihr blonder Haarschwanz hüpfte.

Lisa war überzeugt, daß Dr. Wiegand in weniger als einer halben Stunde auf der Station auftauchen würde. Er wohnte nahe am Krankenhaus, und nach seiner telefonischen Erste-Hilfe-Leistung würde er höchstpersönlich erscheinen, um seiner gefährdeten Patientin und seiner ratlosen Assistenzärztin beizustehen – aus ärztlicher Hilfsbereitschaft heraus und auch, weil er es nicht aushielt, daß auf C 12 etwas vorging, von dem er nicht in allen Einzelheiten Kenntnis hatte.

Sie war gespannt, was er zu Dr. Davids Extratour sagen würde. Wahrscheinlich dasselbe wie bei früheren Gelegenheiten. Er würde öffentlich Krach schlagen, würde David vor allen Mitarbeitern zur Schnecke machen und ihm in Aussicht stellen, daß er sich einen anderen Ausbildungsplatz suchen könnte, dann würde er ihn zu einem langen ernsten Gespräch unter vier Augen in sein Zimmer beordern, und enden würde es wieder damit, daß David Tilman verziehen wurde und daß er völlig unbußfertig und ungebessert auf die nächste Gelegenheit wartete, eigenmächtig herumzupfuschen.

Alle – wahrscheinlich sogar Dr. Wiegand selbst –, wußten, daß es ein gefährliches Spiel war. Sicher, in den meisten Fällen ging es um Entscheidungen über Standardverfahren, die kein Risiko für den Patienten bedeuteten, oft wäre es wirklich nicht nötig gewesen, alles noch einmal extra bestätigen zu lassen, weil jeder Diplompfleger und jede Schwester genau gewußt hätte, was zu tun war ... aber diesmal hatte Dr. David einen ziemlich kühnen Schritt allein gemacht. Die Atmung eines Patienten durch Injektion eines zentral atemstimulierenden Medikaments anzuregen, war ein eher selten gewähltes Verfahren, für gewöhnlich wurden nur die sedierenden Medikamente abgesetzt und der Respirator entsprechend eingestellt, und alles weitere blieb der Natur überlassen. Sie hätten auch, was Patrick anging, so verfahren können, und Dr. Wiegand hatte offensichtlich diesen Weg wählen wollen.

Dr. David dagegen war ungeduldig gewesen. Lisa nahm durchaus an, daß ihn Patricks Schicksal bewegte, aber sein Hauptmotiv war zweifellos gewesen, daß er Erfolge sehen wollte, dramatische und greifbare Erfolge. Das war ihm das Risiko wert gewesen – sein eigenes und Patricks Risiko.

Aus dem Krankenzimmer, in dem die junge Mutter lag, drangen lebhafte Stimmen, Ausrufe, die von Erleichterung und Befriedigung sprachen. Was immer Dr. Wiegand telefonisch vorgeschlagen hatte, mußte rasche Hilfe gebracht haben, denn als Lisa zu der kleinen Gruppe am Bett trat, waren die Anzeichen einer gefährlichen Krise aus dem Gesicht der Frau verschwunden. Der kalte Schweiß war abgeklungen, die Augen hatten ihren starren Blick verloren. Die Blutdruckwerte hatten sich auf einen einigermaßen akzeptablen Stand eingependelt, die Insulininfusion hielt den Blutzucker in einem Bereich, in dem keine Krisen zu befürchten waren. Offenbar überkam sie jetzt eine natürliche, schwere Müdigkeit; sie würde bald in einen tiefen regenerierenden Schlaf fallen.

Dr. Breytenbach atmete wie jemand, der eben einer Brandungswelle entkommen ist. Sie hatte panische Angst vor einem Todesfall in ihrer Dienstzeit, und sie hatte deutlich das Gefühl, einer solchen Katastrophe nur sehr knapp entgangen zu sein. Ein paar Minuten stand sie starr und steif da, den Blick auf das Bett gerichtet, bis sie sich wieder so weit gefaßt hatte, daß sie sich mit ihrer gewohnten vornehm-stillen Attitüde bewegte.

Draußen surrte die Türklingel.

Ich habe recht gehabt, dachte Lisa.

Freitag, 10. November, 1 Uhr.

Es war tatsächlich Dr. Wiegand, der in einem dicken pflaumenroten Anorak und mit einer Norwegermütze auf dem Kopf vor der Tür stand. Als Lisa öffnete, streckte er ihr sarkastisch lächelnd eine große, mit Astern gefüllte schwarzgrüne Kunststoffvase entgegen. Die Friedhofsblumen verströmten in der kaltfeuchten Nacht einen bitteren, verrotteten Geruch. »Mit Empfehlungen von unseren unbekannten Freunden, Lisa. Würdest du es bitte auf dem nächsten Misthaufen deponieren. Und dann sollten wir barmherzigerweise die Polizei anrufen –«

»Deswegen hier?« Lisa stand, die schlüpfrige Vase in Händen, verdutzt in der offenen Tür.

»Nein, nicht deswegen.« Er drehte sich um und deutete auf den Brunnen, dessen Gitterwerk im melancholischen graublauen Licht einer Peitschenleuchte glänzte. Auf der breiten Einfassung, ans Gitter gelehnt, hockte, offenbar in betrunkenem Schlaf zusammengesackt, eine dunkle menschliche Gestalt.

»Ein Sandler?«

»Weiß nicht. Aber wer er auch ist, wenn er bei dem Nieselregen und zwei Grad über Null seinen Rausch dort ausschläft, hat er morgen doppelte Lungenentzündung. Ruf die Polizei an, die bringen ihn jedenfalls ins Warme und Trockene.«

Er trat ein, wobei er, wie immer, händeklatschend und füßestampfend viel Lärm machte – Dr. Wiegand liebte es, seine

Gegenwart kundzutun. Er hatte auch nichts dagegen, von allen Seiten umdienert zu werden; er nahm es sehr wohlwollend auf, als Lisa anbot, ihm gleich nach dem Anruf auf der Wachstube Kaffee zu machen und aus den Überresten von Cordulas Backwarenschachtel ein Mitternachtsfrühstück zusammenzustellen.

Dr. Breytenbach fiel ein Stein vom Herzen, als sie ihren Chef in der Türe des Krankenzimmers erscheinen sah. Sie überhäufte ihn sofort mit Entschuldigungen. »Ich weiß, ich hätte allein damit fertig werden müssen, aber ich wußte nicht mehr, woran es noch liegen hätte können, und sie sah von Minute zu Minute schlimmer aus –«

»Wie geht es ihr jetzt?«

»Sie schläft. Völlig erschöpft, das arme Ding, die Geburt muß eine einzige Tortur gewesen sein. Wenigstens ist das Kind in Ordnung.«

Dr. Wiegand legte den Arm um ihre Schultern. »Na also – Mutter in Ordnung, Kind in Ordnung, was wollen wir mehr. Komm, während ich meinen Kaffee trinke, kannst du mir schon Bericht erstatten. War sonst was los?«

»Ich fürchte, ja«, sagte Dr. Simone Breytenbach und sandte einen unheilverkündenden Blick zum Sonderzimmer hinüber.

Freitag, 10. November, 1.30 Uhr.

Lisa war neugierig gewesen, welchen Teil der Geschichte Dr. Breytenbach zuerst erzählen würde – den von Dr. Tilmans Insubordination oder den von der erfreulichen Besserung in Patricks Befinden. Wie es kam, würde die Geschichte erst sehr viel später erzählt, denn kaum hatte die Ärztin angesetzt, schlug von neuem die Türglocke an. Ruth ging öffnen und kam mit der Meldung zurück, draußen stünden zwei Polizisten mit einem fremden Mann und wollten den Stationsleiter sprechen.

Dr. Wiegand watschelte hinaus, von der gesamten Nachtschicht – abzüglich der beiden Posten in den Krankenzimmern –, gefolgt.

Er warf einen Blick auf den »fremden Mann« und rief aus: »In die Ausnüchterungszelle sollten Sie ihn bringen, nicht hierher, was sollen wir denn mit ihm? Wir haben nur angerufen, weil er direkt vor unserer Türe hockte. Und jetzt gehen Sie raus oder kommen Sie rein, aber stehn Sie nicht da in der offenen Tür.«

Die beiden Polizisten entschieden sich fürs Hereinkommen, wobei sie den dritten – einen mageren, offenbar sinnlos betrunkenen jungen Mann, dem die drahtgeränderte Brille schief auf der Nase hing –, zwischen sich schleppten. Der Mann hatte ein sehr schmales Gesicht, dünnes blondes Haar und kindliche Züge; er sah aus, als sei er deshalb so fürchterlich betrunken, weil er sonst selten Alkohol trank. Sein loser schwarzer Thermomantel war fleckig von wiederholten Stürzen.

»'s sieht aber doch so aus, als gehörte er hierher«, widersprach einer der beiden Uniformierten. »Das ist hier doch die Station C 12, oder? Das hatte er nämlich bei sich.« Während sein Kollege den völlig teilnahmslosen Gefangenen aufrecht hielt, präsentierte er Dr. Wiegand ein Blatt Papier. Der Oberarzt las es und reichte es dann den neugierigen Zuschauern weiter. Lisa bekam einen Zettel in die Hand, auf dem sorgfältig die Lage der Station eingezeichnet war und ein Kreuz den Eingang markierte.

Sie hob die Augen von dem zerknitterten Blatt.

Der Mann trug einen schwarzen Thermomantel.

War er das Ding mit der Maske gewesen, der nächtliche Spuk, der Grablichter und Totenblumen auf der Schwelle deponierte? Und dieser Zettel – hatte er vielleicht nicht in seinem eigenen Namen gehandelt, sondern im Auftrag von Dritten, die ihm genaue Anweisungen mitgegeben hatten, wo und wann er seine gespenstigen Aktionen durchführen sollte?

Dr. Wiegand fragte: »Hatte er sonst nichts bei sich? Keinen Ausweis? Nichts, was einen Anhaltspunkt geben könnte?«

»Sie kennen ihn sicher nicht?«

»Nein, sicher nicht. Sehe ich so aus, als würde ich meine Mitarbeiter verleugnen? Nicht einmal, wenn sie so besoffen wären wie der da. Wie heißt er denn überhaupt?«

Der Polizist las aus dem Ausweis vor: »Reinhard Herlacher, Reprotechniker, wohnhaft –«

»Herlacher?« fiel Lischkas tiefe Stimme ein. »Aber das ist ja der Name von der Mama da –« Er wies auf die Kunststofftafel im Gang, auf der die Namen der Patienten verzeichnet waren. WILMA HERLACHER stand da.

»Na dann …« sagte Dr. Wiegand. »Nehmen Sie ihn mit, nüchtern Sie ihn aus und sagen Sie ihm, er kann morgen ab fünfzehn Uhr zur Besuchszeit kommen.«

Mittlerweile hatte Lischka den Zettel um und um gedreht und festgestellt, daß es sich um den Überrest eines Terminplans der Frauenklinik handelte, und sobald die beiden Beamten mit dem apathischen Herrn Herlacher verschwunden waren, klärte ein Anruf bei der Nachtschwester die letzten Zweifel.

Der junge Vater hatte seine Angst und Aufregung schon den ganzen Tag über mit Schnäpsen bekämpft und war gegen halb elf Uhr nachts in schwer bezechtem Zustand in der Klinik aufgetaucht, um seine Frau zu sehen. Der Nachtportier dort hatte ihn hinausgeworfen, war aber dumm (oder boshaft) genug gewesen, ihm den Weg zur Intensivstation genau aufzuzeichnen. Wahrscheinlich hatte ihn vor der abweisenden Milchglastüre der Mut verlassen, oder er hatte auf der Brunnenfassung nur einen Augenblick verschnaufen wollen und war eingeschlafen ... wie immer, um ein Haar hätte er es geschafft, daß die ganze Familie im Krankenhaus lag.

Freitag, 10. November, 2 Uhr.

Lisa Offenbach hatte sich (wie die restliche Belegschaft von C 12 auch) oft insgeheim darüber amüsiert und manchmal darüber geärgert, wie unzertrennlich Dr. Gregor Wiegand mit seinem Arbeitsplatz verbunden war, aber es gab auch Zeiten, wo sie zutiefst erleichtert war, daß es sich so verhielt, und die Nacht zum zehnten November war eine dieser Gelegenheiten. Dr. Wiegands Gegenwart schien alles wieder ins rechte Lot zu bringen, obwohl er weiter nichts Besonderes tat und sagte. Er machte eine kurze routinemäßige Visite in den Krankenzimmern. Es war vollkommen ruhig. Die Patienten schliefen alle. Dr. David schlief ebenfalls – am Fußende von Patricks Bett, auf einem Sessel zusammengekauert, die verschränkten Arme auf der Matratze, den blondlockigen Kopf neben den Füßen des Jungen; eine seiner blassen Hände hatte sich unter die Decke geschoben und einen Fuß am Knöchel umfaßt, als quälte ihn in seinen Träumen die Angst, jemand könnte sich hereinschleichen und Patrick wegtragen. Der Oberarzt lächelte in den Mundwinkeln und deutete mit einer Kopfbewegung auf den Schläfer: seine Hand, die schon die Klinke des Sonderzimmers gefaßt hatte, zog sich wieder zurück. Gemeinsam mit Dr. Breytenbach – die intuitiv erkannt hatte, daß es ein sehr ungünstiger Zeitpunkt gewesen wäre, über Dr. Davids Verfehlungen zu berichten –, kehrte er in den Aufenthaltsraum zurück und machte es sich dort auf der Couch bequem.

Das cognacfarbene Licht brannte, das im Kontrast zu der harten Arbeitsbeleuchtung der Krankenzimmer einen warmen, süßlich-schwülen Ton annahm wie die Illumination eines Nachtcafes. Es roch nach abgestandenem Kaffee. Niemand hatte erwartet, daß Dr. Wiegand nach seiner nächtlichen Visite wieder nach Hause gehen würde, und er machte auch keine Anstalten, es zu tun. Er hatte sich umgezogen – orange Hosen, Hosenträger und diesmal ein schon sehr verwaschenes, labbriges graues T-Shirt, dessen Aufdruck einen Apfel mit einem munter hervorlugenden Wurm zeigte. Der Text dazu lautete: DIE DICKEN SIND DIE SÜSSEN, MANN! In dieser Aufmachung lehnte er breit und behäbig auf der Couch, die Daumen hinter den Hosenträgern, und diskutierte mit Dr. Breytenbach den Zustand der vier Patienten.

Lisa hatte noch das und jenes zu tun, so daß sie den Anfang eines weiteren Gesprächs versäumte, aber als sie dann den Aufenthaltsraum betrat, hörte sie Dr. Breytenbach sagen: »Ich bekam keine klare Antwort von ihr, sie sagte etwas wie, es sei ein Ding ohne Gesicht gewesen – vielleicht meinte sie, sie hätte das Gesicht nicht richtig gesehen, oder –«

»Nein, ich meinte genau das, was ich sagte.« Lisa, die sonst nicht leicht gereizt war, fühlte Aggression in sich aufsteigen. Die junge Ärztin hatte zuweilen eine so kühl-überlegene Art, daß man sich töricht und tölpelhaft fühlte – vor allem, wenn man ihr in einer blauen Kunststoffschürze und mit schmutzigen Gummihandschuhen an den Händen gegenübertreten mußte. Ihre Stimme klang ungewohnt schrill. »Ich weiß, was ich sage. Es hatte kein Gesicht. Es –«

Die Ärztin setzte sich mit steifer Würde auf. »Lisa, ich meinte –«

Dr. Wiegand richtete einen dicken Zeigefinger auf Lisa und einen zweiten auf Dr. Breytenbach. »Nochmal zum Mitschreiben, Kinder. Wer hatte, was hatte ein Gesicht oder kein Gesicht oder wie auch immer? Erzähl einmal von Anfang an, Lisa, du hast es schließlich gesehen.«

»Sofort.« Ihre Hände fühlten sich unangenehm an, nachdem sie die engen chirurgischen Handschuhe getragen hatte; sie griff nach dem Handcremespender und drückte eine große weiße Cremeflocke auf jede Handfläche. Ein weicher synthetischer Duft stieg auf, als sie die beiden Flocken zwischen den Handflächen zerdrückte. Sie sprach leise und blickte dabei auf ihre Hände nieder, die sich mit gleichmäßigen Bewegungen ineinander verschlangen.

»Es machte sich schon bemerkbar, bevor ich es das erstemal sah ... gegen halb acht Uhr abends. Es rief an.«

»Warum ES?« fragte Dr. Wiegand.

Sie hob mit einer verlegenen Geste die Achseln. »Ich weiß nicht ... das war der Eindruck, den es auf mich machte. Die Stimme – das war weder die Stimme eines Mannes noch die einer Frau. Es war eine Ding-Stimme. Ich kann es nicht beschreiben.«

»Erzähl weiter.«

Sie setzte sich und berichtete, wie ihr das Flämmchen hinter der Türe ins Auge gefallen war, wie sie das Wesen zu fangen versucht hatte und es ihr entkommen war.

Dr. Wiegand nippte an seiner Kaffeetasse und wischte sich die Tropfen aus dem Schnurrbart. »Und du hast nicht irgendetwas erkennen können ... seine Hände vielleicht? Seine Schuhe? Oder eine Haarsträhne?«

»Nein«, sagte sie.

Und doch wurde sie einen unbestimmten Verdacht nicht los, daß zu allen den Begriffen, die der Oberarzt erwähnt hatte – Hände, Schuhe, Haarsträhne – Bilder in ihrem Inneren paßten. Schmale, nervöse Hände, deren Haut lose und pergamentblaß das Fleisch bedeckte. Teure Lacklederschuhe. Blaßblonde Haarwellen, von einem teuren Friseur gelegt.

Sie wußte selbst, daß es nichts weiter als ein Trick ihres Unterbewußten sein mochte, aber in ihren Gedanken war das Gesicht hinter der grauen Maske das Gesicht von Verena Sward.

Sie hatte Patricks Mutter nur dreimal gesehen, zweimal kurz nach seiner Einlieferung und das dritte Mal bei dem scheußlichen Auftritt im Krankenzimmer, aber der Anblick der Frau, ihre verzehrte und verlebte, deutlich welkende Schönheit war ihr lebhaft in Erinnerung geblieben. Als junges Mädchen mußte sie hinreißend lieblich gewesen sein, auf eine fragile, ätherische Art – jetzt war sie blaß und saftlos wie gepreßte Rosen. Ihre Schönheit war ein ganz äußerlicher Zauber gewesen: Nichts steckte dahinter, weder Charakter noch Intelligenz noch irgendeine Ausrichtung auf ein Ziel, das außerhalb ihrer selbst lag; sie war durch und durch von dem kleinlichen, eigensüchtigen, beschränkten und unbeständigen Wesen, das so gerne als »echt weiblich« gelobt wird.

Lisa mußte daran denken, daß sie auf der Station gedemütigt worden war: Dr. David hatte sie damals in seiner unbeherrschten Wut zur Hintertüre geschleppt und dort hinausgestoßen, daß sie gestürzt und auf Händen und Knien mitten im Schrott und Müll des Depothofes gelandet war. Sie war zweifellos fähig, darauf mit Haß zu reagieren – aber war sie auch dazu fähig, ihrem Haß auf eine so abenteuerliche und bizarre Weise Ausdruck zu geben? Wann immer Lisa diesen Punkt bei ihren Überlegungen erreichte, konnte sie nur die Achseln zucken. Normalerweise hätte sie der Frau nichts zugetraut, das nur entfernt nach Intelligenz und Tatkraft verlangte – aber so einfältig Verena Sward auch war, in Wallungen versetzte Niedertracht konnte selbst einen beschränkten Geist ungemein beflügeln.

Sie überlegte, ob sie Dr. Wiegand etwas von ihrem Verdacht mitteilen sollte. Fast hätte sie es getan. Aber dann geschah etwas, das sie alles andere vergessen ließ.

Freitag, 10. November, 2.30 Uhr.

An der Eingangstüre wurde geklopft.

Schon das war ungewöhnlich, denn die Klingel war unübersehbar deutlich am Türpfosten angebracht – und es war auch nicht das Rat-ta-ta-tap eines gewöhnlichen Klopfens. Es waren drei langsame, abgemessene Schläge, die gegen das starke Milchglas der Türe fielen, so wuchtig, daß sie halb und halb erwarteten, es in Scherben springen zu hören.

Dann war es still.

Jeder hatte den Lärm gehört. Dr. Breytenbach und Lisa waren aufgesprungen wie zwei Marionetten, an deren Fäden gleichzeitig gezogen wird, die anderen kamen herbeigestürzt, wo sie auch gewesen waren. Dr. Wiegand erhob sich bedächtig und schritt zur Eingangstüre. Lischka folgte ihm rasch; seine großen Fäuste waren geballt, seine Schultern auf eine Art vorgeschoben, die dem Nachtspuk fürchterliche Hiebe versprach, wenn er je in Griffweite dieser Fäuste gelangen sollte.

Dr. Wiegand schob die Türe zentimeterweise auf und spähte und witterte eine ganze Weile in die naßkalte Finsternis hinaus, bevor er öffnete und sich hinausschob. Die anderen drängten sich an ihn und spähten, wo sie konnten, über seine Schultern.

Lisa hatte fest damit gerechnet, wieder eines der Friedhofsarrangements auf den Stufen zu finden, aber entweder war dem Unhold diese makabre Bosheit inzwischen selbst langweilig geworden, oder er (sie?) hatte neue Mittel und Wege ersonnen – die Stufen waren leer bis auf ein paar windverwehte Blätter. Lisas Blick glitt angespannt über den Hof. Nirgends war etwas Alarmierendes zu sehen. Am äußersten rechten Rand ihres Blickfeldes standen, vom bleichen graublauen Licht der Neonlampen beleuchtet, die Wagen auf dem kleinen Parkplatz der Station, daneben zeichnete sich dunkel das Gitterwerk des Brunnens vom Zwielicht des Hintergrunds ab, dann kam das Eibengebüsch mit dem Weg in der Mitte, der weiß und schmal in sein geheimnisvolles Dunkel glitt, und schließlich der Blick in den weiten, unregelmäßig verbauten Hof und als Abschluß die erdbraune Mauer der alten Chirurgischen Klinik. Nirgends war eine Menschenseele zu sehen, nirgends ein verdächtiger Umriß, ein Argwohn erweckender Schatten.

Lisa war immer der Meinung gewesen, sie hätte zuviel Tote gesehen, um sie zu fürchten, aber nun spürte sie plötzlich, wie dünn diese Schutzschicht kühler Gleichmut war, und wie alt und groß die Angst, die darunter lauerte. Eine Sekunde lang war sie nicht mehr sicher, daß das, was immer das Haus umlauerte, von dieser Welt war. Menschen waren hier gestorben, Menschen, die noch leben hatten wollen, die ein Unfall oder ein Verbrechen oder eine grausame Krankheit aus der Bahn geworfen hatte ... in eben diesem Augenblick lag der Leichnam eines solchen Menschen im Hinterzimmer, ein vor wenigen Stunden noch starker, lebensvoller Mann, den ein einziger unvorsichtiger Schritt auf zerbrechliches Glas getötet hatte ... war es nicht denkbar, daß solche gewaltsam aus dem leiblichen Leben gerissenen Seelen sich sträubten, die Erde zu verlassen, und verwirrt an den Stellen klebenblieben, wo sie zuletzt gelebt hatten? War das Unsichtbare, das an die Türe geklopft hatte –

Im selben Augenblick packte Ruth ihren Arm mit einem Griff, daß ihr der Schmerz vom Handgelenk bis zur Schulter schoß, und wies mit einem Aufschrei des Ekels und Entsetzens nach oben. Ein Dutzend Blicke folgte dem ihren. Dr. Wiegand zog blitzschnell den Kopf zwischen die Schultern und wich zurück – er war am weitesten vorne und genau unter dem Ding gestanden, das von der Traufe am vorspringenden Flachdach der Station herabhing. Die hinter ihm standen, wurden grob zurückgestoßen und stolperten, eine Welle von Ausrufen stieg aus der Gruppe auf.

Lischka öffnete einen der Putzschränke, fischte einen Besen heraus und stieß damit nach dem Ding. Sein erster Stoß versetzte es nur in Bewegung, so daß es sich schauerlich pendelnd und schlenkernd um die eigene Längsachse drehte, aber der zweite machte es los. Es fiel mit dumpfem Klatschen auf die Stufen und lag dort, ein grausiger Anblick in seiner schlüpfrigen Zersetzung: der Kadaver (ein bereits ziemlich verkommener Kadaver) eines abgehäuteten Hasen oder Kaninchens. Durch den Kopf war ein Drahthaken gespeilt, mit dem es an der Traufe aufgehängt worden war.

Lischka stieß das übelriechende Aas mit dem Besen weg, bis er es zu den Müllcontainern befördert hatte. Den Besen warf er daneben hin. Dann drehte er sich, die Arme über der Brust verschränkt, zu Dr. Wiegand um. »Jetzt hört sich's aber auf mit Spaß«, sagte er. »Wenn ich den erwisch –« Er schlug demonstrativ die Fäuste gegeneinander.

Dr. Wiegand nickte. »Ich habe nichts dagegen, Jaroslav, aber mit dem Erwischen dürfte es nicht so leicht sein ... was immer das ist, es ist ziemlich schlau und geschickt. Und jetzt herein, ihr alle.«

»Könnten wir doch nachschauen –« begehrte Lischka auf.

»Und während wir im Hof herumrennen, stellt es hier drinnen irgendwelchen Unfug an, was? Komm herein, Schluß mit dem Unsinn. – So.« Er griff mit beiden Händen in die Gruppe, die ihn angespannt umdrängte, und begann sie auseinanderzusortieren. »Von jetzt ab zwei in jedes Krankenzimmer – Jaroslav, du gehst ins Sonderzimmer und schaust auf Patrick. Lisa kommt mit mir, wir kontrollieren alle Räume genau durch. Avanti, Herrschaften, bevor's hier noch mehr Ärger gibt.«

Freitag, 10. November, 3 Uhr.

Das Licht im Ärztezimmer flammte auf und erhellte den leeren, von papierener Unordnung erfüllten Raum. Als ein warmer leuchtender Farbfleck, hob sich das Plakat mit dem Vers aus dem Propheten Hesekiel von der Wand ab:

»Gott spricht: Ich will das Verlorene wieder suchen und das Verirrte zurückbringen und das Verwundete verbinden und das Schwache stärken.«

Dr. Wiegand, der neben Lisa in die Türe getreten war und seine kleinen Augen flink und aufmerksam über den Raum schweifen ließ, bemerkte, wie ihr Blick daran hängen blieb. Er sagte ganz plötzlich und ohne jede Vorbemerkung: »Weißt du, daß das nicht der ganze sechzehnte Vers ist?«

»Nein?«

Er nahm sicher nicht an, daß sie Hesekiel (oder irgendein anderes biblisches Buch) im Kopf hatte; er sprach auch nicht wirklich mit ihr, sondern mit sich selbst. Trotzdem horchte sie erstaunt auf, als er mit seiner tiefen tragenden Stimme den Vers vollendete:

»Aber was fett und stark ist, will ich vertilgen, und will es weiden mit Gericht. – Ich wette, Lisa, was da draußen sein Unwesen treibt, ist einer von den Fetten und Starken.« Dann, so abrupt, wie er auf das Thema gekommen war, wandte er sich wieder davon ab und winkte ihr, ihm zu folgen.

Sie trabte etwas verwirrt hinter ihm her. Es kostete sie einige Überwindung – sie war von Natur aus scheu, aber jetzt war sie auch neugierig –, ihn zu fragen. »Ich verstehe nicht ganz, was damit gemeint ist, mit diesem Vers und mit dem, was Sie sagten.«

Er zögerte und fuhr sich über die Stirn, als sei ihm selbst nicht mehr deutlich erinnerlich, was er gedacht hatte. »Ach, Lisa ... das war nur ein Nebengedanke, weil ich gerade das Plakat vor Augen hatte und dachte, daß es mir genau die Antwort gibt, die ich jetzt brauche.«

Sie blickte ihn unsicher an. »Aber das wurde vor sehr langer Zeit geschrieben, nicht wahr?«

»Und? Meinst du, damals lagen die Dinge anders? Da gab es genauso die Schwachen und Siechen – und die Starken und Stolzen, die sagten: ›Was schwach ist, soll zugrundegehen.‹ Wahrscheinlich hatten sie damals keine so fabelhaft ausgeklügelten psychologischen und soziologischen und biologischen Begründungen wie heute, sondern dachten schlicht und einfach ›Selber essen macht fett‹, aber es war genau dieselbe Sorte. Weißt du« – plötzlich lächelte er sie an – »Gott hat sich bei den Menschen nie sehr beliebt gemacht mit dieser Forderung, das Schwache zu hüten. Es widerspricht allen Gesetzen des natürlichen Menschen, sich um etwas zu kümmern, das nichts als eine Last ist, von dem er nichts zu erwarten hat als den Gotteslohn, an den er nicht glaubt. Der Mensch, wie er ist, will seine Verwundeten und Kranken den Schakalen überlassen. Daß er es in den meisten Fällen dann doch nicht tut, ist nur eine der Nachwehen eines Christentums, das längst aus seinem Leben verschwunden ist.«

Sie blickte ihn überrascht an. »Meinen Sie das im Ernst?«

»Freilich. Hast du dich nie mit Geistesgeschichte beschäftigt? Hast du nie bemerkt, wie der Übermensch durch unser Denken geistert – ganz gleich, in welcher weltanschaulichen Variation, immer ist es ein Supermann, in dessen Gesellschaft letzten Endes kein Platz sein wird für die Schwachen und Kranken.« Er öffnete die Türe zum Technikraum, drehte das Licht an und schritt an den U-förmigen Labortischen mit den vielen Geräten entlang. Seine Augen glitten prüfend über Reihen von vertrauten Objekten, ob er irgendwo etwas Unvertrautes und Verdächtiges entdeckte.

Lisa mußte an ihre heimlichen Kontrollgänge denken. Nun machte sie sie in aller Öffentlichkeit und gemeinsam mit Dr. Wiegand. Obwohl die Gefahr größer geworden war, gab ihr der Gedanke Mut, daß nun auch die anderen davon wußten. Was sie bedrohte, war keine Kinderangst mehr, keine schleichende kalte Furcht vor dem Vielarmigen Tier im dunklen Korridor, sondern eine konkrete Bedrohung. Die Angst vor einer irgendwie übersinnlichen Manifestation, die sie beim Anblick der leeren Stufen befallen hatte, war vollkommen verschwunden, sobald sie den Kaninchenkadaver gesehen hatte. Das war Menschenwerk gewesen, böses, niederträchtiges Menschenwerk ohne einen Hauch des Übersinnlichen an sich.

»Warum hat es dieses eklige Aas dort hingehängt?« fragte sie, obwohl sie im Grunde genau wußte, wie die Antwort lautete. Sie wollte einfach ihre eigenen Gedankengänge bestätigt hören.

»Warum wohl? Um uns zu zeigen, was wir seiner Meinung nach hier betreuen. Kadaver. Aas, das man auf den Müll werfen sollte, statt es mit hohen Kosten und unablässigem Einsatz zu pflegen. Deshalb sagte ich eben, dieses Ding da draußen ist einer von denen, die nur den Jungen und Starken und Schönen das Leben vergönnen, denen, die es an sich reißen und für sich behalten können, die ihre Ellbogen zu gebrauchen wissen, die wie Nietzsche Abscheu empfinden für die Sklavenmoral des Christentums, seine Liebe zu den Mißratenen, seine Sorge für Krüppel und Kranke ... Na komm. Sehen wir uns das Hinterzimmer an.«

Sie empfand keine Angst, als sie die Türe zum Hinterzimmer öffnete und das Licht andrehte. Das Metallbett stand quer zur Türe. Der Leichnam des Feuerwehrmannes wirkte in der mit medizinischem Trödel vollgestopften Kammer viel größer als drüben in dem geräumigen Krankenzimmer. Er war bis zu den Schultern hinauf lose in ein Laken gewickelt, sein Gesicht war frei. Das Blut war aus den höherliegenden Körperpartien gewichen, so daß die Haut einen blaß blaugrauen Ton angenommen hatte, von dem die Brandwunden im Gesicht sich dunkel abhoben. Die Augen waren geschlossen, das ganze Gesicht war auf eine merkwürdige Weise erschlafft und verschrumpft, die ihm einen sehr abweisenden und entrückten Ausdruck verlieh – es war ganz offensichtlich, daß diese fleischliche Form nur noch die Erinnerung an etwas Menschliches war. Was immer die Form zum Menschen gemacht hatte, war jetzt erloschen ... oder an einen anderen Ort gegangen.

Sie blieb am Bettrand stehen und blickte auf das tote Gesicht nieder. Nichts war darin, kein Ausdruck, kein Schimmer oder Schatten, der verriet, was nach dem Ende kam.

»Schau nach, ob die Fenster in Ordnung sind«, rief ihr der Oberarzt zu.

Die dreifachen Milchglasfenster waren in Ordnung, sie saßen fest in ihren gummigedichteten Rahmen, ein fast so solider Schutz wie eine Mauer; man hätte schon einige brutale Gewalt anwenden müssen, um durch das dicke Sicherheitsglas durchzudringen. Sie zwängte sich zwischen dem Betthaupt und den Kartonstapeln durch und blickte in die unverschlossenen Spinde, die Haufen von Krimskrams enthielten. Sie fuhr sogar mit einem Stück Schlauch unter das Sofa im Winkel und fegte darunter herum, aber nichts kam zum Vorschein.

Dr. Wiegand hatte den Riegel der Hintertüre zurückgezogen und einen Blick in den Depothof hinausgeworfen, doch wenn etwas dort draußen war, mußte es unsichtbar bleiben. Die Nacht war stockfinster, nur am entferntesten Ende des Hofes brannten Peitschenleuchten mit graugelbem Schein. Der Regen hatte wieder eingesetzt, feiner eiskalter Spray kam durch die offene Türe hereingeweht und benetzte die Kartons auf dem Boden. Der Arzt warf die Türe zu und verriegelte sie sorgfältig.

Aus der Richtung des Sonderzimmers wurden plötzlich Stimmen laut. Als Lisa horchte, verstand sie das Gespräch (oder eher: den Streit) so weit, daß Dr. David aufgewacht war und sich gereizt dagegen verwahrte, daß ihm Lischka als zweiter Mann beigegeben wurde, gleichzeitig aber so müde war, daß er kaum Worte zu formen vermochte. Er brummte und murrte, wie es sich anhörte, im Halbschlaf, dann war es mit einemmal still. Als Lisa im Vorbeigehen einen Blick durch das grünliche Glasfenster hineinwarf, sah sie Jaroslav Lischka auf einem Sessel neben dem Bett sitzen und zwei Schläfer bewachen: Patrick, der seinen tiefen schwarzen Schlaf schlief, und Dr. David, der sich aus dem Fußende der Decke ein Kissen gerollt hatte und mit einer Hand Patricks Fußgelenk, mit der anderen die Gitterstäbe des Bettgestells umklammert hielt. Er atmete mit offenem Mund und einem Geräusch, als hätte er einen Stockschnupfen.

Lischka nickte ihr lächelnd zu und lehnte sich bequem in seinen Sessel zurück.

Sie dachte: Daß er nie müde wurde! Nie die Nerven verlor! Da saß er in aller Gemütlichkeit und würde so sitzen bis zum Morgengrauen, ohne einzunicken, ohne eine Sekunde in seiner Wachsamkeit nachzulassen; er würde höchstens einmal zwischendurch eine Tasse Kaffee verlangen, um seine gewaltige Körpermaschinerie wieder in Schwung zu bringen, und um sieben Uhr morgens würde er nach Hause gehen, mit demselben wachen Blick und denselben bedächtigen Bewegungen, mit denen er gekommen war.

Sie folgte Dr. Wiegand in die Krankenzimmer. Die Patienten schliefen alle drei. Der Discjockey war in einem Zustand, in dem er nicht einmal ein Erdbeben bemerkt hätte, aber den beiden Frauen hatte Dr. Breytenbach eine zusätzliche Dosis eines beruhigenden und schlaffördernden Medikaments verabreicht, um alle Aufregungen von ihnen fernzuhalten. Es war offenkundig, daß sie mit weiteren Zwischenfällen rechnete, und es gab niemand auf C 12, der sich nicht dieser Ansicht angeschlossen hätte.

Es war kurz nach 3 Uhr morgens: Die Stunde des Wolfs stand bevor.

Freitag, 10. November, 3.30 Uhr.

Lisa registrierte beunruhigt, daß Dr. Wiegand bei beiden Telefonapparaten – dem im Ärztezimmer und dem im Aufenthaltsraum –, den Hörer abhob und testete, ob die Leitung funktionierte. Er schien sich innerlich auf einen sehr massiven Angriff einzustellen.
»Sollten wir nicht doch die Polizei verständigen?«
Der Oberarzt verzog das Gesicht. Natürlich war ihm der Gedanke auch schon gekommen, aber er hatte keine rechte Lust, diesen Schritt zu tun. Lisa konnte sich – zumindest teilweise –, denken, warum. Was sollte die Polizei schon tun? Sie würden zwei Wachmänner schicken, die die Station suchend umkreisen (und natürlich nichts fanden, denn so dumm, daß es auf sie wartete, war das Ding mit der Maske sicherlich nicht), und dann erklären, daß sie wegen eines bloßen groben Unfugs keine Dauerbewachung abstellen könnten. Es war also nur eine sehr magere Hilfe, die zu erwarten war – dagegen standen die Polizisten des Spitalwachzimmers auf gutem Fuß mit zahlreichen Ärzten, Pflegern und Schwestern anderer Stationen, und binnen kürzester Zeit würde das ganze Spital brühwarm erfahren, was auf C 12 geschehen war. Das bedeutete unliebsames Aufsehen, und zwar nicht nur im Spital, sondern auch in der Öffentlichkeit, und wahrscheinlich würde dieses öffentliche Interesse mitsamt den entsprechenden Zeitungsberichten nur das eine zur Folge haben, daß sich ein Dutzend weiterer Psychopathen zu nächtlichen Auftritten animiert fühlte.

Lisa war keineswegs überrascht, als Dr. Wiegand den Kopf schüttelte. »Meines Wissens ist bis jetzt nichts geschehen, was die Polizei unbedingt etwas anginge ... wenn wir sie wirklich brauchen, können wir sie immer noch rufen.«

Eine kurze Pause trat ein, während er, ganz in Gedanken verloren, ziellos Papiere hin und her schob. Lisa wurde plötzlich bewußt, daß sie über dem Summen der Klimaanlage und den Geräuschen der Apparaturen ein weiteres Geräusch hörte, ein leises, gleichmäßiges Schlagen. Es schien aus dem Inneren der Station zu kommen. Sie horchte alarmiert auf, dann beruhigte sie sich wieder. Ein Wasserhahn tropfte, das war es. Jemand hatte den Wasserhahn nicht ordentlich zugedreht.

Die Nachtdienstgruppe hatte sich auf ihre Posten zurückgezogen. Lischka und Dr. David wachten im Sonderzimmer an Patricks Bett. Dr. Simone Breytenbach ging unablässig in den beiden Krankenzimmern auf und ab, von einem Bett zum anderen; so oft sie an einem Ende angelangt war, schien sie die Angst zu befallen, am anderen Ende könnte ein Unheil geschehen sein, und sie drehte rasch um und begann ihren Kontrollgang von neuem. Schwester Ruth und Schwester Radana waren bei den beiden Frauen, Schwester Cordula und Ludwig Beranek's blasser Nachfolger kümmerten sich um den Discjockey. Einen flüchtigen Augenblick lang wandten sich Lisas Gedanken Peter Schrenz zu. Sie dachte: Angenehmer Mensch, ruhig, kompetent ... was er wohl darüber dachte, daß seine Arbeit auf der neuen Station von so bizarren Ereignissen begleitet war? Sie wollte eben ins Krankenzimmer treten, um den beiden zu helfen – sie waren dabei, den schweren Körper des Mannes zu heben und das Bett unter ihm zu richten –, als Dr. Wiegand nach ihr rief. »Komm einmal einen Augenblick her, Lisa. Ich möchte das noch einmal hören, was du gesehen hast.«

Sie zogen sich in den Aufenthaltsraum zurück. Die Luft darin kam Lisa schal und stickig vor, als sei die Klimaanlage ausgefallen – die funktionierte jedoch; sie hörte das Summen der Heizkörper und das leise Zischen der Ventilation, die kühle Ströme aufgefrischter Luft durch den warmen Spitalsgeruch blies. Ihre Gedanken schweiften ab, zu Lena, die unter einer ausgeprägten Angst vor geschlossenen Räumen litt – zum erstenmal konnte Lisa ihr nachfühlen, wie das war, wenn man sich eingesperrt fühlte. Es war so lächerlich; sie brauchte nichts weiter zu tun, als die Klinke einer Türe hinunterzudrücken, und schon würde sie draußen im Freien stehen, in einem weiten Hof, dessen Ausgänge durch nichts weiter als Schranken verschlossen waren ... und doch war ihr zumute wie in einem gesunkenen U-Boot. Die trügerische Gemütlichkeit des überheizten Aufenthaltsraumes trug zu diesem Gefühl bei.

Es ist Einbildung, sagte sie zu sich selbst, während sie zur Kaffeemaschine hinüberging und einen letzten lauwarmen Rest aus der Kanne goß. Dann füllte sie frisches Wasser nach und löffelte Kaffee in den Filter. Es war Brauch auf C 12, daß der, der den letzten Schluck aus der Kanne trank, sofort wieder frischen Kaffee machte.

Es ist Einbildung, dachte Lisa, nur Einbildung, daß uns etwas umlauert, eine lähmende unsichtbare Gegenwart, die jeden Augenblick aus ihrer Sphäre hervorschnellen und sich vor unseren Augen manifestieren kann ... Sie befanden sich in einem sehr soliden hell erleuchteten Bungalow mit Betonwänden und Fenstern und Türen aus dickem Glas, und schließlich befanden sie sich nicht auf einem öden Planeten, sondern inmitten eines Krankenhauskomplexes, eingebettet in einen Hof – einen Hof voll Kliniken und Institutsgebäuden, von denen die meisten nachts leer standen, und wo es Nachtdiensthabende gab, befanden sie sich weit im Inneren der Gebäude, endlose Flure und hohe Treppen entfernt, hinter dicht geschlossenen Fenstern, gegen die lärmend der Regen schlug ... und niemand von diesen Nachtdiensthabenden würde seine Schutzbefohlenen allein lassen, um nachzusehen, was auf dem Hof vor sich ging, selbst vorausgesetzt, daß sie es überhaupt hörten.

Die Kaffeemaschine zischte und blubberte laut. Es begann nach frischem Kaffee zu riechen. Dr. Wiegand hatte ein letztes, schon etwas bröckeliges Stück Mohnkuchen in Cordulas Schachtel gefunden und verzehrte es, indem er die Brocken Stück für Stück vom Pappteller aufpickte.

Ganz ruhig, sagte Lisa zu sich selbst. Es ist alles ganz normal.

Aber sie konnte das Gefühl nicht abschütteln, daß sie irgendwie in der Falle saßen, daß etwas Großes und Dunkles und Entsetzliches das zerbrechliche Vivarium umschlich, in dem sie lebten, und sich bereitmachte, darauf loszufahren und es unter sich zu begraben.

Wieder hörte sie das Schlagen, leise und gleichmäßig. Diesmal horchte sie genauer hin. Es klang doch nicht wie Wassertropfen. »Was ist das?« fragte sie. »Das Geräusch da.«

Dr. Wiegand legte den Kopf schief und wischte sich die Brösel aus dem Schnurrbart. »Keine Ahnung. Es klingt, als käme es von draußen. Es ist ziemlich stürmisch, da klappern wahrscheinlich eine Menge Dinge herum.«

Möglich, stimmte Lisa in Gedanken zu. Dennoch – das Geräusch machte sie nervös, so nervös, daß sie gereizt antwortete: »Es klappert nicht herum. Hören Sie nicht? Erst dachte ich, ein Wasserhahn sei nicht fest zugedreht worden, aber jetzt – es klingt so gleichmäßig, wie ... wie Herztöne.« Sie hatte es kaum ausgesprochen, als sie sich selbst korrigierte: Nein, nicht wie Herztöne. Nicht dieser charakteristische dumpfe Doppelschlag. Es war ein einzelner, ziemlich rasch und regelmäßig wiederholter Schlag, ein dunkles, aber klares PANG! PANG! PANG! mit einem kurzen Nachhall. Was in aller Welt rief ein solches Geräusch hervor? Und wo kam es her?

Sie standen jetzt beide im Aufenthaltsraum und horchten angespannt.

Freitag, 10. November, 3.45 Uhr.

Erneut hörten sie das Pochen. Dann folgte ein deutlich hörbares Klicken, das klang, als schnappte ein scharfes Instrument zu. Lisas Augen juckten. Sie fuhr mit dem Handrücken darüber hin und entdeckte überrascht was es war: Beißende Feuchtigkeit war ihre Schläfen herab und in ihre Augenwinkel gelaufen. Dabei hatte sie nicht einmal bemerkt, daß sie schwitzte. Sie wischte sich die Stirn mit dem Ärmel. Auch Dr. Wiegand zeigte deutliche körperliche Zeichen der Anspannung, in der sie sich befanden; er hatte die Fäuste geballt, und seine Mundwinkel zuckten unter dem ruppigen Schnurrbart.

Plötzlich faßte er, ohne ein Wort zu sprechen, nach ihrem Ellbogen und zog sie mit sich auf den Korridor hinaus, auf die Stelle zwischen den beiden Krankenzimmern zu. Sie konnten in dem einen Zimmer die beiden Schwestern sehen, die die Frau mit dem Beckenbruch wuschen – man mußte sie oft extra waschen; ihr verwüsteter Körper brach immer wieder in klebrigen Schweiß aus. Dr. Breytenbach stand mit dem Dekursblatt in der Hand da und ging die letzten Eintragungen durch. Im anderen Zimmer stand Cordula am Bett des Discjockeys und unterhielt sich mit dem neuen Pfleger. Hinten im Sonderzimmer brannte gleichmäßig grünliches Licht.

Dr. Wiegand legte den Zeigefinger auf die Lippen.

Das Schlagen ging weiter. Dann kam ein leises Scharren und Kratzen, als würde etwas Schweres über den Boden geschleift.

Unwillkürlich wanderten ihre Augen hin und her, so nahe und lebensecht war das Geräusch, aber nirgends war etwas zu sehen. Und wieder hallte das Pochen.

Sie lauschten. Das kratzende Geräusch wiederholte sich. Es störte eine unbehagliche Erinnerung in Lisa auf: Sie war einmal dazugekommen, wie ein alter Mann in einer U-Bahn-Station einem Herzanfall erlegen war. Die Sanitäter hatten den Leichnam auf einen kleinen Karren gepackt, um ihn vom Perron wegzubringen, aber er war zu groß und dick für den Karren gewesen, seine Hände und Füße waren über den Boden geschleppt worden, als das Gefährt davonrumpelte. Es hatte sich genauso angehört wie dieses holpernde, hüpfende Schleifen.

Ein Augenblick der Stille folgte – dann ein dumpfer Schlag, so gewaltig, daß Lisa ihn in ihren Füßen vibrieren fühlte.

Dann kam die Stimme.

Diese weiche, sumpfige Stimme.

Sie sagte: »Acht.«

Das Wort klang, als verweste die Zunge, die es aussprach.

Dann: »Sieben.«

Der Krach hatte die fünf in den Krankenzimmern aufgeschreckt; sie kamen zur Türe gelaufen, wollten fragen, was los sei, und erstarrten, als sie den geisterhaften klopfenden Ton in der Luft hörten – und die Stimme, die röchelnd fortfuhr: »Sechs.«

Dr. Wiegand war völlig reglos gestanden. Jetzt machte er plötzlich eine blitzschnelle Bewegung. Er knickte in die Knie, sein dicker Körper verwandelte sich sekundenlang in einen grotesken Haufen verblichenes Orange, als er sich mit Kopf und Schultern unter die Bank an der Korridorwand zwängte und mit der Rechten darunter herumfuhr. Die Bank schaukelte, als seine kräftigen Schultern sie anhob, Packungen mit Schläuchen und Einweghandschuhen und ein Stapel Overalls fielen knisternd und raschelnd zu Boden.

»Fünf«, gurgelte die körperlose Stimme. Das schleifende Geräusch kam wieder ... aus unbenutzten Speichern in Lisas Unterbewußtsein quollen unbestimmte Bilder von Räumen, mit glänzend dunkelgrauer Ölfarbe ausgemalt, Bahren auf hohen Fahrradrädern, antiseptischer Geruch in der stickigen Luft ...

»Vier.«

Sie sah wieder den Leichnam des dicken Mannes vor sich, hörte das schlaffe Plumpsen der Hände, die auf den gummibelegten Boden der U-Bahn-Station herabhingen, hörte das Pochen lauter und lauter werden –

Unvermittelt hörte der Lärm auf. Die Station lag still. Die orange Gruppe verharrte bewegungslos. Jeder einzelne von ihnen horchte. Dr. Wiegand richtete sich schwerfällig auf die Knie auf und hob hoch, was er unter der Bank hervorgezogen hatte: ein kleines Tonbandgerät. Die Spule war zur Hälfte abgespielt.

Der Stationsleiter richtete sich, ächzend und an seinen Kleidern herumklopfend, zu voller Höhe auf. »Da«, sagte er, während er das Gerät in die Runde wies. »Das war's.«

Simone Breytenbach rief: »Das ist ja der reinste Nervenkrieg!« Wie ihre Stimme klang, hatte dieser Krieg ihre Nerven bereits stark angegriffen. Bei ihrer ständigen ängstlichen Sorge, nur ja alles richtig und gut zu machen, waren bösartige Überraschungen das Letzte, was sie vertragen konnte; zweifellos fühlte sie sich wie eine schlechte Schwimmerin, die ein anderer aus Jux unter Wasser zieht.

»Wie ist das hier hereingekommen?« fragte Cordula, auf das Tonbandgerät weisend. Die Frage führte dazu, daß die bis dahin vor Schreck und Verblüffung sprachlose Radana die Sprache wiederfand und mit einem hellen Jammerschrei beide Hände zusammenschlug. »Wer tut so was, sagen Sie mir das? Was sind das für Menschen, wenn's Menschen sind?«

Lisa hörte nicht hin. Ihre Augen und ihre Gedanken richteten sich in jäher Aufmerksamkeit auf Peter Schrenz.

Er stand am äußersten Saum der Gruppe, die Arme über der Brust verschränkt, die Augen mit einem käuzchenhaften Blick weit geöffnet. Sein blaßblondes Haar sah verschwitzt aus.

Er war fremd hier. Was wußten sie schon über ihn? Er hatte Papiere vorgelegt und ein Vorstellungsgespräch geführt – was besagte das schon? Er war drei Jahre Pfleger an einem anderen Spital gewesen – was konnte man schon daraus schließen? Und er war ein so unauffälliger Typ, einer, den niemand bemerkte, den niemand beschreiben konnte, genau der richtige Typ, um Unkraut in den Weizen zu säen ...

»Schluß mit der Diskussion, Kinder. Jetzt ist nicht die Zeit zum Schwätzen.« Dr. Wiegand deutete mit einer Hand links, mit der anderen rechts zu den Krankenbetten. »Macht euch wieder an die Arbeit. – Lisa, bring Jaroslav einen Kaffee hinüber, und mach dann im Einserzimmer weiter, damit Radana zu einer Pause kommt.«

Freitag, 10. November, 4 Uhr.

Als sie mit dem Kaffee ins Sonderzimmer kam, fand sie den Raum in trübes Halblicht getaucht. Die Neonröhren an der Decke und den Wänden waren alle abgeschaltet worden bis auf eine einzige, die schwach wie ein Nachtlämpchen hinter dem Infusionsgestell brannte. Lisa stutzte: Patrick lag in seinem Bett und Jaroslav saß daneben, aber David Tilman war nicht zu sehen. Sie blickte sich überrascht suchend um. Der Pfleger, der den Blick bemerkte, lächelte und deutete mit dem Daumen auf die andere, von der Türe aus schlecht einsehbare Seite des Bettes.

Dort war eine der dicken grünen Schaumstoffunterlagen auf dem Boden ausgebreitet, und auf der lag David Tilman mit einer dottergelben Spitalsdecke zugedeckt. Lischka hatte es ihm so bequem gemacht, wie es unter den Umständen möglich war: Seine Holzschlappen standen säuberlich nebeneinander neben dem improvisierten Bett, unter seinen Kopf war eine zusammengefaltete Decke als Kissen geschoben. Er schlief erschöpft, aber unruhig; er schnaubte und stöhnte und zuckte gelegentlich, wie von jähen Schmerzen gequält. Es war deutlich zu sehen, wie Erschöpfung und manische Erregung in ihm kämpften – und es war zu sehen, daß die Manie allmählich den Kampf verlor.

»Morgen fällt er um, sicher«, bemerkte Lischka und nahm die dampfende Kaffeetasse entgegen. »Wird auch Zeit.«

»Geht er dir auch auf die Nerven?« Es war ein tröstlicher Gedanke, daß auch ein so unerschütterliches Wesen sich von Dr. Davids Eskapaden allmählich strapaziert fühlte.

Lischka hob beide Achseln in einer Gebärde, die wohl »Ach – ein wenig« bedeuten sollte.

»Deine Ruhe möchte ich haben«, sagte Lisa, halb neidisch, halb gereizt. »Um dich herum könnte die Welt untergehen, und du würdest da sitzen und sagen: Und hiermit verabschieden wir uns vom Universum.«

Seine dunklen Augen blickten sie aufmerksam und wissend an. Er stellte die leere Tasse ab. Statt auf ihre Bemerkung einzugehen – und ohne sich vom Sessel zu rühren –, streckte er beide offenen Hände aus. »Komm her, Mausel.«

Sie hatte nie erwartet, daß sie so etwas tun würde: Sie fiel ihm um den Hals und schlang beide Arme um seinen Nacken und vergrub das Gesicht in seinem dicken schwarzen Haar. Es tat unglaublich gut. Seine großen Hände hielten ihre Schultern fest und streichelten langsam, ganz gleichmäßig darüber hin. Sie konnte das Vibrieren seiner Stimme fühlen, als er sagte: »Wird schon alles gut gehen, Mausel.«

Sein Körper fühlte sich sehr warm an, warm und trotz seiner fleischigen Masse rundum fest und elastisch – alles an Jaroslav Lischka war kraftvolle, nützliche Muskulatur, nirgends schwabbelte überflüssiges Fett. Von seiner glatten Haut ging ein lebhafter, angenehmer Geruch aus, wie von der Haut eines Menschen, der lange in der Sommersonne gelegen ist. Sie hielt sich an ihm fest. Es war, als spürte man beim Reiten die Bewegungen eines Pferdes. Als der Druck seiner Hände nachließ, machte sie sich los und trat einen Schritt zurück, etwas verwirrt, aber ohne Verlegenheit.

»Besseres Gefühl?« fragte er.

»Viel besser. Ich – meine Güte, schau einmal was Patrick macht.«

Das Kind bewegte sich wie in wilden Träumen: Es schloß und öffnete mit schwachen Bewegungen die Hände, drehte die Knie, trat mit den Füßen gegen die weichen Falten der Decke und riß immer wieder seine halb blinden, halb sehenden Augen auf. Sein Atem fuhr rauh durch den Respiratorschlauch. Alles an ihm wies auf eine heftig aufgewühlte Emotion hin.

Lisas Augen suchten den Körper von oben bis unten ab. »Vielleicht beißt's ihn irgendwo – er sieht schon wieder so trocken aus.«

In Patricks pergamentener Haut versickerten Öle und Emulsionen wie Regen im Wüstensand; womit man ihn auch einrieb, es verschwand wie in Löschpapier, und schon fühlte er sich wieder an »wie eine alte Zeitung«, wie Cordula es genannt hatte. »Man sollte ihn auf jeden Fall wieder eincremen.«

Lischka beugte sich über ihn und strich ihm mit der Handfläche über Schultern und Rücken. »Hallo Patrick ... da ist Jaroslav. Komm, wach auf, wir sind alle da und warten auf dich. Gleich wird es Tag, Zeit zum Aufwachen.«

»Meinst du, er träumt?« fragte Lisa.

»Ich weiß nicht. Ich glaube, er will aufwachen und schafft es nicht so recht. – Patrick, mein Schatz, was ist los mit dir?«

Sie hob die Hand an die Lippen. »Er hört dich«, flüsterte sie.

Die wirren Bewegungen hatten abrupt gestoppt, als der Pfleger ihn ansprach. Der kleine abgemagerte Körper streckte sich mit einer Bewegung, als wollte er näher an die Stimme herankommen. Sie lief zur Kommode hinüber, um die große rosa Flasche mit dem Körperöl zu holen. Als sie sich umwandte, zog eine winzige Bewegung an der Wand hinter Lischka ihren Blick auf sich. Sie wußte nicht was es war, nur daß es eine Bewegung war, die nicht dorthin gehörte, die fremd war –

– *bedrohlich* –

Das Glas der Luke unmittelbar unter der Zimmerdecke bewegte sich. Fiel herab. Durch die Öffnung kam etwas Glitzerndes herein.

Freitag, 10. November, 4.15 Uhr.

Das Glitzern war das letzte, was sie deutlich sah. Die kleine Glasplatte segelte herab und zerschlug im Fallen die Neonröhre über dem Wandbord. Ein Funkenregen sprühte, Glas klirrte, das Licht erlosch. Sie spürte jählings einen scharfen chemischen Geruch.

Der erste Donnerschlag kam völlig unerwartet. Es krachte erschreckend laut. Der ganze Raum schien vom Donner erfüllt. Lisa sprang zurück, stolperte, rappelte sich benommen auf.

Der Raum war in giftig grünen Schein gehüllt. Sie sah Dr. Davids verstörtes Gesicht vor sich auftauchen wie das Gesicht eines Ertrunkenen in pechschwarzem Wasser, sah noch, daß er an der Stirn blutete, dann kam der zweite Donnerschlag. Ihre Ohren wurden taub. Sie fuhr instinktiv zurück, als die Welt vor ihr sich in Lärm und Feuer auflöste. Ihr Kopf schlug hart gegen das Metall des Bettgestells. Stechender Schmerz durchfuhr sie, als sie sich an einer vorstehenden Schraube die Wange aufriß. Die Finsternis im Raum schien zu brodeln wie Sturmwolken. David Tilman war neben ihr, schlaftrunken und verwirrt. In dem Bemühen, auf die Beine zu kommen, stieß er mit der Hand in Lisas Gesicht. Sie fiel erneut zu Boden, neben ihr rollten Gegenstände von einer Arbeitsplatte und zersplitterten mit hörbarem Klirren und Knirschen am Boden.

Eine neuerliche Lichtwoge stieg auf, diesmal glühend feuerrot. Lisa rappelte sich hoch, riß die Augen auf, die sie schützend geschlossen hatte, sah die schwellende Wolke, die drohend in den Raum hineinwuchs. Die Unterseite der Wolke war düster glühendes Karmesinrot. Sie erfüllte sie mit einem Grauen, wie sie es aus den Alpträumen ihrer Kindheit kannte. Es brannte. Sie würden alle verbrennen.

Benommen kämpfte sie sich hoch. Ihre Knie schlotterten. Sie hielt sich krampfhaft am Türrahmen, an Arbeitstischen, am Bettgestell fest, um das Gleichgewicht nicht zu verlieren.

»Feuer!« schrie eine ferne, sonderbar gedämpfte Stimme. »Feuer im Sonderzimmer!«

Sie sah keine Flammen; der Feuerschein war zu einer stumpfroten Glut verebbt, aber der Rauch war jetzt sehr dicht. Hustend tastete sie sich vorwärts, stieß gegen Einrichtungsgegenstände. Sie preßte den Ärmel gegen die Nase, um den Rauch abzuhalten, aber es nützte nichts. Sie rang nach Luft, ihre Brust hob und senkte sich in schweren Atemzügen. Vor ihren Augen begannen graue Flecken zu tanzen. Vor ihr war im trübroten Schein die Türe zu erkennen, die auf den Korridor hinausführte. Einen Moment dachte sie, die ganze Station brenne. Dichte schwarze Rauchwolken stiegen zur Decke, strömten bitteren Brandgeruch aus.

Wir kommen alle um, dachte sie. Der beißende Rauch zwang sie, zu husten.

Auf der Suche nach dem Feuerlöscher tastete sie in der Dunkelheit an Kastentüren und dem glatten Resopal der Arbeitsplatten entlang. Ihre Finger fühlten Fläschchen, Tablettenröhrchen, weiche Verbandspäckchen. Sie tappte Schritt für Schritt durch den würgenden Rauch, ohne wirklich zu wissen, was sie tun wollte, umgetrieben von dem Gedanken, daß sie etwas tun mußte, irgend etwas.

Als sie mit dem ganzen Körper gegen den Bettrand stieß, wurde ihr Kopf klarer. *Patrick.* Patrick durfte nicht hier drinnen bleiben. Sie mußte den Atemschlauch und die Infusionen abkoppeln und ihn hinausbringen. Sie tastete nach dem Jungen, streckte die Arme blind in alle Richtungen. Endlich. Ein Arm, der sich heftig bewegte. Sie griff in verzweifelter Hast zu.

Die Türe des Sonderzimmers wurde aufgerissen. Luft strömte in den Raum wie Sonnenlicht in ein Verlies, frische, kalte, erdig riechende Luft, und mit der Luft ein Wirrwarr von Stimmen. Die Bilder, die Lisa vor sich sah, wurden verwirrend: Schwache feurig gelbe Glut lohte rings um sie auf, während der Rauch zur Türe hinaus auf den Korridor wirbelte. Es knackte und knisterte, als die beiden starken Neonröhren an der Decke ansprangen und ihr eisiges Licht ausstrahlten. Sekunden später hing nur noch feiner, brandig riechender Dunst in der Luft.

Sie blickte am ganzen Leib zitternd um sich. Der Raum war in wüster Unordnung – sie hatte bei ihrem Stolpern und Fallen einiges von den Kommoden gefegt und zertreten –, aber nirgends brannte es.

Sie hatte geglaubt, mindestens eine halbe Stunde lang in einem Kerker voll Rauch und Feuer gefangen gewesen zu sein, aber es hatte wenig länger als eine Minute gedauert. Dr. David hatte nicht einmal Zeit gehabt, aufzustehen, er kauerte halb hockend, halb sitzend auf dem Bett und starrte wirr die Glassplitter an, die überall auf seinem Overall und der Decke glitzerten – die Überreste der Neonröhre, die auf ihn herabgeregnet waren. Jetzt kam er völlig zu sich; mit einem wütenden Ruck warf er die Decke von sich, sprang auf, ohne sich um die Splitter zu kümmern, und wandte sich dem Bett zu.

Lisa folgte seinem Blick.

Lischka hatte blitzschnell gehandelt. Als der Rauch aufgequollen war, hatte er die Decke gepackt und schützend über den Kopf des Patienten gezogen. Der dicke sandgelbe Flausch bedeckte das ganze Bett, und darunter hampelte und strampelte es, daß die Decke Falten schlug, ein Knie zeichnete sich ab, eine Hand rutschte unter dem Saum hervor. Lisa eilte hin und schlug die Decke vom Kopf des Kindes zurück.

Große braune Augen starrten sie an.

Sehende Augen.

David Tilman bemerkte es im selben Augenblick und stieß einen Freudenschrei aus, der die ganze Gruppe an der Türe herbeilockte.

Lisa schloß die Augen. Sie hatte mit einemmal das Gefühl, in einem tropischen Meer zu treiben, einem warmen, violetten, leise schaukelnden Meer. Wir haben es geschafft, dachte sie. Es hat uns nicht gekriegt. Uns fehlt nichts. Patrick fehlt nichts. Wir haben es geschafft.

Sie entspannte sich wohlig.

»He«, sagte eine Stimme neben ihr. »Lisa ist schlecht.«

Freitag, 10. November, 5 Uhr.

Als sie wieder zu sich kam, lag sie, in eine Decke gewickelt, auf der Couch im schwach erleuchteten Aufenthaltsraum. Ein angenehmes Gefühl von Wärme umhüllte sie. Sie fühlte sich ganz wohl, aber beunruhigend schwer und schlaff; sie war überzeugt, ihr würde schwindlig werden, wenn sie sich aufsetzte.

Sie war nicht allein im Raum. Die Schatten zweier Menschen zeichneten sich an der Wand ab. Stimmen debattierten in gedämpftem Ton – Dr. Wiegands rauher Baß und Lischkas klangvoller Bariton. Sie schielte durch die Wimpern, ohne sich anmerken zu lassen, daß sie erwacht war. Im matten gelben Lampenlicht wirkten die beiden Männer, die einander am anderen Ende der Couch gegenübersaßen, so riesig und ungeschlacht wie die Trolle im Märchen. Sie beugten sich über einen kleinen zylindrischen Gegenstand auf dem Tisch, den Lisa nicht genau erkennen konnte – es sah aus wie eine in Goldfolie gewickelte Papprohre. Der stechende Geruch, der im Zimmer herrschte, schien davon auszugehen.

Dr. Wiegand hob das Objekt auf und drehte es. Dabei kamen rote und blaue Glitzersterne auf der geschwärzten Folie zum Vorschein. Plötzlich begriff sie, was es war: Der Überrest eines Feuerwerkskörpers – ein großes Ding, so lang wie ihr Unterarm, das Rauch und Feuer spie. Irgendwo trug diese Papprohre garantiert den Warnhinweis NIEMALS IN GESCHLOSSENEN RÄUMEN ZÜNDEN.

»Warum?« sagte Lischka eben, in einem Tonfall verwirrten Staunens. »Warum das? Hätte eine richtige Bombe auch sein können, warum denn nicht, wäre dieselbe Mühe gewesen, Fenster aufschneiden und hineinwerfen.«

Dr. Wiegand legte das angesengte Rohr auf den Couchtisch zurück. »Dieselbe Mühe schon, aber ein ganz anderes Verbrechen. So psychopathisch dieses Wesen auch ist, vor einem so schweren Verbrechen wie einem Bombenattentat schreckt es wohl doch zurück.«

»Heute noch, vielleicht«, sagte Lischka. »Und wie sieht's aus mit morgen?«

»Da fragst du mich zuviel.«

Lischka lehnte sich zurück und verschränkte die Arme vor der Brust. »Warum rufen wir nicht die Polizei an und schicken sie zu dieser verrückten Frau Sward? Morgen ist sie im Gefängnis, und wir haben Ruhe.«

»Wer sagt, daß sie es war?«

Der Pfleger antwortete mit einer stummen, aber höchst ausdrucksvollen Gebärde: Ja, wer denn sonst? Als Dr. Wiegand ihm nicht zustimmte, fuhr er drängend fort: »Sie ist verrückt. Sie hat versucht, das Kind umzubringen. Sie haßt uns –«

»Ihr habt sie geschlagen«, warf der Oberarzt ein.

Lischka zuckte die Achseln. »Und wenn? Was mich angeht, schlag sie noch einmal, wenn sie mir unterkommt, das sag ich Ihnen offen. Ich bin mir sicher, nur sie –«

»Und was ist mit der R.I.P.?«

»Bah. Dr. Antosch ist ein Schuft, ein Schwein, alles recht, aber kein armer Narr, der solche Sachen macht.«

Lisa, die aufmerksam gelauscht hatte, gab ihm recht. Antosch war kein Mann, der im Dunkel der Nacht Einzelattacken ritt. Er war ein Schreibtischtäter, der sich auf dem glatten Eis winkeladvokatischer Schachzüge wohl fühlte – nicht einmal den Opfern, die ihre Unterschrift unter einen seiner Freitod-Verträge gesetzt hatten, hatte er das tödliche Gift selbst verabreicht, immer hatte er sich anderer bedient. Und diese Gemeinheiten – die verrotteten Blumen auf den Stufen, das verweste Kaninchen, das gespenstige Tonband ... Dr. Hartmut Antosch hatte einen starken Sinn für Publicity und wußte zweifellos, daß mit solchen Attacken nicht zu erreichen war, was er erreichen wollte, nämlich seinen Ruf als barmherziger Erlöser unheilbar Kranker auszubauen.

Es mußte jemand anderer sein.

Verena Sward?

Dr. Wiegand widersprach dieser Ansicht. »Jaroslav, die Frau ist dumm wie Bohnenstroh und feige wie ein Huhn, die klettert nicht in stockfinsterer Nacht bei Sturm und Regen auf Mauern herum und schneidet wie ein professioneller Einbrecher Glasscheiben aus dem Rahmen. Und hast du nicht gesehen, wie klug das alles geplant war? Dieses Ding – er, sie, es – muß das Glas schon vor Tagen herausgeschnitten haben, als das Sonderzimmer noch unbelegt war und kein Mensch sich um ein Fensterchen unterm Dach kümmerte. Dann hat es das Glas mit Klebestreifen festgeklebt, um es sofort aufstoßen zu können. Und das genaue Timing – ich bin überzeugt, der Kanonenschlag da sollte gleichzeitig mit einem dramatischen Höhepunkt seiner Tonbandbotschaft losgehen. Das alles soll sich dieses Schwachköpfchen ausgedacht haben? Ich meine – siehst du, ich will jetzt dir und David keinen Vorwurf machen, ich verstehe eure Erbitterung, aber ich muß dir sagen, ich bin überzeugt, sie hätte auch damals nichts Wirkliches fertiggebracht. Einen Respiratorschlauch herausziehen ist nicht einfach, wenn man nicht weiß, wie es geht; schon das hätte sie nicht geschafft –«

»Glaub ich gerne«, stimmte Lischka zu. »Aber das wollt ich nicht abwarten. Und wie sagt man doch – auch die Versuchung ist strafbar.«

»Auch der Versuch ist strafbar. – Und dann wäre noch die Frage zu klären, wie das Tonband hereingekommen ist.«

»Nun, wie wohl?« fragte der Pfleger. Seine dunklen Augen fixierten den alten Arzt mit scharfer Aufmerksamkeit. Lakonisch setzte er hinzu: »Sie denken: Einer von uns.«

Die Stimme des Stationsleiters klang schwer. »Möglicherweise einer von euch. Nicht unbedingt. Ich kann es dir dann zeigen: Das Tonband hat sich über eine Timerautomatik eingeschaltet – ich weiß nicht, wie lange im voraus sich der Timer einstellen läßt, aber zumindest 24 Stunden kann es gut und gern dort gelegen sein. Viel länger wohl nicht – schließlich putzen unsere Damen auch unter den Bänken. In dieser Zeit kann es jeder hereingebracht und versteckt haben, das dauert ja keine drei Sekunden, es dort drunter zu schieben.«

Lischka hatte nicht richtig hingehört. Er sagte langsam: »Wer von uns?«

»Ich habe nicht behauptet, daß es jemand von euch war. Ich sagte eben, es kann jeder gewesen sein, der in den letzten vierundzwanzig Stunden die Station betreten hat.«

»Warum sollte jemand das tun?«

Dr. Wiegand hob die Schultern. »Ich bin Anästhesist und kein Psychiater, Jaroslav. Das einzige, was wir mit Sicherheit wissen, ist, daß das Motiv dieses Wesens Haß ist, Haß gegen die Kranken und gegen uns, die sie pflegen.«

»Warum?«

»Ich habe meine Meinung dazu, aber die mag stimmen oder auch nicht. Ich denke, es ist jemand, der sich für einen Übermenschen hält ... und doch im Innersten ganz genau weiß, daß er oder sie keiner ist. Deshalb haßt es Schwäche und Krankheit und Hinfälligkeit und sucht sie zu vernichten, aber nicht in sich – denn dort leugnet es sie ja –, sondern an anderen. Es versucht zu heilen, aber nicht sich selbst – denn es leugnet ja auch, daß es krank ist –, sondern die Gesellschaft oder die Welt oder das Gesundheitssystem, was weiß ich, irgendein übergeordnetes System, in dem es sein Ich widerspiegelt. Das muß gesundgemacht werden, indem die Kranken und Verkrüppelten daraus vertilgt werden.«

»Warum meinen Sie, daß es so denkt?«

»Es ist naheliegend, nicht? Es muß irgendeinen ideologischen Grund für seinen Haß haben, warum sollte es sonst die ganze Station angreifen? Wir leiden ja alle gleichermaßen unter seinen Attacken. Wer sollte eine ganze Stationsbelegschaft mitsamt den Patienten terrorisieren –«

»Könnte ich mir schon jemand vorstellen«, sagte Jaroslav Lischka.

Die kleinen Augen des Stationsleiters verengten sich neugierig. »Und wen?«

Der Pfleger hob langsam den Kopf. Sein Schatten an der Wand richtete sich mit gespenstig drohender Gebärde auf. »Ihren Sohn, Herr Oberarzt.«

Freitag, 10. November, 5.30 Uhr.

Lisa spürte plötzlich den Haß, der in dieser dunklen Männerstimme mitschwang. Die bloße Andeutung, jemand von den Pflegern und Schwestern könnte die Hand im Spiel gehabt haben, hatte eine Wut und Erbitterung in Jaroslav Lischka aufgestört, die sie ihm niemals zugetraut hätte. Unter der glatten ruhigen Oberfläche seines Wesens trat völlig unvermutet ein verletzlicher – und im Moment zutiefst verletzter –, Charakter zutage.

»Einer von uns, denken Sie«, wiederholte er, als der Oberarzt keine Antwort gab, sondern ihn nur in stummer Bestürzung anstarrte. »Einer von uns ist fähig und hat Motive zu einer solchen Schlechtigkeit. Aber daran denken Sie nicht, daß Ihr Sohn ebenfalls fähig ist und Motive hat.«

»Welche?« fragte der alte Mann mit einer Stimme, die trotz seiner lang geübten Selbstbeherrschung heiser klang.

Lisa war erleichtert, daß keiner der beiden Männer auch nur einen Blick in ihre Richtung warf – sie hätte es sehr schwer gefunden, die Schlafende zu simulieren, während sie mit allen Sinnen lauschte. Jaroslav Lischka hatte seine großen Hände ineinandergepreßt, er sprach langsam und deutlich, mit einer erschreckenden kalten bewußten Grausamkeit, die Wort um Wort setzte, wie es am meisten weh tat.

Er sprach von Dingen, über die sie alle Bescheid wußten. Dr. Wiegand hatte kein Talent dazu (oder hielt es nicht für nötig) sich zu verstellen; er hatte nie einen Hehl daraus gemacht, daß er seinen Sohn nicht liebte. Die Entfremdung zwischen ihnen hatte sehr früh begonnen, schon zu einer Zeit, als Dr. Wiegand bemerkt hatte, daß sein Sohn kein Interesse an Medizin zeigte und Thomas – der sich Toby nennen ließ –, bemerkt hatte, daß sein Vater nie da sein würde, wenn er etwas von ihm brauchte. Es hatte eine häßliche Szene gegeben, in der er ihm wütende Vorwürfe gemacht hatte, daß ihm »diese halbtoten Kadaver« mehr bedeuteten als sein eigener Sohn. Es hatte eine noch viel häßlichere Szene gegeben, als Dr. David Tilman die Bühne betreten hatte. David war zweifellos kein Mensch, der sich leicht Freunde machte, und wenn es noch irgend etwas gebraucht hätte, daß Toby ihn haßte, dann hatte er das mit seiner spröden, mürrischen und hochfahrenden Art geliefert. Zwischen den beiden jungen Männern war es beinahe zu einer Schlägerei gekommen, und seither hatten Vater und Sohn kaum mehr als einen knappen Gruß gewechselt.

Toby Wiegand haßte die Station, er haßte die Patienten, er haßte vor allem Dr. Tilman. Und er war ein wunderlicher Charakter. Der Wesenszug, der sich bei seinem Vater in einer Art gemütlicher Exzentrizität zeigte, hatte sich bei Toby deutlich als Verschrobenheit ausgeprägt.

Jaroslav Lischka stand auf und wandte sich zur Türe. Den dunklen Blick auf seinen Vorgesetzten gerichtet, hob er mit einer Geste, die bei jedem anderen lächerlich gewirkt hätte – aber hier einen ganz eigenartig erschreckenden Eindruck machte –, mahnend den Zeigefinger. »Daran denken Sie«, sagte er. »Daran denken Sie, bevor Sie noch einmal sagen: Einer von uns!«

Freitag, 10. November, 8.30 Uhr.

Lisa wußte kaum noch, wie sie in ihre Wohnung heimgekommen war. Sie hatte zu schlafen versucht, aber es war unmöglich. So müde sie war, ihr Hirn sträubte sich dagegen, loszulassen, so instinktiv, wie man sich sträubt, in Narkose zu fallen. Schließlich zog sie einen Morgenmantel über das Nachthemd, schaltete im Salon den Fernsehapparat ein und ringelte sich auf der Couch zusammen. Eine Kanne frischen Kaffee vor sich, starrte sie stupide auf den Fernsehschirm, auf dem bunte Maskenmänner sich in Explosionen auflösten, und versuchte die Symptome des Schlafmangels zu ignorieren – die Übersäuerung im Magen, die dumpfen Schmerzen in allen Gliedern, eine Art langsam fortschreitende Desorientierung. Die Handlung, in die die Maskenmänner verwickelt waren, kam ihr noch verworrener vor, als sie zweifellos war; eine ganze Weile wunderte sie sich, wieso plötzlich Hula-Mädchen mit Orchideenkränzen mitspielten, bis eine große orange Limonadendose signalisierte, daß sie den Anfang eines Werbespots übersehen hatte. Sie war überzeugt, daß sie, unfrisiert, ungewaschen und in einen braunen Schlafrock gewickelt, aussah wie eine Alkoholikerin in der Notaufnahme.

An der Wohnungstüre klingelte es. Sie schlurfte hinaus; als sie durch den Spion lugte, erkannte sie die blaue Uniform eines Briefträgers. »Einschreiben!« rief der Mann.

Sie hatte irgendeinen Behördenbrief oder eine »Letzte Mahnung« erwartet – Lena, die es in Gelddingen nicht sehr genau nahm, bekam öfters Mahnungen – aber der Brief sah, bis auf das gelbe Einschreibe-Etikett, ganz gewöhnlich aus. Sie drehte ihn in der Hand. Er trug keinen Absender.

Sobald sie die Türe hinter dem Briefträger geschlossen hatte, schlitzte sie das Kuvert auf. Sie war bereits auf Unangenehmes gefaßt gewesen, dennoch schrie sie leise auf, als der Inhalt herausrutschte.

Es war – offenbar aus einer Zeitschrift ausgeschnitten –, die Reproduktion eines Fotos aus den Beständen des Pathologisch-Anatomischen Museums. Das Foto zeigte das tabakbraun verfärbte Skelettchen einer totgeborenen Monstrosität: Vom Scheitel bis zum Brustbein waren es zwei Kinder gewesen, unterhalb des Brustbeins nur eines.

Der Brief war in Druckbuchstaben an *Lisa-Lena Offenbach* adressiert.

Samstag, 11. November, 7 Uhr.

Obwohl sie ihren freien Tag hatte, war Lisa Offenbach um sieben Uhr morgens bereits unterwegs zur Station. Die Ereignisse der letzten Tage hatten die enge symbiotische Bindung an die Station verstärkt, als hätte eine unsichtbare Hand eine bis dahin lose geschlungene Fessel urplötzlich scharf angezogen. Das Gefühl »Wir müssen jetzt zusammenhalten« war überwältigend geworden.

Sie zog sich hastig um und eilte sofort zum Sonderzimmer.

Patrick schienen Aufregungen und Tumulte jeder Art ausnehmend gut zu tun, denn sein Zustand hatte sich kontinuierlich weiter gebessert. Immer öfter verschwand der glasige Fischblick aus seinen Augen; er blickte bewußt; er reagierte sofort auf einfache Kommandos; seine Finger bewegten sich mit schwächlichem Druck, wenn man seine Hand umfaßte und ihn aufforderte, zu drücken.

Dr. Tilman, der in seinem manischen Tätigkeitsdrang in den vergangenen Tagen immer nur ein paar Stunden geschlafen hatte, war, obwohl völlig übermüdet, schon wieder auf Posten. Sein Zustand wurde langsam kritisch. Er hatte tiefe braune Schatten unter den Augen, und seine Nase schien immer spitzer zu werden. Außerdem hatte er inzwischen die Untugend aller superscharfen Wachhunde angenommen, überhaupt niemand mehr in die Nähe seines Schutzbefohlenen zu lassen. Er versorgte ihn, wo er konnte, allein, und wenn er einem Pfleger oder einer Schwester gestattete, sich um ihn zu kümmern, ging er mit unruhigen Schritten auf und ab, schob sie alle paar Sekunden beiseite, um nach dem Kind zu sehen, und fand an allem, was sie taten, etwas auszusetzen.

Es war eindeutig, daß er Patrick für sich allein haben wollte, und er machte auch kein Hehl daraus, warum. Während er die üblichen Kontrolluntersuchungen vornahm, breitete er vor dem halbwach dösenden Jungen eine großartige Zukunft aus. »Du fliegst mit mir nach Boston, sobald du transportfähig bist, und ich werde dich am Massachusetts Hospital vorstellen ... dein Fall wird in die Medizingeschichte eingehen, alle wissenschaftlichen Publikationen der Welt werden darüber berichten ... na, was ist? – anschauen sollst du mich.« Er schnalzte den Zeigefinger scharf gegen Patricks Kinnspitze. Der Junge riß aufgeschreckt die Augen auf, stierte ihn an und schielte. Dr. Tilman trat einen Schritt zurück und betrachtete ihn erfreut. »Super. So ist's recht.« Er begann vereinzelte Bruchstücke aus Rockopern vor sich hinzusingen, verlor aber rasch den Faden und faselte unzusammenhängend vor sich hin.

Es konnte nicht mehr lange dauern, bis der Zusammenbruch kam.

Samstag, 11. November, 7.30 Uhr.

Lisa trat ins Einserzimmer ans Bett der zuckerkranken jungen Mutter.

»Wie Milch und Honig« – wie Jaroslav Lischka ihr das angekündigt hatte –, sah sie noch längst nicht aus, aber sie keuchte nicht mehr so schrecklich bei jedem Atemzug, und die Unmengen Blutplasma und hochkolloidale Eiweißlösungen und Wasser-Elektrolyt-Lösungen, die man in sie hineingepumpt hatte, waren nicht ohne Wirkung geblieben: sie war glatter und straffer geworden, und das leichenhafte Bleigrau ihres Gesichts hatte sich zu schmutzigem Grauweiß gemildert.

Lisa wollte sie gerade anreden, als draußen auf dem Gang Stimmen lautwurden, sie hörte Schwester Cordula rufen: »Halt! Halt, draußen bleiben, da rennt nicht ein jeder hinein, wie's ihm paßt!« und eine ärgerliche Frauenstimme antworten: »Das ist vielleicht ein Theater jedesmal –« Und dann wurde plötzlich eine dritte Stimme laut, kräftiger und durchdringender als beide zusammen: das Gebrüll eines aufgebrachten Säuglings.

Eine Schwester der Säuglingsstation kam herein, orange Plastiküberschuhe über ihren Schuhen und eine orange Jacke über ihrer weißen Tracht. Im Arm trug sie ein kältesicher vermummtes Baby. Lisa, die keine Kinder hatte, fand es abschreckend häßlich, besonders jetzt, wo es vor Wut und Frust brüllte, daß ihm die rote Zunge aus dem Mäulchen hing.

Die junge Mutter deutete mit schwachen Bewegungen, sie wollte es im Arm halten, was ein lebhaftes Konsilium zwischen der Säuglingsschwester Cordula und dem inzwischen erschienenen Dr. Wiegand auslöste: Sollte sie? Durfte sie? War es zu ihrem Besten, und dem Besten des Kindes?

Schließlich einigte man sich auf einen Kompromiß. Das Oberteil des Bettes wurde so weit hochgestellt, daß die Frau beinahe saß, und die Schwester legte das Baby in ihren Schoß, ohne es freilich loszulassen – was seinen Sinn hatte, denn die Mutter wäre zu schwach gewesen, es auch nur eine Minute zu halten. Sie schob mühsam einen mit Infusionskanülen gespickten Arm über die Bettdecke und streichelte das faltige rotbraune Gesichtchen.

»Ist es nicht süß?« rief Schwester Cordula und sah Lisa streng an. Lisa, die eben gedacht hatte, daß das Kleine aussähe wie ein überfahrener Frosch, stammelte in verlegener Hast: »Oja ... natürlich ... niedlich ... echt niedlich.«

Sobald die Säuglingsschwester samt Baby das Krankenzimmer verlassen hatte, kehrte Jaroslav Lischka – der bei ihrem Eintreten indigniert verschwunden war –, zurück und machte sich um die kleine Frau herum zu schaffen.

Die Frau hob mit einer schwachen Geste die Hand, als Lisa an sie herantrat und sagte: »Na, jetzt sehen Sie schon anders aus als gestern nacht ... und fühlen sich auch anders, nicht wahr?«

»Fühlt sich super«, sagte Jaroslav Lischka, schlug die weiche Decke am Fußende zurück und stülpte ein Paar frische Angorasöckchen über die zierlichen blaugeäderten Füße.

Die Frau bemühte sich hastig, dieses fachmännische Urteil mit Blicken und Gesten zu bestätigen.

Samstag, 11. November, 10 Uhr.

Als sie am Sonderzimmer vorbeiging, knirschte die Sprechanlage. Dr. Tilman rief nach ihr. »Ich brauche den Depotschlüssel.«

Sie nickte ihm zu und beeilte sich, den Schlüssel aus dem Schlüsselkasten im Chefzimmer zu holen. Unterwegs überlegte sie flüchtig, ob sie Dr. Wiegand mitteilen mußte, daß sie ihn geholt hatte – üblicherweise verlangte der Oberarzt zu wissen, wer sich warum ins Depot begab. Andererseits hatte Dr. David in so vielen Dingen eine Sonderstellung, und vermutlich hatte er ihn ohnehin informiert, was er vorhatte. Und wenn nicht, war es sein Problem, wie er mit dem Zorn seines Vorgesetzten fertig wurde. Es war nicht ihre Aufgabe, die Assistenzärzte zu kontrollieren.

Dennoch empfand sie einen leichten Stich des Ärgers, als sie dem jungen Arzt den Schlüssel aushändigte. Es gab so viele Sondervollmachten für ihn, so viele Ausnahmen von der Regel ... sie ertappte sich bei dem rachsüchtigen Wunsch, er möchte einmal ordentlich ausrutschen (selbstverständlich auf eine Weise, die niemand schädigte außer ihm selbst) und lernen, sich zu demütigen.

Im Moment war er weit entfernt davon, es gelernt zu haben. Er hatte einen weißen Mantel über seinen orangen Overall gezogen und versenkte den Depotschlüssel mit einer fahrigen Bewegung in der Tasche. »Paß solange auf Patrick auf, ich habe zu tun. Fünf Minuten. Dann bin ich wieder da.«

Sie trug widerwillig ihren Namen und die Uhrzeit auf dem Block ein und stellte sich neben das Bett. Es machte ihr nichts aus, bei Patrick zu wachen, aber sie hatte anderes auch zu tun, und sie ärgerte sich, daß Dr. Tilman sie hier blockierte, während er einem seiner Spleens nachging.

Dann lenkte Patrick sie ab. Seine Augen waren offen, sein Blick verschwommen, aber bewußt. Als sie den ausgestreckten Zeigefinger vor seinem Gesicht hin und her bewegte wie einen Scheibenwischer, bemühten sich die Augen, der Bewegung zu folgen. Es gelang ihnen nicht ganz; sie kollerten gewissermaßen durcheinander. Lisa ersetzte den Zeigefinger durch einen neon-signalroten Textmarker. Damit ging es besser.

»Patrick, mein Schatz«, sagte sie, »ich glaube, du hast es so gut wie geschafft.« Wenn alles gut geht, setzte sie in Gedanken hinzu. Sie war eher pessimistisch veranlagt. Wenn er nicht noch im letzten Augenblick eine Infektion bekam oder sein problematischer Blutdruck eine Krise heraufbeschwor oder sonst etwas Ekelhaftes passierte ... Sie warf einen prüfenden Blick auf die Infusionen. Der Nahrungsbeutel war prall gefüllt mit milchig-weißer Flüssigkeit, die Antibiotika waren vor kurzem erst aufgehängt worden, aber das Kreislaufmittel war fast durchgelaufen, es war Zeit, daß Dr. David seine Verordnung traf.

Der Arzt kam, einen Plastikbeutel in der Hand schwingend, rascher als erwartet aus dem Depot zurück, so rasch, daß sie annehmen mußte, er sei von C 12 bis in den Keller und zurück gerannt. Sein erhitztes Gesicht hatte eine unbehagliche Farbe angenommen – ein fast violettes Rosa –, und er schwitzte wie ein Hochofenarbeiter. »Okay«, sagte er in der zerfahrenen Art, die die letzten Stunden gekennzeichnet hatte, »okay, du kannst wieder gehen, ich habe alles erledigt ... so heiß hier, ich bin klatschnaß, ekelhaft ...« Er warf schwungvoll den weißen Mantel ab und ließ ihn auf den Boden fallen. Dann schlüpfte er aus dem orangen Kittel, trocknete sich erst das Gesicht, dann Brust und Achseln damit ab und schleuderte das Kleidungsstück neben den Mantel. Sein blasser Oberkörper – er war der blasseste Mann, den Lisa je gesehen hatte –, war auf Schultern und Brust unregelmäßig rötlich gefleckt, als hätte er zugleich Scharlach und Masern bekommen. Es war die Art, wie seine Haut auf das Durcheinander in seinem Hirn reagierte.

Ohne sich auch nur nach einem frischen Kittel umzusehen, lief er, halbnackt, mit klappernden Schlappen zum Wandbord hinüber und machte den Plastiksack auf. Zwei Infusionsflaschen kamen zum Vorschein und eine Zehnerpackung Ampullen. Das grün-gelbe Etikett wies sie als Noramin aus, ein Kreislaufmittel, das sehr ähnlich wirkte wie Sympatex, aber hauptsächlich bei alten und herzschwachen Patienten angewendet wurde, da es außer der gefäßverengenden und damit blutdrucksteigernden Wirkung auch die Herzkraft stärkte – was bei dem kräftigen Herzen des Zwölfjährigen überflüssig war.

Aus Lisas schwachem Unbehagen wurde Alarm, als Dr. Tilman anfing, die Infusion selbst vorzubereiten. Es war völlig unüblich, daß ein Arzt Infusionen mischte, das war unter allen Umständen Sache der Schwestern und Pfleger. Und da war das Medikament in den grün-gelben Röhrchen – wenn David Tilman auch in vieler Hinsicht eine Ausnahme darstellte, ein Medikament auf eigene Faust durch ein anderes ersetzen, das durfte er nicht.

»Dr. David –«

Er warf einen Blick über die Schulter und sah sie an – seine grauen Augen waren leer, der wirbelnde Gedankenstrom dahinter zog in eine andere Richtung.

Lisa fürchtete sich vor der Szene, die sie zweifellos heraufbeschwören würde, aber sie bekam jetzt Angst, sie sah, wie die zierliche Nadel der Injektionsspritze in die Ampulle tauchte und wie ein gieriges Insekt den Inhalt saugte – sie lief ums Bett herum und packte seinen nackten Arm. »David, das ist gegen die Vorschrift; ohne Dr. Wiegands Zustimmung darf niemand –«

Der Schlag traf sie mit einer Wucht, daß ihr der Atem stockte. Sie prallte rücklings gegen den Türstock. Ihre Knie gaben nach. Sie bildete sich ein, daß er wie ein Fallschirmspringer aus gewaltiger Höhe auf sie herabstürzte, ein oranger Punkt, der in einer Art Zoom immer größer wurde, bis er sie unter sich begrub. Dann traf der nächste Schlag, der sie quer über den Korridor gegen ein Regal beförderte. Ein Paket Vliestücher und Dutzende Medikamentenschachteln hagelten auf sie herunter.

Sie schrie gellend um Hilfe.

Samstag, 11. November, 10.30 Uhr.

Sekundenlang saß sie wie betäubt auf der Erde. Ihr Kopf dröhnte und schmerzte. Dann zog der Schmerz sich immer weiter in sich zusammen, bis er nur noch nußgroß war und knapp über dem rechten Auge saß.
»Der Spinner!« schrie jemand. »Ausgerechnet jetzt!«
»Was hat sie denn?« rief eine zweite Stimme im Hintergrund.
»Helft mal Lisa hoch«, befahl eine dritte. Sie rappelte sich, von hilfreichen Händen gestützt, auf die Beine. Die Nebel vor ihren Augen lichteten sich. Dr. Wiegand kam den Gang entlanggewatschelt. Ein paarmal zerrte er heftig an der Klinke des Sonderzimmers, dann wurde ihm klar, daß die Türe von innen blockiert war. Er legte beide Hände wie Scheuklappen an die Schläfen und spähte aufmerksam hinein.

Fünf orange Gestalten drängelten hinter ihm, bemüht, einen Blick in das Zimmer zu erhaschen, in dem Dr. Tilman sich herumbewegte wie ein aufgeregtes Reptil in seinem Terrarium. Lisa, deren Benommenheit nachließ, streckte ebenfalls den Hals. Das grünlich getönte Glas überzog alles, was sich dahinter befand, mit einem kränklichen Grünstich. Die Kunststoffschläuche des Respirators wirkten grünlich-blau, die Bettlaken grünlich-gelb, alles Weiße hatte einen schimmligen Ton angenommen. David Tilmans weiß und rosa gescheckter Körper sah in diesem Licht aus wie von der ersten Fäulnis erfaßt, zu der unbeschreiblich grünlich-rosa Farbe kam ein Schweißausbruch, der Gesicht und Körper mit einem schillernden Film überzog. Über die eingeschaltete Sprechanlage war deutlich zu hören, was er sagte. »Meine Untersuchungen – außerordentlich dringende und wichtige Untersuchungen –« Er atmete in kurzen flachen Zügen und stieß Wort um Wort hervor. »Wir werden noch große – umwerfende – so bedeutende Forschungen vollbringen, aber sicher, ganz gewiß. Es tut mir leid, daß ich euch jetzt nicht alles erklären kann, was ich entdeckt habe, aber ich habe seit drei Tagen nicht geschlafen – nur ein bißchen gedöst – Ich muß schlafen, und das bald, sobald ich mit den Ergebnissen fertig bin. Ich bin erschöpft. Nein. Nein, es muß gehn.«

Von allen Seiten antworteten Zurufe, die ihn zu beruhigen versuchten. »Immer mit der Ruhe, David. Mensch, bleib cool! Nur die Ruhe. Alles wird wieder gut. Reg' dich jetzt bloß nicht auf. Mach die Türe auf und –«

»Nein! Ihr kommt hier nicht rein«, schrie David Tilman. »Ihr spioniert! Ihr stehlt! Das ist mein Patient! Keiner von euch kommt hier rein, bloß das nicht –«

Auf dem Gang standen mittlerweile alle nebeneinander und beobachteten ihn in seiner abgeriegelten Festung. Angespannte Blicke wanderten immer wieder zu Patrick. Das Kind schien geradezu infiziert von der manischen Aufregung seines Zimmergenossen, es machte große, weit ausholende Bewegungen mit den Gliedmaßen und zappelte und zuckte von Kopf bis Fuß, daß das Laken herunterrutschte und die dünnen weißen Beine entblößte.

»David, mach die Tür auf!« donnerte Dr. Wiegand.

Der junge Mann hörte nicht. Er war zum EEG-Gerät hinübergelaufen und hatte ein armlanges Stück Papierstreifen von der Rolle gezerrt. Den Streifen hochhaltend wie eine blaßgrüne Faschingsgirlande, rief er heiser: »Ich habe eine Entdeckung gemacht, eine unglaubliche Entdeckung. Und ich – ich werde Dinge ausführen – es sollte ein Geheimnis bleiben – auf dem Papier, das ich hier habe, auf diesem Papier stehen Wunder! Offenbarungen! Sensationen! Ich weiß, was er denkt! Ich lese seine Gedanken ab! Aber ich muß völlig in Ruhe gelassen werden, ich ertrage jetzt keine Störungen mehr, ich muß unbedingt –«

Ganz plötzlich wurde ihm übel. Als hätte ein Unsichtbarer ihn von hinten in die Kniekehlen getreten, knickten seine Knie unter ihm ein. Er stürzte schwer zu Boden, blieb auf dem Rücken liegen und stieß einen lauten, keuchenden Schrei aus. Dann zog er mit einem konvulsivischen Ruck beide Hände zur Brust hoch und rollte halb zur Seite, ließ den Kopf sinken und erschlaffte. Um seine Hüften begann sich ein nasser dunkler Fleck auszubreiten.

Samstag, 11. November, 11 Uhr.

Lischka holte Luft und warf sich mit seinem ganzen Gewicht gegen die Türe. Das Riegelchen – das nicht als Schutz gegen rohe Gewalt gedacht war –, brach beim ersten Ansturm entzwei. Die orange Gruppe drängte hinein.

Schwester Katja blickte ein paar langsam tickende Sekunden auf den schlaffen Körper nieder. Sie sagte: »Na – jetzt wird ja wieder eine Weile Ruhe sein.« Dann bückte sie sich und faßte den Bewußtlosen unter den Schultern. Lischka griff mit beiden Armen unters Becken, Schwester Birgit faßte seine Beine, und zu dritt trugen sie ihn aus dem Raum.

Sie brachten ihn in schweigendem Einverständnis ins Hinterzimmer. Alle dachten denselben Gedanken: Ob David Tilman nun beliebt war oder nicht, er war ein Mann von C 12, und deshalb war es Sache von C 12, sich um ihn zu kümmern, anstatt ihn an eine fremde und voraussichtlich feindliche Station auszuliefern, wo sein Zustand nur neues böses Gerede in Umlauf setzen würde.

Schwester Katja breitete eifrig eine Unterlage und ein Leintuch auf das Sofa im Winkel. Lischka hob den widerstandslosen Körper an, so daß sie ihm die nassen Hosen ausziehen konnten. Lisa vergaß ihren Groll, als sie ihn so blaß, nackt und schweißbedeckt in dem häßlichen Raum liegen sah. Seine Wangen waren eingefallen wie die eines Schwindsüchtigen, seine Augen rot gerändert.

Sein Atem kam in schweren seufzerartigen Stößen. Er wälzte sich mit matten, ungezielten Bewegungen hin und her.

Dr. Wiegand zog seinen bloßen Arm heran und stieß die Nadel einer Injektionsspritze in die bläulich schimmernde Vene.

Dann stand er auf, faßte mit beiden Armen nach den Umstehenden, als sammelte er Heugarben ein, und schob sie zur Türe. »Steht und gafft da nicht, Kinder, wir haben immer noch Patienten hier. Lisa hat keinen Dienst, sie kann sich um ihn kümmern, und dann schläft er ohnehin.«

Lisa blieb allein. Sie blickte auf den Bewußtlosen nieder. Das Kreislaufmittel begann zu wirken: das übermäßige Schwitzen hörte auf, seine Haut wurde trockener und sah nicht mehr so pergamentblaß aus wie zuvor. Er schlug langsam die Augen auf. Offenbar fühlte er sich wohler, aber jetzt, wo die Welle der Manie sich überschlagen hatte, forderte die tagelange Überanstrengung ihren Tribut. Er hatte kaum die Kraft, sich von einer Seite auf die andere zu drehen. Sie half ihm dabei.

Es war nicht ihre Aufgabe, ihn zu waschen, aber berufliche Gewohnheit wehrte sich dagegen, ihn so klebrig und übelriechend liegenzulassen. Sie holte ein Lavoir voll warmes Wasser, tropfte die violette Waschlotion hinein und begann David Tilmans nackten Körper zu waschen. Das Waschwasser strömte einen lebhaften Drogeriegeruch aus. Waschen war eine Aufgabe, die sie gerne hatte. Sie wischte sanft über sein verschwitztes Gesicht, über Arme und Brust, dann schob sie einen Arm unter seinen Nacken und hielt seinen Kopf fest, während sie mit dem weichen nassen Lappen über seinen Rücken fuhr. Die erdbeerblonden Locken ringelten sich um ihre Finger. Tilman hatte sich in den zehn Tagen, die die manische Phase gedauert hatte, vernachlässigt, sein Haar fühlte sich strohig und widerspenstig wie Nylon an, in seinen Augenwinkeln klebten Krusten, um den Mund herum schuppte die ausgetrocknete Haut.

Lisa wusch ihn mit großer Sorgfalt von Kopf bis Fuß. Er ließ es apathisch geschehen. Sein Kopf lag schwer an ihrer Brust, die Augen waren geschlossen, die Züge in dumpfem Wohlbefinden entspannt. Er schnaufte leise und rhythmisch, wie Katzen schnurren. Die Zusammenbrüche nach jeder manischen Phase waren die einzigen Gelegenheiten, bei denen er Zuwendung duldete – vermutlich, weil es dann nicht »Zuwendung« hieß, sondern »pflegerische Maßnahmen«.

Sie cremte ihn ein – er hatte während der Manie viel zu wenig getrunken, und seine Haut war stellenweise so trocken, daß sie knitterte und schuppte. Sie goß reichlich Hautemulsion auf seinen Bauch und verteilte sie, mit beiden Händen kreisend, bis nur mehr ein samtiger Film auf der Haut zurückblieb. Das Hantieren an nackten Körpern war seit langem ein alltäglicher Bestandteil ihrer Arbeit, der selten Widerwillen oder Vergnügen bereitete, aber als sie David Tilman auf den Bauch beförderte und seine Hinterseite mit der milchigen Emulsion bedeckte, geschah es: Wie ein Vexierbild umschlägt, registrierte sie plötzlich, daß er einen klassisch schönen Körper hatte. Der Fuß, den sie eifrig massierte, war von einer Perfektion wie der Fuß einer Marmorstatue, lang, schmal, mit zugleich zierlich und kraftvoll ausgeprägten Zehen – und von diesen Füßen bis hinauf zum kräftigen und doch elegant geformten Nacken war alles von vollendeter Form. Sie ärgerte sich, daß sie bei dem Gedanken befangen wurde. Dann kippte das Vexierbild wieder, und sie sah nur mehr einen Kranken, der gesäubert werden mußte.

Zuletzt stopfte sie ein Kissen hinter seinen Rücken und eins vor seinen Bauch, um ihn bequem in der seitlichen Lage zu fixieren, in der sie ihn aufs Sofa gebettet hatten, und steckte eine Decke rund um ihn fest.

Sie betrachtete ihn mit dem satten Gefühl von Befriedigung, das der Anblick jedes gut versorgten Patienten in ihr auslöste. Er hatte seine Medikamente bekommen, er war sauber, er lag bequem, er hatte es warm. Es ging ihm gut.

Sie lächelte unbestimmt, als sie die Türe des Hinterzimmers schloß.

Samstag, 11. November, 12 Uhr.

Im Sonderzimmer waren nur noch Dr. Wiegand und Schwester Katja anwesend, die übrigen waren zu den drei anderen Patienten zurückgekehrt. Früher, als sie noch auf einer Normalstation gearbeitet hatte, hatte Lisa sich nie vorstellen können, daß nur drei Patienten acht Mann Personal beschäftigen konnten, aber auf C 12 hatte sie gelernt, daß es gerade das richtige Verhältnis war. Vor allem die bewußtlosen und bewegungsunfähigen Patienten brauchten fast unablässig Hilfe, sei es, daß sie umgedreht und durchbewegt werden mußten, oder daß sie irgendwo eine gerötete Druckstelle zeigten, die sofort behandelt werden mußte – aus unbehandelten Druckstellen entwickelte sich mit der Geschwindigkeit eines Steppenbrandes ein Liegegeschwür –, oder daß die Medikation einer neuen Entwicklung in ihrem Zustand angepaßt werden mußte.

Schwester Katja stand am Bett des Jungen und sah die Dekursblätter durch. Eben, als Lisa eintrat, bemerkte sie stirnrunzelnd: »Was hat er da angestellt? Für Patrick war die ganze Zeit Sympatex verordnet, was haben die Noramin-Ampullen hier zu suchen? Hier steht kein Wort davon, daß die Medikation geändert werden sollte. – Hier, sieh selbst.« Sie reichte dem Oberarzt das Dekursblatt. »Hast du etwas angeordnet, daß auf Noramin umgestiegen wird?«

Dr. Wiegand blickte auf. Er sagte rasch: »Ja, das habe ich angeordnet ... er sollte heute damit anfangen.«

Die Stationsschwester warf ihm einen langen mißtrauischen Blick zu.
»Du lügst«, sagte der Blick.
»Du lügst«, dachte auch Lisa.
Da den Putzfrauen der Zutritt zum Sonderzimmer verboten war, bot Lisa sich an, in dem Raum Ordnung zu schaffen, in dem David Tilmans Zusammenbruch wüste Spuren hinterlassen hatte. Seine schmutzigen Kleider lagen noch auf dem Boden, ebenso seine Holzpantoffel, darüber ringelte sich ein langer Streifen EEG-Papier, und überall auf dem Wandbord und dem Fußboden und sogar auf Patricks Bettdecke lagen einzelne Blätter mit der Niederschrift seiner geheimnisvollen »Entdeckungen« verstreut. In der Phase kurz vor dem Zusammenbruch war sein Kopf immer so voll grandioser Selbstüberschätzung, daß ihm jede banale Kleinigkeit als erleuchtete Erkenntnis erschien.

Als sie den roten Plastiksack aus dem Papierkorb hob, klingelte etwas darin. Sie fuhr vorsichtig mit der behandschuhten Hand hinein und räumte Ballen zusammengeknüllter Papiere beiseite. Sie fand, was sie halb und halb erwartet hatte: Eine Handvoll leerer Ampullen mit grün-gelben Etiketten. Seit er im Sonderzimmer Posten bezogen hatte, hatte David Patrick konsequent ein anderes Mittel als das verordnete verabreicht – und zwar heimlich, denn auf dem Dekursblatt war tagtäglich vermerkt worden: Sympatex.

Sie stand verwirrt da, den Abfallsack in den schlaff hängenden Armen, dann, von jähem Schrecken getrieben, stopfte sie den Sack in den Papierkorb zurück und lief zum Bett hinüber.

Nichts deutete darauf hin, daß Patrick irgendwie Schaden genommen hatte. Er sah – soweit das bei seinem kläglichen Allgemeinzustand möglich war –, durchaus zufriedenstellend aus, und die Überwachung zeigte gute Werte: Der Herzschlag kam in ruhigen regelmäßigen Rhythmen, die Temperatur war normal, der Blutdruck wie immer ein wenig unter dem optimalen Wert – selbst die ständige Zufuhr kreislaufstabilisierender Mittel hatte ihn nicht nennenswert angehoben.

Sie dachte an ihren eigenen Blutdruck, der selbst beim Waldlauf noch unter dem statistischen Mittel blieb. Wenn sie lange schlief oder lange ruhig lag, sank er so beängstigend ab, daß ihr oft übel wurde. Patrick mußte es – bei seiner mehr als neunwöchigen Bettlägerigkeit –, noch viel schlimmer ergehen. Ohne die ständige Behandlung mit Kreislaufmedikamenten wäre er zweifellos in einen gefährlichen Zustand von Hypotonie – Blutunterdruck – verfallen. In diesem Zustand wurden alle Organe zu wenig durchblutet und dadurch unterversorgt, so daß ihnen Schäden drohten.

Sie warf einen Blick auf den Infusionsständer. Wasserhelle Flüssigkeit tropfte mit vorberechneter Geschwindigkeit durch die Kanüle, deren Ende in der großen Halsvene lag und mit Nähten an der Haut fixiert war. Alle Medikamenteninfusionen sahen gleich aus, ein paar wenig gebräuchliche hellgelbe Vitaminlösungen ausgenommen. In dem Fall machte es keinen großen Unterschied, weil Sympatex und Noramin praktisch das Gleiche bewirkten, beide Medikamente beschleunigten den Herzschlag und zogen die Gefäße zusammen, wodurch der Blutdruck angehoben wurde.

Sie ging zur anderen Seite des Bettes hinüber. Dabei bemerkte sie, daß Patrick ihr mit den Augen zu folgen versuchte. Wahrscheinlich registrierte seine noch nicht voll wiederhergestellte Sehfähigkeit nichts weiter als einen großen orangen Fleck in einer verschwommen metallglänzenden Umgebung, aber der Fleck erweckte sein Interesse. Vielleicht wußte er sogar schon, daß dieses amöbenhafte Orange eines der Wesen war, die sich um ihn kümmerten.

Sie ging noch einmal langsam, in einem großen U-förmigen Bogen, um das Fußende des Bettes herum. Kein Zweifel: Er blickte ihr nach.

»Du bekommst dann deine Augentropfen«, versprach sie ihm. Sie wollte ihn irgendwie für seine geistige Aktivität belohnen, und die Augentropfen waren das nächstbeste, das ihr einfiel. Seit er sich bemühte, seine Augen bewußt zu gebrauchen, legten sie ihm keine feuchten Tücher mehr auf die Augen. Es war jetzt wichtig, daß er Reize wahrnahm und sich angeregt fühlte, darauf zu reagieren.

Sie blickte wieder das Infusionsgestell an. Nichts ergab einen Sinn. Warum sollte Dr. David das Risiko eingehen, ohne erkennbaren Zweck eigenmächtig eine Verordnung zu ändern, ja sogar heimlich Infusionen auszutauschen? Sie hätte es ihm zugetraut, daß er seinem Hang zum Experimentieren wieder einmal nicht widerstehen konnte und irgendetwas Neues und Vielversprechendes ausprobierte. Aber daß er seinen Hinauswurf aus der Station und einen großen schwarzen Fleck in seiner Dienstbeschreibung riskierte, nur um dem Patienten ein Medikament einzugeben, das nichts anderes bewirkte als das Medikament, das er ohnehin bekam?

Jaroslav Lischkas schwere Schritte kamen den Gang entlang. Er griff nach dem Schreibblock neben der Türe, schrieb die Uhrzeit und seinen Namen dahinter. »Geh Kaffee trinken, solange er noch heiß ist«, sagte er, und dann: »He, Patrick – schön, deine hübschen Augen zu sehen. Mach Jaroslav die Freude und schau daher – nein, daher.«

Sie blickte zum Bett zurück. Patrick hatte die Brauen gerunzelt, als fragte er sich, wieso der freundliche orange Fleck plötzlich so viel größer war als zuvor.

Samstag, 11. November, 12 Uhr.

Mittagessen wurden auf C 12 in einer Weise konsumiert, die jedem Ernährungswissenschaftler die Schreckensblässe ins Gesicht getrieben hätte: lauwarm oder siedendheiß, im Stehen oder jeweils zwischen zwei Handgriffen. Im Abwaschbecken stapelten sich Teller, Tassen und die Joghurt- und Puddingbecher, die Birgit sorgfältig sammelte, wusch und zum Recycling brachte.

Zum Kaffeekochen wurde rundum einer nach dem anderen dienstverpflichtet, mit dem Ergebnis, daß die Qualität des Kaffees starken Schwankungen unterlag. Diesmal war jemand am Werk gewesen, der am Pulver gespart hatte: Als Lisa ihre Tasse aufnahm, sah sie den Inhalt am Rande braunrot schimmern, ein Zeichen dafür, wie dünn er geraten war. Schwester Cordula trank einen Schluck von ihrem Kaffee, stutzte, gurgelte demonstrativ mit dem dünnen Gebräu und rief:»Wer hat denn den Kaffee gemacht? Das ist ja das leere Wasser!«

Erst ging die Bemerkung an Lisa vorbei. Dann, als wäre ein Schuß an ihrem Ohr abgefeuert worden, fuhr sie so heftig zusammen, daß ihre Tasse zu Boden fiel und den Inhalt über ihre Schenkel ergoß.

Leeres Wasser!

Sie wußte jetzt, was Dr. David mit seiner Fußnote auf dem Obduktionsprotokoll gemeint hatte.

Samstag, 11. November, 12.15 Uhr.

Sie starrte die schmierige ölfarbgrüne Wand des Umkleideraums an, während sie sich aus dem kaffeegetränkten Overall schälte.

Sie wußte nun, was Dr. David mit seinem rot eingeringelten Vermerk LEER gemeint hatte – nämlich, daß einige der Infusionen »leeres Wasser« enthalten hatten – die Infusionen, die den Patienten mit kreislaufstabilisierenden Mitteln versorgen sollten!

Keine komplizierten Machinationen an den Geräten. Kein Gift, das im nachhinein festgestellt werden konnte. Die Patienten hatten einfach NICHTS bekommen. Irgend jemand hatte statt eines kreislaufstabilisierenden Mittels jeweils eine mit reiner Elektrolytlösung gefüllte Flasche ans Infusionsgestell gehängt – und ohne die medikamentöse Unterstützung hatte ihr Kreislauf versagt.

Wenn dann Komplikationen auftraten, war das erste, was geschah, daß der Bypass höher gedreht wurde, so daß mehr von dem Medikament durch den Tropf rann, aber wo nur Wasser war, lief auch nur Wasser durch.

So einfach war es gewesen.

Der heiße Kaffee hatte die Haut auf ihrem Oberschenkel gerötet, und als sie das Baumwollgewebe der Hose darüber streifte, tat es weh. Sie holte eine Tube Brandsalbe aus dem Regal am Gang und begann sie vorsichtig auf dem Bein zu verteilen, während die Gedanken in ihrem Kopf ineinanderhakten wie die Glieder einer Kette.

David Tilman hatte Verdacht geschöpft, genau wie sie. Aber genau wie sie hatte er nicht herausgefunden, wie die Morde bewerkstelligt worden waren – nicht beim erstenmal, nicht beim zweitenmal, auch nicht beim drittenmal. Aber dann, als auch Peter Paul Gramm gestorben war, mußte er in der Summe das gemeinsame Prinzip entdeckt haben, das er in seinem Planspiel auf den Obduktionsprotokollen ausgerechnet hatte. Zweifellos war auch seine erste Annahme Gift gewesen, aber Gift rief Reaktionen hervor, und es hinterließ Spuren. Deshalb hatte er sich die Obduktionsprotokolle beschafft, in der Hoffnung, irgendetwas herauszulesen, das ihm einen Fingerzeig gab, um so den Trick zu entdecken.

Deshalb hatte er angeordnet, die Medikation mit Kreislaufmitteln besonders zu überprüfen ...

Deshalb hatte er selbst Patrick heimlich mit selbst zubereiteten Infusionen versorgt ...

Sie verstand nur nicht ganz, warum er die Ampullen, die im Hinterzimmer aufbewahrt wurden, zerstört hatte. Aus purem Zorn? Er war jähzornig, und ein solcher Ausbruch war ihm durchaus zuzutrauen. Aber – nein, denn warum hatte er dann auch das Medikament gewechselt?

Sie zog die frische orange Hose hoch und schüttelte den Gummizug um den Bauch zurecht.

»Fünf Minuten lang«, dachte sie, »nur fünf Minuten lang möchte ich dein Hirn haben, Dr. David ...«

Samstag, 11. November, 12.30 Uhr.

Eine Welle von Angst und Sorge ging über sie hin. Sie hatte jetzt das Wissen, aber sie wagte nicht zu entscheiden, an wen sie sich mit diesem Wissen wenden sollte. Konnte sie überhaupt jemand auf der Station trauen? Oder waren sie alle Feinde?

Aber sie konnte auch nicht unbegrenzt warten und zögern.

Sie hörte Dr. Wiegands Stimme aus dem Sonderzimmer, dessen Türe offenstand. »Patrick – hierher, hallo!« rief sein heiserer Baß. »Patrick, schau hierher!« echote Lischkas Stimme. Sie blickte in den Raum hinein. Das Kind bemühte sich offenbar, den jeweiligen Sprecher zu erkennen. Seine Augen – die in den schattenerfüllten Höhlen so riesig groß und dunkel wie die Augen eines Lemurenäffchens wirkten –, rollten einmal links, einmal rechts, je nachdem, woher die Stimmen kamen.

Lisa stellte fest, daß Jaroslav Lischka jetzt die Früchte der vielen Stunden erntete, in denen er mit dem komatösen Patienten gesprochen hatte. Es war ganz eindeutig, daß Patrick auf seine Stimme viel rascher und lebhafter reagierte als auf Dr. Wiegands Zurufe. Der Pfleger war entzückt; er schätzte es sehr, wenn seine Patienten verstanden, wie sehr er sich für sie einsetzte. »Sehen Sie? Sehen Sie, wie er mich kennt?« rief er ein ums andere Mal. »Ganz genau weiß er, wer ich bin. Nicht wahr, Schatz? Hast du gleich gewußt, wer Jaroslav ist, na freilich.« Er hob eine von Patricks Händen auf und schloß seine starken Finger darum. »Gib mir die Hand, Schatz.«

Patricks bleiche, sonderbar verstaubt wirkende Finger krabbelten schwach.
»Fest gib mir die Hand, Schatz!«
Die Finger brachten eine Bewegung zusammen, die einem Händedruck ähnelte, und fielen dann erschöpft auf die Decke.
Dr. Wiegand richtete sich auf. »Na, überfordern wir ihn jetzt nicht, was wir bislang gemacht haben, genügt für heute.« Er hob den Blick und sah den Pfleger durch seine starken Brillengläser an. »Ein schönes Gefühl ist das schon, Jaroslav, was?«
»Jeh – wem wollen Sie das erzählen.« Der Pfleger hatte einen von Patricks kleinen weichen Füßen zwischen die Hände genommen und knetete die Zehen warm. Das entspannte Gesicht des Jungen ließ erkennen, daß er diesen Dienst überaus schätzte. Als Lischka, in Gedanken versunken, einen Moment innehielt, wakkelte er mit den Zehen, um seinem Wunsch nach weiteren Massagen Ausdruck zu geben.
Lisa registrierte es aufmerksam. Er konnte die Zehen wunschgemäß bewegen – das war ein gutes Zeichen. Jetzt, wo er sich zu bewegen begann, würden sie allmählich feststellen, welche Gehirnregionen intakt geblieben waren und welche Schäden davongetragen hatten. Vielleicht, dachte sie (und wünschte plötzlich, sie könnte darum beten – zu einem hörenden und verstehenden Gott darum beten) würde nichts weiter zurückbleiben als da und dort ein kleiner neurologischer Ausfall, eine kleine Sprachstörung, ein taubes Gefühl in den Fingern, ein unbedeutender Tic... viele Menschen hatten ein langes Koma überstanden und kaum Schäden zurückbehalten. Warum nicht auch Patrick?
Sie merkte gar nicht, daß sie dastand und einen gleichgültigen Punkt an der Wand anstarrte. Sie war ganz in ihre Gedanken versunken, verworrene, seltsam erregte Gedanken.
»Na, Lisa? Was ist denn? Ist dir nicht gut?«
Dr. Wiegand stand vor ihr, sein Blick ruhte auf der Stelle über ihrer Augenbraue, wo sich in der Folge von Dr. Davids Faustschlag eine verfärbte Schwellung zu bilden begann. »Hat er dich so hart erwischt?«
»Wie? Nein, daran liegt es nicht. Es tut nicht weh. Nicht sehr weh«, verbesserte sie sich, als ihr klar wurde, daß Dr. Wiegand zweifellos abschätzen könnte, wie weh eine frische Beule tat. »Dr. Wiegand – kann ich Sie bitte unter vier Augen sprechen? Es ist wichtig.«
Sie schätzte vor allem eines an ihm: Er stellte nie Fragen, die ohnehin keine Antwort bekommen würden. Er deutete mit einer

stummen Handbewegung auf das Ärztezimmer, schob sie hinein und schloß die Türe hinter ihnen.

In ihrem Bemühen, zu reden, bevor der Mut sie verließ, platzte sie ohne Einleitung heraus: »Bitte ordnen Sie an, daß bei allen Patienten die Infusionen mit kreislaufstabilisierenden Medikamenten ausgewechselt werden ... sie müssen sofort frische Flaschen bekommen.«

»Und warum?« fragte Dr. Wiegand.

»Ich ...« Sie hob hilflos die Hände. Sie wünschte, sie hätte Lenas flinke Zunge, die alles und jedes so gewandt erklären konnte. Wie konnte sie Dr. Wiegand in der kurzen Zeit, die ihr zur Verfügung stand, bei dem Risiko, jeden Augenblick unterbrochen zu werden, eine so verschwommene und verworrene Geschichte plausibel machen? Sie wußte nur, daß etwas Böses im Gange war, daß ihre Patienten in Gefahr waren, und daß Lisa Offenbach die Verantwortung für ihr Wohlergehen und ihr Leben trug. »Ich kann es nicht erklären!« rief sie. Obwohl sie sonst selten weinte, stiegen plötzlich Tränen in ihren Augen auf. »Vielleicht habe ich mich geirrt, ich weiß es nicht, aber diese Infusionen müssen ausgewechselt werden – jetzt, sofort!«

»Na na, Lisa.« Dr. Wiegand beobachtete sie aufmerksam. Seine schwere Hand tätschelte ihre Schulter. »Keine unnötige Aufregung. Wir werden die Infusionen erneuern, hilft es nichts, so schadet es nichts, hm?«

Sie lächelte dankbar.

Samstag, 11. November, 13 Uhr.

Die Infusionen wurden ausgewechselt, und für kurze Zeit wich der Druck, der seit dem Morgen auf Lisa lastete. Dr. Wiegand hatte nichts weiter gesagt als: »Wir wollen später noch einmal über das alles reden, Lisa« – was sicherlich bedeutete, daß er sie irgendwann in den nächsten Stunden streng ins Gebet nehmen würde.

Es traf sich, daß Lisa und die Stationsschwester gleichzeitig im Labor zu tun hatten, und Lisa nahm es als eine Art Wink, mit einem Anliegen herauszurücken, das ihr auf der Seele lag. Seit ihr der Gedanke gekommen war, wie erleichternd es sein müßte, sich mit ihrer Bitte um Patricks Genesung an jemand wenden zu können (jemand, der tatsächlich die Macht hatte, da etwas auszurichten) waren Erinnerungen in ihr aufgestiegen, vage, unendlich weit zurückliegende Erinnerungen an einen dunklen Kirchenraum und den feurigen See, den die Lichter hunderter Opferkerzen vor einem Seitenaltar bildeten. Ein- oder zweimal hatte sie in ihrer Kindheit die alte Frau Hofrat begleitet, wenn sie zu diesem Feuersee pilgerte, dort eine Kerze – je nach Wichtigkeit ihres Anliegens eine kleinere oder größere –, kaufte und mit einem gemurmelten Gebet entzündete. Lisa hatte den Sinn des Verfahrens damals nicht verstanden und sich in den dreißig Jahren, die inzwischen vergangen waren, keine Gedanken darüber gemacht, aber eine Erinnerung war geblieben, daß sich auf diese Weise Zugang zu Mächten gewinnen ließe, die möglicherweise bereit waren, etwas für Patrick zu tun.

Sie nahm eine Banknote aus ihrem Portemonnaie, schob sie in ein gefaltetes Stück Papier und verschloß es mit Klebeband. Ohne Einleitung fragte sie: »Katja ... ihr habt in eurer Kirche doch sicher so etwas wie einen Opferstock, oder? Gibst du das bitte hinein?« Sie schob ihr das Päckchen zu. »Und sag, es ist für Patrick ... daß er wieder völlig gesund wird.« Mit einer ziemlich verworrenen Geste himmelwärts und nach allen Seiten fügte sie hinzu: »Sag es IHM.«

Katja betrachtete das flache Päckchen einen Augenblick lang und schob es dann in die Schublade, in der sie ihre persönlichen Unterlagen verwahrte. »Gern, Lisa. Nur, wenn ich fragen darf: Warum sagst du es ihm nicht selbst?«

Lisa hob die Achseln. Die ganze Sache kam ihr plötzlich geradezu albern vor. Damals, als Kind, hatte sie sich im geheimnisvollen weihrauchgeschwängerten Dunkel der Kirche tatsächlich von Mächten umfangen gefühlt, die zwar unsichtbar und unbegreiflich waren, aber doch so glaubhaft real wie ihre Abbilder auf den Wandfresken. Aber hier? Im grellen Neonlicht, in der kalten und häßlichen Umgebung des Labors, umgeben vom Gesumm und Gewisper der ganzen hochtechnisierten Ausrüstung, einer Frau im orangen Overall gegenüber, die Bestellisten abhakte – hier war nichts Geheimnisvolles, nichts Mystisches, nichts Religiöses. Lisa begann ihr spontaner Einfall leid zu tun. Sie sagte: »Ich bin ja nicht gläubig.«

»Du glaubst gar nicht, daß da jemand ist, der dieses Gebet hören kann, das du durch mich überbringen läßt?« Katja zog ihre Schublade auf, nahm das Päckchen heraus und reichte es ihr zurück. »Ja, Kind ... warum willst du dann dein gutes Geld wegschmeißen, wär's nicht besser, du kaufst dir etwas Hübsches darum?«

Lisa schüttelte den Kopf. Weit entfernt davon, irgendeine Ordnung in ihre Gedanken bringen zu können, hatte sie das intensive Gefühl, daß sie ein gegebenes Versprechen jetzt nicht brechen konnte. »Nein«, sagte sie und bemühte sich zu lachen. »Wer gibt und wieder nimmt, kriegt schwarze Kinder; mach's, wie ich's gesagt hab.« Und dann, als sich leise Aggression in ihre Verwirrung mischte: »*Du* glaubst doch, oder?«

»Ja sicher, Lisa.« Das Päckchen verschwand wieder in der Schublade. »Allerdings – von einem Gott, der nur in meiner höchstpersönlichen Innenwelt existiert, hat Patrick nichts. Das mag zwar für mich sehr erfreulich und befriedigend sein, mich allabendlich in einer Illusion zu wiegen, aber –«

»Das hab ich nicht gemeint.« Lisa ärgerte sich; sie wünschte, sie hätte nichts gesagt und nichts getan und es wie bisher dem Schicksal überlassen, wie gut oder schlecht Patricks weiteres Leben verlief.

»Was meinst du dann?« fragte Katja.

Sie gab keine Antwort.

Die Stationsschwester richtete sich auf und verschränkte die Arme vor der Brust. »Ich kann dir schon sagen, was du meinst. Nämlich: Du bist ziemlich sicher, daß da ein JEMAND ist. Du bist sogar überzeugt, daß dieser Jemand dem Gott sehr ähnlich ist, von dem wir seinerzeit im Kindergottesdienst gelernt haben, denn immerhin nimmst du an, daß er dein Opfer und dein Gebet wahrnehmen und darauf reagieren wird, also ein persönlicher Gott ist, und daß er Patrick helfen wird, also ein liebender und fürsorglicher Gott ist. Aber wenn du vor dir selber zugibst, daß du das glaubst, dann zieht das einen Rattenschwanz von Gedanken nach sich, nicht wahr? Also triffst du ein Übereinkommen mit dir selbst: Gott soll soweit existieren, daß er Patrick helfen kann, und soweit Illusion sein, daß seine Existenz keine Forderungen an dich stellt.«

»Katja, ich wollte nur –«

»Laß mich ausreden, Lisa, es ist schließlich dein Geld, das hier in dieser Schublade liegt. Wenn du einverstanden bist, möchte ich dir einen Vorschlag machen.«

Lisa antwortete mit einer stummen Geste, die besagte: Ich höre.

Katja holte das Päckchen noch einmal hervor und legte es auf ihre linke Handfläche. »Du wirst mir zugestehen, Lisa, es gibt nur zwei Möglichkeiten – entweder es gibt einen Gott, wie die Bibel sagt, oder es gibt keinen. Angenommen also, es gibt keinen.« Sie warf das Päckchen vor und fing es geschickt im Fallen wieder auf. »Wem willst du dann dein Opfer bringen? Niemand hört es. Niemand sieht es. Niemand reagiert darauf. Niemand existiert, der hören oder sehen oder reagieren könnte. Oder vielleicht existiert jemand, ist aber ganz gleichgültig. Wozu dann beten und opfern?« Das Päckchen sprang wieder hoch, aber diesmal wurde es nicht aufgefangen; es segelte im Zickzack durch die Luft und fiel auf den Kunststeinboden des Laboratoriums.

Katja bückte sich und hob es auf. Diesmal ließ sie es auf der rechten Handfläche springen. »Aber angenommen, die andere Möglichkeit ist wahr, und Gott existiert. Hört, was wir ihm sagen. Sieht dein Opfer. Kann und will Patrick gesund machen. Dann ist das nicht das einzige, was er hört und sieht, was er tun kann und will, und dann wird er sich nicht damit begnügen, dir diese eine Bitte zu erfüllen.«

Lisa blickte auf ihre Schuhspitze nieder, die Kreise auf dem gewürfelten Boden beschrieb. »Katja, versteh mich recht, mir ist einfach Patricks Situation nahegegangen, das ist alles, ich wollte jetzt keine große religiöse Affäre –«

»Ob du willst oder nicht, Lisa, du hast eine große religiöse Affäre angefangen. Du hast dich mit einer Bitte an Gott gewandt. Das heißt, du kannst nie wieder ehrlichen Herzens sagen, daß du nichts von seiner Existenz weißt oder nicht auf seine Hilfe hoffst. Du hast ihn anerkannt, und von nun an bis in Ewigkeit mußt du dich mit seiner Existenz auseinandersetzen.«

Ein paar Minuten war es still zwischen ihnen, dann setzte die Stationsschwester hinzu: »Ich würde dir raten, fang jetzt damit an. Gib dieses Opfer, wem du es zukommen lassen willst, und sprich dein Gebet für Patrick selbst.«

Lisa war erleichtert, als im selben Augenblick die Labortüre geöffnet wurde und Dr. Wiegand den Kopf hereinsteckte. »Wo ist eigentlich unser Herr Leopold?« rief er. »Ich suche ihn überall, aber er –«

»Ich habe ihn weggeschickt«, unterbrach Schwester Katja. Sie warf einen Blick auf ihre Armbanduhr. Ihre Stirn krauste sich. »Du meine Güte ... er sollte aber wirklich längst zurück sein. Das ist jetzt eine Ewigkeit her, daß ich ihn –«

»Wo sollte er denn hin?«

»In die Blutbank ... ich habe ihn um speziell ausgekreuzte Blutkonserven für den Discjockey geschickt, der verträgt bekanntlich nicht jeden beliebigen Saft. Er müßte schon zehnmal zurück sein ... bei einem anderen hätte ich gesagt, er hockt hinter einem Bier im Espresso, aber bei unserm Leopold ...«

Dr. Wiegand machte ein ärgerliches, aber auch besorgtes Gesicht. »Mhm ... er wird doch nicht über die Treppen gefallen sein oder so was?« Er legte Lisa den Arm um die Schultern. »Lisa, mein Kind – da siehst du, was man davon hat, wenn man an dienstfreien Tagen hierherkommt –, lauf bitte hinüber zur Blutbank und sieh nach, ob er nicht irgendwo im Keller liegengeblieben ist – bei seinem schlechten Bein weiß man ja nie. Machst du das?«

»Natürlich, Dr. Wiegand.« Der Gedanke, der verkrüppelte Hausarbeiter könnte irgendwo in den Kellergängen gestolpert und gestürzt sein und nun hilflos in dem tristen Labyrinth liegen, trieb sie zur Eile an. Sie nahm rasch ihre Jacke vom Haken, warf sie über den orangen Overall und lief hinaus.

Samstag, 11. November, 13.30 Uhr.

Die Blutbank befand sich im Untergeschoß der Zweiten Medizinischen Klinik, die bereits in einen mittleren Wolkenkratzer im neuen Teil des Krankenhauses übersiedelt war. Alle Keller hießen dort Untergeschoß, und tatsächlich hatten sie mit Kellern nicht mehr gemein als ihre Lage unterhalb des Erdbodens. Der Weg dorthin führte durch das Netzwerk von Passagen zwischen dem alten und dem neuen Teil des Krankenhauses: Er begann im Keller der Chirurgischen Klinik und endete nach langen Winkelwegen an einer Glastür. Hinter dieser Glastür saß zu jeder Tages- und Nachtzeit ein Pförtner. Hinter ihm erstreckte sich eine geräumige Halle mit einem Interieur aus Chrom und schwarzem Plastik, und in dieser Halle befand sich die Blutbank.
  Lisa rannte über den regenverdunkelten Hof.
  Wo das Schild ZUM DEPOT den Abstieg in die finstersten Tiefen des alten Spitals markierte, stieg sie die Stufen einer Wendeltreppe hinab. Sie fand sich mitten in einem Kellerflur wieder, der nach rechts in der Dunkelheit verschwand und sich links hinter Ecken verflüchtigte. Alle sieben bis zehn Meter leuchteten nackte Glühbirnen. Ihr Schein hüllte den Gang in ein unbehagliches Zwielicht und malte ein bizarres Schattenmuster hinter den Wirrwarr der Röhren an der Decke. Um die Orientierung in den düsteren Kellergängen zu erleichtern, waren die Wände mit großen grell-orangen und gelben Hinweispfeilen versehen. Direkt

gegenüber sah Lisa einen Pfeil, der nach links zeigte, und darüber die Inschrift ZUM MASCHINENRAUM.

Ihre Gesundheitsschuhe machten bei jedem Schritt leise schmatzende Geräusche auf dem Betonfußboden.

Sie hätte es niemals zugegeben, aber sie fürchtete sich in diesen Verliesen. Der dumpfe Hall, der ihren Schritten wie ein Echo folgte, das beständige Zischeln und Fauchen und das vibrierende Summen in den Rohrleitungen erfüllten sie mit paranoider Angst. Einmal glaubte sie verstohlene Schritte zu hören, die ihr nacheilten, dann wieder hörte es sich nach der bäuchlings gleitenden Fortbewegung eines riesigen schuppigen Wurms an oder nach einer Kehrmaschine, die mit rotierenden Bürsten den buckligen Boden fegte. Mit steigendem Unbehagen eilte sie, von den akustischen Illusionen verfolgt, weiter. Immer wieder waren einzelne Glühbirnen ausgebrannt, und ihr Schatten wurde lang und länger.

Eine Doppelschwingtüre kam in Sicht. Beide Hälften hatten im oberen Teil Milchglasscheiben mit der Aufschrift in schwarzen Klebelettern: UNBEFUGTEN ZUTRITT VERBOTEN. Darunter stand: PATHO. MUSEUM – DEPOT.

Sie dachte flüchtig an den Leiter des Museums, einen alten Pathologen, der unersättlich Präparate sammelte. Er war überaus stolz darauf, daß er – unter anderem –, einen Kopf mit drei Augen besaß, eine gräßliche Mißgestalt mit einem Januskopf und eine sorgsam präparierte Kindermumie, die, von einer Eisenspange gestützt, wie eine verwitterte schwarze Puppe unter ihrem Glassturz stand. Er hegte und pflegte diese Monstrositäten wie ein anderer sein Familiensilber, und die vielen bewundernden Schreiben und die wohlwollenden Artikel in Fachzeitschriften ließ er sorgsam rahmen und verglasen und hängte sie neben die Vitrinen. Man sah auf diese Art sofort, wer seine Favoriten waren: Das ausgestopfte Kind beispielsweise war so oft Gegenstand von Neid und Bewunderung anderer Sammler gewesen, daß es jetzt, abgesondert von Krethi und Plethi, in seiner eigenen kleinen Vitrine in einem Erker des Museums stand.

Lisas Schritte wurden langsamer, als der Gedanke an die pathologische Sammlung zu einem anderen führte – dem Gedanken an das Foto, das ihr zugesandt worden war. Nein, nicht ihr selbst. Es war an *Lisa-Lena Offenbach* adressiert gewesen. An eine Monstrosität, die längst nicht mehr existierte. Sie hatten sich getrennt, seit vielen Jahren schon. Sie hatte längst vergessen, welches Feuer von Wut und Abscheu sie erfüllt hatte, wenn man von ihnen als

»die Zwillinge« sprach – als wäre sie nicht Lisa, die eine Schwester Lena hatte, sondern ein Wechselbalg, ein Zwilling. Wie widerwärtig sich das Wort anhörte: Zwilling. Zwieling. Zwitter. Doppelkopf, Doppelleib. Vierfüßig, vierarmig, zweiköpfig. Welche Vorstellung von bleichem, tintenfischartig zuckendem Gewürm es wachrief –
Unmittelbar vor der Doppeltüre blieb sie mit einem Ruck stehen.
Sie hatte sich nicht getäuscht.
Männerschritte kamen den Gang entlang – eilige watschelnde Schritte eines Mannes, der in Holzpantoffeln ging.

Sie trat einen Schritt zurück und stolperte durch die Schwingtüre, von dem unsinnigen Reflex getrieben, der einen treibt, die Bettdecke über den Kopf zu ziehen.
Sie befand sich in einem trüb erleuchteten Raum – dem Vorraum des eigentlichen Depots, dessen abgesperrte Türen seinen hinteren Abschluß bildeten, der aber längst selbst zum Depot geworden war. Erst war das Museum zu eng geworden, dann das Depot, und jetzt war auch der Vorraum bis auf schmale Schliefgänge vollgepfropft mit Vitrinen voll Wachsmoulagen, mit Knochenpräparaten, mit den hohen zylindrischen Gläsern der Feuchtpräparate, mit uralten Instrumenten und Geräten aus Messing und Leder und geschliffenem Glas, mit gerahmten Zeichnungen und Stichen und Fotografien der Monstrositäten.
Sie blickte sich unbehaglich um. Das Licht war trüb, und die kreuz und quer im Raum aufgestellten Vitrinen und Geräte warfen die absonderlichsten Schatten. Sie bemühte sich, keinen Blick auf die wächsernen Gesichter zu werfen, die in den verschiedensten Stadien der Verunstaltung unter staubigen weißen Tüchern hervorstarrten.
Es war sonderbar: Manche der Präparate berührten sie nicht weiter – sie empfand nur eine Art unbestimmter Trauer bei ihrem Anblick. Vor manchen wiederum graute ihr so sehr, daß sie nicht hinsehen konnte. Einmal hatte sie darüber nachgedacht und war zu dem Schluß gekommen, daß die »guten« Präparate (so nannte sie sie bei sich selbst) einfach Überreste verkrüppelter Menschen waren, ein trostloser, aber kein grauenerrender Anblick, auch wenn sie noch so monströs verwachsen und verbildet waren und einige von ihnen deutliche (und schockierende) Spuren eines gewaltsamen Todes trugen. Die »bösen« Präparate waren etwas

anderes. Sie hatten etwas Unmenschliches und Unnatürliches an sich, als wären sie keine Menschen, sondern der Laich einer anderen, unmenschlichen Gattung. Sie konnte nicht anders, als sich vorstellen, daß ihre innere Gestalt der äußeren entsprochen hätte.

Die Türe schwang langsam nach innen. In dem engen, mit so viel zerbrechlichen Dingen vollgestapelten Raum sah Dr. Gregor Wiegand massig wie ein Preisringer aus. Obwohl er kein junger Mann mehr war, waren seine Arme unter den kurzen Ärmeln des T-Shirts muskulös und seine Hände kräftig. Er zog die kleinen Augen zu Schlitzen zusammen, um im Halbdunkel besser zu sehen, und schien, die kurze Nase über dem Schnurrbart gekraust, eher nach ihr zu wittern als nach ihr auszuspähen.

»Lisa«, rief er leise. »Lisa, Mädchen – wo versteckst du dich?«
Dann hatte er sie entdeckt.

Er kam langsam in den Gang zwischen den Vitrinen herein, eine dunkle Masse, die sich bedrohlich näher und näher auf sie zubewegte. Seine kleinen Augen glänzten im Licht wie auf weiße Emaille gemalt.

»Ich bin hier«, sagte sie. Ihre Stimme klang hohl und hart. Die Luft um sie war eisig kalt und schien zu flimmern wie Schneegestöber. Mit einem Schlag (ohne daß es sichtbar nähergekommen wäre) war sein Gesicht ganz dicht vor ihr, und sie hörte Dr. Wiegands tiefe Stimme sagen: »Wir wollten noch einmal über das alles sprechen, nicht wahr, Lisa?« Dabei faßte er ihren Ellbogen und zog sie langsam, wie einen Fisch an der Angel, aus ihrem Schlupfloch heraus. »Ich möchte jetzt gerne wissen, was du herausgefunden hast ... erzähl mir alles, was du weißt, Lisa. Wirklich alles.«

Er setzte sich auf eine der hölzernen Seemannskisten, die verpackte Präparatengläser enthielten, und winkte ihr, sich neben ihn zu setzen. »Erzähl mir, was du weißt.«

Lisa kam gar nicht auf den Gedanken, ihm etwas zu verschweigen. Sie erzählte ihm von Anfang bis Ende, was sie wußte, von ihrem ersten vagen Verdacht angefangen bis hin zu ihrer Entdeckung, wie die Morde bewerkstelligt worden waren. Er hörte zu, ohne eine einzige Zwischenfrage zu stellen, wobei er den Blick über sie hinweg auf ein rachitisches Skelett gerichtet hielt, das krumm und schief an seiner Eisenstange hing. Erst als sie ganz zu Ende gekommen war, sagte er leise: »Dann hatte David nichts damit zu tun.« Es war halb noch eine Frage, halb schon eine Feststellung.

Sie begriff. Davor hatte er vor allem Angst gehabt – daß David Tilman in irgendwelche zwielichtigen Vorgänge verwickelt war.
Sie sagte: »Er hat es herausgefunden.«
Dr. Wiegand nickte. Er legte die Hand auf ihr Knie und tätschelte sie, wie man einem Tier Wohlwollen bezeigt. Plötzlich sagte er: »Hast du schon einmal jemand sehr geliebt, Lisa?«
»Ja«, sagte sie leise und bemühte sich, die Erinnerung wieder wegzuschieben, die dieses »Ja« in ihr aufstörte, denn Dr. Wiegand sprach weiter.
»Ich konnte nie verstehen, wieso es mit Toby so schiefgegangen ist. Habe ich ihm schlechte Gene mitgegeben oder ihn falsch erzogen oder sonst etwas falsch gemacht – ich weiß es bis heute nicht. Ich weiß nur, daß er dumm und oberflächlich und an überhaupt nichts Vernünftigem interessiert ist. Und dann triffst du jemand wie David, und da steht auf einmal der Junge vor dir, den du immer haben wolltest, dein Junge, dein Fleisch und dein Hirn und dein Wesen, und ich kann dir sagen, es war mir oft egal, ob irgendein Herr Tilman ihn gemacht hat, er war von Anfang an mein Junge. Ein kluger und vernünftiger und folgsamer Junge, der auf mich hört –«
Lisa – die immer noch ihr Herz klopfen spürte –, hütete sich sehr, zu sagen, was sie dachte: daß nämlich Dr. David Tilman zwar sehr klug war, aber nicht unbedingt vernünftig, und folgsam nur dort, wo es ihm paßte. Sie erinnerte sich daran, wie er seine saloppe Kleidung über Nacht geändert hatte, als Dr. Wiegand Kritik geäußert hatte, und seither immer mit dezentem Chic gekleidet erschien. In Äußerlichkeiten ließ er sich leicht und willig nach den Plänen seines Vorgesetzten formen – wie Lisa vermutete, halb aus Trägheit und Gleichgültigkeit, halb aus der listigen Überlegung, daß ihm eine gewisse Unterwerfung auf der einen Seite einen beträchtlich vergrößerten Freiraum auf der anderen Seite erkaufte.
»Ich hatte Angst«, sagte Dr. Wiegand. »Angst, daß er etwas getan haben könnte, das ... das mich zwingen würde, mich von ihm zu trennen.«
Plötzlich stieg die Erinnerung an eine Szene in ihr auf, die ihr damals so wunderlich und unbegreiflich erschienen war, daß sie sie beunruhigt aus ihren Gedanken verdrängt hatte.
Es war in der warmen Jahreszeit, kurz nach Dr. Davids Dienstantritt gewesen. Sie war zu früh zum Nachtdienst gekommen und hatte die Zeit überbrückt, indem sie sich einen Becher Eis kaufte

und sich damit in einer der Nischen des Eibengebüschs in die Abendsonne setzte. Dann hatte sie zwei vertraute Männerstimmen miteinander sprechen gehört und Dr. Wiegand und Dr. Tilman auf einer Bank auf der anderen Seite der Eibenhecke sitzen gesehen. Normalerweise hätte sie diskret darauf verzichtet, sie zu beobachten und zu belauschen, aber auch Lisas Diskretion waren menschliche Grenzen gesetzt. Sie hatte ihr Eis achtlos weggestellt und sich ein Guckloch in der Hecke gesucht.

Die beiden Männer saßen auf einer Bank zwischen zwei hohen alten Kastanienbäumen, deren Stämme der Efeu umklammerte. Das beschnittene Eibengrün formte einen weiten Halbkreis, und innerhalb dieses Halbkreises wogte ein brusttiefer, rotleuchtender See von Japanischen Quitten. Die Quitten gaben der ganzen Szene etwas Phantastisches, aus dem normalen Leben Abgegrenztes – tausende Blüten in ziegelrot, scharlachrot, orange, purpur, lachsrosa und zinnoberrot. Nur ein fußbreiter Pfad lief, wie der Weg der Israeliten durchs Rote Meer, durch die dornigen kleinen Sträucher mit ihrer Blütenglut. Zweifellos hatten die beiden den Ort gewählt, um sich unbeobachtet zu wissen.

Sie saßen nebeneinander, Dr. Wiegand in Jeans und seinem unvermeidlichen T-Shirt (violett mit einem gelben Aufdruck VORSICHT BREITES FAHRGESTELL), Dr. David – der sich damals noch nach eigenem Gutdünken angezogen hatte – in dunkelgrauen Gabardinehosen und einem langärmeligen Flanelleibchen, das nach der Winterunterwäsche alter Männer aussah.

Lisa hörte Dr. Wiegand sagen: »Ich liebe dich.«

Dr. David sah verdutzt aus, aber längst nicht so verwirrt, als hätte er eine solche Bemerkung nicht insgeheim erwartet. Er zog die Schultern hoch und fragte, bemüht, seine Unsicherheit zu verbergen, in ziemlich unliebenswürdigem Ton: »Womit hab ich mir die Ehre verdient?«

»Mit gar nichts«, erwiderte der Ältere. »Es ist kein Retourgeld. Übrigens auch kein Vorschuß auf später zurückzuerstattende Liebe.« Er wandte sich ihm zu und lächelte ihn an, so voll Wärme und Zuneigung, daß der junge Arzt das Lächeln unbeholfen erwiderte. »Ich sage es dir auch nur, damit du Bescheid weißt; es ist ganz allein meine Sache.«

Das hatte David Tilman mindestens ebenso durcheinandergebracht wie die heimliche Lauscherin. Er hatte schroff bemerkt: »Zum Lieben gehören zwei, habe ich immer gedacht.«

»Das denke ich nicht.«

»Angenommen, ich – ich hätte keine Sympathie für Sie.«
»Das ist allein deine Sache, David. Du bist mir, was deine Gefühle angeht, zu nichts verpflichtet.«
»Warum sagen Sie es mir?« fragte er.
»Ich denke, es ist gut, wenn man weiß, woran man ist. Du sollst einfach wissen – und dich darauf verlassen können –, wie ich zu dir stehe.«
Eine Weile war es so still, daß Lisa die Bienen in der Luft summen hörte. David Tilman saß, die Ellbogen auf die Knie gestützt, in ungraziöser Haltung da und blickte auf seine schlaff herabhängenden Hände – diese merkwürdigen Hände, die aussahen, als fehlte ihnen der letzte Schliff, die so weich und unfertig wirkten. Plötzlich warf er den Kopf hoch und sah dem alten Mann voll in die Augen. Seine Stimme schepperte förmlich, als er hervorstieß: »Ich bin nicht liebenswert.«
»Nein?«
Der junge Mann ging nicht darauf ein, sondern fuhr erbost fort: »Warum halten Sie sich nicht an Gabriel Lukas? Er ist liebenswert. Immer freundlich. Immer gut gelaunt. Immer hilfsbereit. Jeder hat ihn gern. Und ich? Ich bin auf dieser Station so beliebt wie eine Fliege im Kaffee.«
»Mit Gabriel ist leicht auszukommen, er ist sehr angenehm, da hast du recht. Aber du mußt es schon mir überlassen, wem ich meine Liebe zuwende. Es ist *meine* Liebe, verstehst du? Nur ich kann darüber verfügen, und ich lasse mir nicht dreinreden, wie ich das tue.«
David sah ihn scharf von der Seite an, als beginne er plötzlich die Regeln zu durchschauen, denen das Denken des alten Arztes folgte. »Ich kann diese Liebe nicht beeinflussen?«
»Nein.«
»Nicht zum Erlöschen bringen?«
»Nein.«
»Ich kann gar nichts tun?«
»Du kannst sie annehmen oder abweisen.«
»Also doch etwas.«
»Sicher. Ich kann dir die Hand hinhalten, du kannst sie nehmen, oder nicht nehmen, oder draufspucken.«
Wieder trat Stille ein. Die Abendsonne fleckte das dunkelgrüne Gebüsch und verlieh den vielfarbig roten Blüten der Quitten ein Feuer, als leckten Flämmchen aus dem Laub. Die beiden Männer saßen reglos, die Gesichter der Sonne zugewandt. Schließlich

sagte der Jüngere: »Sie lieben mich, weil ich Ihr Sohn sein könnte.«

»Du bist mein Sohn«, antwortete Dr. Wiegand. »Vom ersten Tag an warst du, was mich angeht, mein Sohn. Aber ich zwinge dich zu nichts. Toby lehnt mich ab, es steht dir frei, mich ebenfalls abzulehnen. Du kannst eine Menge Wege einschlagen, auf denen du mich zurücklassen mußt. Aber wenn du es für richtig hältst, mit mir zu gehen, werde ich dich nicht allein lassen.«

»Ich werde Sie auf die Probe stellen«, hatte David Tilman gesagt.

Samstag, 11. November, 14 Uhr.

Sie gingen nebeneinander den Korridor entlang, der zum neuen Teil des Krankenhauses führte. Der Gang war noch nicht völlig fertiggestellt, der Beton war frisch, Bretter und Sperrholzplatten lagen herum, Kanister mit Farbe, Fliesen, mit Baumaterial gefüllte Kisten. Ein undeutliches mechanisches Flüstern lag in der Luft, das immer stärker wurde, bis sie plötzlich hinter einer halboffenen Stahltüre seine Quelle entdeckten – einen Maschinenraum voll Motoren, Generatoren und mannsdicker Schläuche, eine Decke, die mit Leitungen aller Art übersponnen war und Wände voll Meßgeräte, die die Lebensadern des Gebäudes kontrollierten. Sie zeigten Wasserdruck, Dampfdruck, Wärme und – wie die Rauchsensoren des Sprinklersystems –, verschiedene Gefahren an, die dem Neubau drohen mochten.

Dr. Wiegand war in Gedanken versunken. Jetzt, wo er wußte, daß David Tilman freigesprochen war, funktionierte sein Verstand klar und ruhig. »Ich glaube«, bemerkte er nach langem Schweigen, »du hast dich in *einem* Punkt geirrt, Lisa.«

»Ja?«

»Nämlich in der Annahme, daß einfach kein Medikament in die Infusionsflaschen abgefüllt wurde. Ich frage mich nämlich wie du, warum hat David die Ampullen zerstört? Und warum hat er dem Kind Noramin statt Sympatex verabreicht? Es gibt nur eine Antwort darauf, nämlich, daß er dem Sympatex nicht traute.«

»Aber wir verwenden es schon jahrelang, und es hat nie Probleme damit gegeben.«
»Das meinte ich auch nicht. Ich meinte, mit den Ampullen in unserem Vorrat hat irgend etwas nicht gestimmt, deshalb hat David sie nicht verwendet, und deshalb hat er sie zerstört. Ich bin überzeugt, sie waren manipuliert.«
»Das wäre nur logisch, wenn es eine Möglichkeit gäbe, an den Ampullen herumzupfuschen.«
»Es gibt eine!«
»Aber wie denn? Wenn man die Ampullen öffnet, um den Inhalt auszutauschen, kriegt man sie doch nie wieder zu, und –«
Er schüttelte den Kopf und faßte ihren Ellbogen. »Ist dir noch nie aufgefallen, Lisa, daß die Ampullen alle gleich aussehen? Sympatex, Noramin, Antibiotika, destilliertes Wasser, alles wird in ganz dieselben kleinen Glasröhrchen abgefüllt und versiegelt. Der einzige Weg, sie auseinanderzuhalten, sind die Etiketten.«
Sie dachte einen Moment lang nach. Er hatte recht. »Schon, aber die kann man auch nicht abziehen und vertauschen.«
»Nicht notwendig. Ich bin natürlich nicht hundertprozentig sicher, ob ich recht habe, aber ich stelle mir etwa folgendes vor: Der Jemand, der diese Mordserie plant – daß sie sorgfältig geplant war, daran zweifeln wir ja wohl beide nicht –, beschafft sich einen Karton voll Ampullen mit einfachem Aqua destillata. Das ist kein großes Problem, destilliertes Wasser ist schließlich kein Gift und keine Droge. Danach entfernt der Jemand sorgfältig alle Originaletiketten. Dann klebt er auf jede Ampulle eine knallrote Etikette von Sympatex. Dann trägt er/sie – es kann ja natürlich auch eine Frau sein –, diesen Karton in unser Hinterzimmer und sät Unkraut unter den Weizen ... mischt die falschen Ampullen unter die echten. Von Zeit zu Zeit bekommt nun ein Patient kein Medikament, obwohl er dringend ein Medikament brauchte. Manche überstehen es – David wird zweifellos nachprüfen wollen, wie viele Kreislaufkrisen wir seit dem ersten Todesfall hatten. Manche haben eine schwächere Konstitution, oder sie bekommen zwei leere Ampullen hintereinander ... wie immer, sie sterben. Und so –«
»Aber das ist unmöglich«, fiel Lisa ihm heftig ins Wort. »Sie sagten, jemand hätte falsche Etiketten verwendet. Wo sollte er die her haben? Er müßte sie drucken lassen. Und welche Druckerei akzeptiert einen Auftrag, gefälschte Medikamentenetiketten zu drucken?«

»Nun«, sagte Dr. Wiegand, »zum Beispiel eine Druckerei, deren Besitzer oder Leiter ein Mitglied der R.I.P. ist.«

Sie blieb stehen, stumm vor Verblüffung. »Der R.I.P.?«

»Warum nicht? Zwanzigtausend Menschen aus allen Schichten und Berufsgruppen haben einen dieser Selbstmordverträge unterzeichnet und identifizieren sich mit Greta Lüdkes und Dr. Antoschs Zielen. Man muß wohl nicht lang suchen, um unter allen diesen Menschen einen Druckereibesitzer oder -angestellten zu finden, der sich überzeugen läßt, daß unsere Patienten nichts weiter sind als ›biologische Anhängsel von Lebensmaschinen‹, die zu töten eine mutige, eine humane, eine Tat der Nächstenliebe ist. Und wenn jemand diese Überzeugung gewonnen hat, dann ist er auch bereit, eine Gesetzwidrigkeit zu begehen und diese falschen Etiketten zu beschaffen.«

Sie schüttelte immer noch ungläubig den Kopf. »Angenommen, Sie haben recht ... aber wie sollte die R.I.P. einen Karton voll falscher Ampullen in unser Hinterzimmer schmuggeln? Nachts einbrechen und –«

»Nein«, sagte Dr. Wiegand leise. »Viel einfacher. Lisa, einer von unserer Mannschaft muß ein Mitglied der R.I.P. sein.«

Samstag, 11. November, 14.30 Uhr.

Ihre Schatten wanderten um ihre Füße, als sie unter den Lampen dahingingen, streckten sich, zogen sich zusammen, tauchten zu langen Gespenstern verzerrt hinter ihnen auf. Schließlich fragte Lisa: »Mir geht bei dem allen eines nicht in den Kopf ... wozu? Was soll die R.I.P. davon haben, unsere Patienten umzubringen – auf eine so unberechenbare Weise? Ich nehme an, Patrick sollte sterben, aber sie mußten doch wissen, daß bei diesem Roulette-System andere Leute auch sterben würden. Wer profitiert davon? Ich meine – ganz gleich, wie man es dreht und wendet, niemand hat einen Nutzen davon, und doch wurden diese Morde mit so viel Aufwand und Mühe inszeniert ... wozu?«

Dr. Wiegand zuckte die Achseln. »Mit Sicherheit kann ich es dir auch nicht sagen ... ich weiß ja nicht einmal, ob meine Hypothese stimmt. Ich kann mir nur vorstellen, daß es mit der Tendenz der Dinge zusammenhängt, eine Eigendynamik zu entwickeln.«

Sie blickte ihn fragend an.

Er fuhr fort: »Siehst du ... die Geschichte der R.I.P. begann damit, daß durchaus ehrenwerte und engagierte Ärzte für einen ›Gnadentod‹ für unrettbar Kranke eintraten. Ihnen selbst erschien das zweifellos als ein Akt des Mitleids – doppelten Mitleids, wenn du willst: den Kranken sollte ihr Elend, den Ärzten und Pflegern das Mitansehen dieses Elends verkürzt werden. Ich war damals selbst sehr im Zweifel, ob sich der ärztlichen Hilfsbereitschaft hier nicht eine ganz neue Dimension eröffnet hatte, aber eines war mir bei der Sache von Anfang an unbehaglich. Ich machte mir Gedanken darüber, daß Menschen – Ärzte, Pfleger, Schwestern oder auch Laien –, die für diese Sterbehilfe eintraten, selbst imstande sein mußten, einem Patienten die tödliche Pille zu verabreichen oder die tödliche Spritze zu injizieren. Und wenn sie dazu fähig waren, wie ging es dann weiter?

Ich weiß nicht, wie weit die Annahme stimmt, wir hätten alle sowohl angeborene wie auch angelernte Hemmungen, zu töten – ich bin Christ, und das bedeutet eine gehörige Portion Mißtrauen gegenüber der menschlichen Natur, zuvorderst meiner eigenen. Ich hatte Angst davor, was geschehen würde, wenn Menschen anfingen, diese ohnehin nicht sehr verläßliche Hemmung bewußt zu überwinden. Und ich merkte sehr rasch, daß die Entwicklung der R.I.P. meinen Befürchtungen Recht gab. ›Sein wie Gott‹ – das ist letztendlich, was sich jeder Mensch wünscht. Gott ist Herr über Leben und Tod. Ein Mensch, der andere Menschen tötet, ist zumindest Herr über den Tod – das genügt ihm schon, sich als Halbgott zu fühlen. Bei vielen dieser Leute, den Männern und Frauen der ersten Stunde der R.I.P., machte sich ein Gefühl des Auserwähltseins breit, und ein immer stärker werdendes Bedürfnis, ihre Rolle zu praktizieren. Wir wollen uns nichts vormachen, Lisa: Töten – und jemanden sterben zu sehen –, ist eine aufregende Sache, und ich glaube, wenn man sich einmal an diese ganz besondere Art von Erregung gewöhnt hat, will man sie wieder und wieder. Dann ist es nicht nur so, wie die Kriminalisten sagen, daß es mit jedem Mord leichter wird, sondern eine Tat zieht die andere nach sich. Ein Mensch, der erst nur in einer Ausnahmesituation eine Ausnahmetat setzen wollte, wird immer leichter, immer öfter, aus immer geringerem Anlaß seine Hemmschwelle überschreiten. Sieh dir die R.I.P. an: Es ist längst nicht mehr nur von moribunden Patienten die Rede, längst nicht mehr nur von entschlossenen Selbstmördern – das war Phase I. Es geht bereits um Menschen, deren Situation ›bei objektiver Beurteilung‹ als hoffnungslos einzustufen sei. Während Dr. Antosch offiziell einen Prozeß ankündigt, der es ihm erlauben sollte, Patrick ›den Gnadentod zu gewähren‹, waren seine Leute heimlich und hinterrücks dabei, diese Medikamentenaktion durchzuführen – Phase II. Eine Art Ausleseverfahren: Wer nicht robust genug ist, eine gelegentliche Wassermedikation zu verkraften, soll eben sterben. Und wir nähern uns mit Riesenschritten Phase III.«

»Was meinen Sie?«

»Das weißt du doch, nicht wahr?« sagte er. »In dieser Phase wird man den Ärzten eine Doppelfunktion zumuten: helfen und töten. Ich weiß nicht, wie sie sich das vorstellen, ob wir dann vielleicht Fortbildungskurse besuchen sollen, in denen man uns beibringt, wie man jemand am schnellsten vom Leben zum Tode befördert. Wie gefällt dir das, wenn ein ausgebildeter Arzt zugleich auch ein gelernter Henker ist? Und die Gefahr, ein Henker zu werden, kommt leise an dich heran, schleichend, unbemerkt ...«

Als sie weitergingen, legte er die Hand auf ihre Schulter. »Siehst du ... es ist mir mehr als einmal begegnet, daß ich bei einem Fall dachte, von meinem menschlichen Standpunkt aus kann ich diesem Kranken nichts anderes wünschen als einen baldigen und friedlichen Tod. Und mehr als einmal habe ich mit mir kämpfen müssen, daß ich nicht zum Medikamentenschrank gehe und eine Spritze aufziehe.«

»Obwohl Sie Christ sind?«

Er blieb abrupt stehen und schlug seine starken Hände mit einem klatschenden Laut ineinander. »O ja, Lisa – obwohl ich Christ bin. Meinst du, Christsein ist eine Patentmethode, die Antwort auf alle Fragen und Lösung für alle Probleme garantiert? Es ist meine Überzeugung, daß ich in dieser Sache nein sagen muß, aber glaub nicht, daß es mir immer leicht gefallen ist, glaub nicht, daß ich mir nicht zuweilen wie ein Unmensch vorgekommen bin, weil ich einem Kranken – oder seinen Angehörigen –, gesagt habe: ›Ich weiß, daß dieses Leben Leiden ist, ich weiß, daß Sie es kaum noch ertragen können, ich weiß, daß ich selbst es in Ihrer Situation nicht ertragen könnte, aber ich darf nicht töten. Hier stehe ich, Gott helfe mir, ich kann nicht anders.‹ Meinst du, ich habe das nie erlebt, daß einem eine innere Stimme zuflüstert: ›Du bist doch bloß zu feige, all das Aufsehen zu riskieren, du läßt einen lieber verenden wie einen Hund, als den Zeitungen und der Ärztekammer und den Fanatikern in deiner Gemeinde die Stirn zu bieten‹ – und dieses Stimmchen hat nicht einmal unrecht, ich habe durchaus Angst davor, in den Zeitungen als ›Mordmediziner‹ oder mit etwas ähnlich Plakativem tituliert zu werden. Ich habe Angst vor Leuten in meiner Gemeinde, die noch nie etwas Schlimmeres als Zahnweh erlebt haben, aber großartig deklarieren, wer Krebsschmerzen nicht bis zum letzten ertrage, sei ein gottloser Schwächling ...« Er atmete schwer, seine Augen glänzten vor Erregung.

Dann lachte er plötzlich, ein rauhes, freudloses Lachen. »Du wirst es nicht glauben, aber mein einziger Trost in dieser Anfechtung war das Wissen, daß ich auf der anderen Seite genauso viel Angst habe, Angst vor den wütenden Vorwürfen, wie ich sie oft genug gehört habe ... von Kranken, die mir sagten: ›Macht Ihnen das Spaß, mich so verrecken zu sehen?‹ Von Angehörigen, die mir sagten: ›Wie lange sollen wir das noch mitmachen? Wie lange wollen Sie uns noch da durchschleifen? Bis wir auch kaputt sind?‹«

Er sprach langsam weiter: »Ich habe bis heute keine allgemeingültige Antwort darauf gefunden, ob ein Arzt – oder jemand anderer –, ein moralisches Verbrechen begeht, wenn er auf Verlangen tötet, oder ob es Situationen gibt, in denen es gottloser ist, das Leben festzuhalten als den Tod eintreten zu lassen.«

»Sie wissen es nicht?«

»Nein. Ich weiß vieles nicht.«

»Gibt Ihre Bibel keine Antwort darauf?«

»Nein. Jedenfalls keine direkte und unmißverständliche Antwort, die man nachschlagen könnte wie in einem Gesetzeskodex, hier Frage, hier Antwort. Und allmählich, muß ich dir sagen, habe ich den Eindruck, daß Gott uns mit Absicht keine allgemeingültigen Antworten gibt, sondern nur Antworten auf eine jeweils ganz bestimmte Situation, und auch die nur, wenn wir ihn fragen.«

Lisa schwieg. Sie wußte nicht, was sie hätte sagen können, und außerdem schluckte sie schwer an der Eröffnung, daß Dr. Wiegand fähig war, Angst zu empfinden. Sie hatte immer gedacht, daß er, grauhaarig, kratzbürstig und mit seinen schrägen T-Shirts angetan, durchs Leben und Leiden von C 12 watschelte, ohne daß seine Seele verletzt wurde.

Von vorne drang plötzlich starkes Licht in den unterirdischen Gang, und der Lärm von Menschenstimmen und geräuschvollen Aktivitäten hallte ihnen entgegen.

»Da vorne sind sie noch fleißig am Werk«, bemerkte Dr. Wiegand, auf die scharfe Helligkeit voraus deutend, in der sich harte schwarze Schatten bewegten.

Der Tunnel verlor mit einemmal sein Dach: Von steilen Betonwänden links und rechts begrenzt, öffnete sich eine Art Hohlweg, der, von Bretterstegen überbrückt, nach etwa fünfzig Metern wieder in einer überwölbten Tiefe verschwand. Sie befanden sich im neuen Teil des Krankenhauses. Die Lichter blendeten sie – zu groß, zu hell für Baulaternen. Aber was wirklich geschehen war, wurde ihnen erst bewußt, als aus dem Glast heraus ein uniformierter Polizist auf sie zutrat: »Wer sind Sie bitte, und wo wollen Sie hin?«

Dr. Wiegand hatte über die Schulter des Mannes gespäht, während er Anstalten machte, sich vorzustellen; nun stieß er einen heiseren Ausruf aus. So flink, daß der Polizist ihn nicht zu fassen bekam, eilte er auf das Zentrum der grellen Lichter zu. Dort blieb er ruckartig stehen, preßte die Lider zusammen und machte eine Bewegung, als hätte ihn ein jäher atemberaubender Schmerz durchzuckt. Lisa rannte an seine Seite.

Inmitten eines schiebenden und drängelnden Ringes von Menschen lag etwas auf dem Boden – ein Körper, der oberhalb der Schultern zu einer schwammigen braunroten Masse zerfiel. In der Masse lagen Steine, zwei, drei, vier Pflastersteine, alle mit dunklem Schlamm besudelt. Der Rest des Körpers war fast unversehrt: das Bein, dessen Fuß den orthopädischen Schuh trug, war angewinkelt, das andere gestreckt, die klobigen Hände lagen schlaff links und rechts des kopflosen Körpers.

Samstag, 11. November, 15 Uhr.

Der Wind jagte, schwere Schleier trüber Feuchtigkeit mit sich schleppend, über das Krankenhausgelände. Lisa kehrte zur Station zurück – allein; Dr. Wiegand war bei den Polizeibeamten zurückgeblieben, um ihnen Auskunft über Herrn Leopold zu geben. Sie wagte nicht, durch den Tunnel zurückzukehren, sondern ging trotz des unerfreulichen Wetters über die Baustelle.

Als sie sich umblickte und sah, daß sie ganz allein war, blieb sie stehen. Sie stand reglos, von einer Kälte durchdrungen, die ihr die Haare zu Berge stellte. Der Winkel hinter dem Neubau der Zweiten Medizinischen Klinik lag verlassen. Die einzige Beleuchtung im Umkreis war eine einsame Peitschenleuchte, in deren Licht sich die glatten Mauern eines neuen Instituts erhoben. Sie ragten, im sanften Winkel nach innen geneigt, wie die Mauern eines Tempels moderner Sternenanbeter in gewaltige Höhe, rundum von Wüste umgeben.

Lisas bloße Füße in den weichen Schuhen waren kalt, als sei sie in Eiswasser getreten; sie schauderte ununterbrochen, obwohl sie die Jacke mit beiden Händen um sich gezogen hatte, so fest sie konnte. Sie spürte die feuchte Kälte, die ihren Körper schüttelte, aber ihr Geist war nicht in der Lage, darauf zu reagieren. Sie stand zwischen Schotterhaufen und weißen Betonfundamenten und starrte blicklos über das menschenleere Gelände.

Einer von ihnen war ein Mitglied dieses Mord-Syndikats.
Einer von ihnen hatte Herrn Leopold den Schädel zerschmettert.

Samstag, 11. November, 15.30 Uhr.

Sie war überzeugt, daß der Todesengel auch diesen Mord auf dem Gewissen hatte, obwohl Dr. Wiegand bei seiner Rückkehr berichtete, die Polizei hätte noch keinerlei Anhaltspunkte – sie zogen alles mögliche in Erwägung, von einem (freilich höchst unwahrscheinlichen) Unfall bis zu einem »Scherz« jugendlicher Rowdies, der unerwartet tödliche Folgen gehabt haben mochte.

Wie sehr der arme Herr Leopold ein Teil der Station gewesen war, wurde jetzt, nach seinem tragischen Ende, sichtbar. Jeder einzelne von ihnen ging bedrückt und beklommen seiner Arbeit nach, selbst Birgit hatte es die Rede verschlagen, und Schwester Katja nahm immer wieder die Brille ab und tupfte sich die Augen.

Lisa war gerade dabei der Diabetikerin – die einen geradezu unlöschbaren Durst zeigte –, ein Glas Elektrolytgetränk zu bringen, als die Drahtglastüre geöffnet wurde. Aus dem neblig schimmernden Lampenlicht draußen tauchte Frau Isolde auf, eine ganze Mappe mit Computerausdrucken, um die Dr. Wiegand sie geschickt hatte, im Arm. Der Oberarzt ging ihr eilig entgegen. Lisa dachte, er würde sie ungeduldig anfahren – sie war weitaus länger ausgeblieben, als das Abholen der Mappe es gerechtfertigt hätte, und Lisa nahm an, daß sie sich eine Kaffeepause vergönnt hatte –, aber Dr. Wiegand hatte andere Sorgen. »Einen Moment, Frau Isolde, lassen Sie den Mantel gleich an, wir brauchen noch etwas ... laufen Sie noch schnell einen Sprung zur Feinkost hinüber und bringen Sie ein paar Sachen mit, Früchtejoghurt oder Pudding oder Milchreis, irgendetwas, das leicht zu essen ist ... Da!« Er zog eine Banknote aus dem Portemonnaie und reichte sie ihr.

Die Putzfrau nickte und verschwand.

Lisa brachte der jungen Frau ihr Getränk. Es ging ihr sichtlich besser, der Respirator war wieder beiseitegeräumt worden, am Infusionsgestell hingen nur noch die Flaschen mit Insulin und blutdruckregulierenden Medikamenten, und sie war bereits für orale Ernährung vorgemerkt worden: Klare Suppe und Kartoffelbrei mit Sauce. Lisa war überzeugt, Jaroslav Lischka würde auf diese Ankündigung hin eine halbe Stunde länger bleiben, nur um sich das Vergnügen zu gönnen, das löwenhaarige Weibchen zu füttern.

Lisa warf einen Blick auf die stark reduzierte Takelage am Bett und lächelte sie an. »Sie sind ja sozusagen fast gesund, Frau Herlacher.«

»So viel Durst.« Die kleine Frau schnaufte schwer beim Sprechen – jede winzige Anstrengung schien ihren mühsam stabilisierten Körperhaushalt zu überlasten.

Lisa legte den Finger auf die Lippen. »Schsch ... ganz ruhig. Sie müssen sich noch sehr schonen. Aber wir sind alle sehr zufrieden mit Ihnen.«

Die Frau lächelte. Wahrscheinlich legte sie viel Wert darauf, daß alle mit ihr zufrieden waren.

Lisa reichte ihr das Glas, und während sie es beim Trinken vorsorglich festhielt, fiel ihr auf, wie unruhig die Frau im Nebenbett war. Sie schnaubte und stöhnte und rollte die Augen unter halbgeschlossenen Lidern, und ihre Hände, die dünn und gelb wie Hühnerklauen auf der Decke lagen, zogen sich immer wieder in krampfhaft krallenden Bewegungen zusammen. Die Beruhigungsmittel hatten bei ihr nie so richtig gewirkt, meistens war sie halbwach geblieben und hatte murmelnd vor sich hinphantasiert, aber jetzt schien sich eine größere Krise vorzubereiten.

Lisa eilte hinaus und rief Lischka, dem die Patientin zugeteilt war. Er ging mit hastigen Schritten ins Krankenzimmer – keinen Augenblick zu früh. Aus dem Bett drang ein panisches Wimmern und dann ein Aufschrei: »Weg! Weg da! Laßt's mich gehn – jetzt holn's mich, jetzt holn's mich, die grauen Männer, die schiechen Teufel!«

Dr. El Sayed, der den Schrei gehört hatte, kam aus dem anderen Zimmer, Schwester Katja folgte ihm. Bei der Frau war offenbar eine Entzugspsychose ausgebrochen, und die Heftigkeit, mit der sie um sich schlug und sich in ihrer panischen Angst vor den »grauen Teufeln« im Bett wand, drohte die Infusionskanülen herauszureißen und ihre Verletzungen zu verschlimmern. Lisa warf einen Blick ins Zimmer und sah, wie Jaroslav Lischka sie mit beiden Händen niederhielt, während der ägyptische Arzt eine neue Dosis Beruhigungsmittel in die Kanüle drückte.

Sie zuckte ein wenig zusammen, als eine Hand sie unvermutet von hinten berührte. Sie wandte sich um und blickte in Frau Isoldes vom Novemberwetter gerötetes Gesicht, das über dem blauschimmernden Fuchskragen bläulichrot wirkte. Sie hielt einen braunen Papiersack im Arm. »Wo soll ich das hinstellen, Schwester?«

Da tauchte auch schon Dr. Wiegand aus seinem Zimmer auf. »Geben Sie's in den Kühlschrank – oder nein, das ist nicht gut, wenn er's so kalt bekommt ... stellen Sie's im Hinterzimmer aufs Fensterbrett, ich gebe es ihm dann gleich. Machen Sie keinen Lärm – Dr. Tilman ist es nicht gut, er hat sich etwas hingelegt.«

Die Putzfrau hängte ihren Mantel auf und ging Richtung Hinterzimmer davon. Lisa blickte, in vage Gedanken versunken, hinter ihr her. Zweifellos hatte Frau Isolde so gut wie alle anderen mitbekommen, daß Dr. David Ärgeres befallen hatte als ein alltägliches Unwohlsein. Sie war keine dumme Frau, das mußte man ihr lassen. Sie hatte nur einen höchst unangenehmen Charakter. Arrogant und gefühllos und –

In irgend einem fernen Raum ihrer Erinnerung hörte sie Birgits klatschsüchtige Stimme zischen: »Ich hab' ja gehört, sie hat das arme Tier nicht einmal einschläfern lassen, sondern – stell dir das vor! – hat einen großen Stein genommen und auf seinen Kopf runterfallen lassen, wie er da lag und keuchte, und dann noch einen und noch einen als er nicht gleich hin war, bis sie ihm den Schädel richtiggehend zertrümmert hatte, und den Nachbarn, die sich drüber aufregten, sagte sie, sie sollten kein Theater machen wegen einem krüppeligen alten Vieh ...«

Und dann sah sie wieder Herrn Leopold gesteinigt in seinem Blut liegen.

Samstag, 11. November, 16 Uhr.

Am selben Tag, gegen 14 Uhr nachmittags, stand Lena Offenbach im »Salon« ihrer Wohnung und überprüfte im Spiegel gleichzeitig das Aussehen des Zimmers und ihr eigenes. Beides war zufriedenstellend. Das Chaos im Zimmer hatte sie so weit unter Kontrolle gebracht, daß es sich im Schein der Tiffanylampe – die Regenwolken hingen so tief und grimmig über den Häusern, daß ein trübes Halbdämmer herrschte –, als malerisches Chaos präsentierte. Sie war selbst überrascht, wieviel Mühe sie sich gegeben hatte, um einen guten Eindruck auf Lutz Beranek zu machen – wobei die meiste Mühe darin bestanden hatte, ihn nicht merken zu lassen, daß sie sich Mühe gegeben hatte. Sie trug weiche Schnürstiefel und wadenlange graue Hosen und ein kompliziert geschnittenes und geknöpftes Oberteil, das grau und schlabbrig und bescheiden wirkte, aber eine fabelhafte Figur machte; es betonte die Schultern, hob die Brust heraus und umfaßte die Taille bis zu den Hüften mit einem schmeichelnden Faltenzug. Auf Schmuck und auffallendes Make up hatte sie verzichtet. Ein Hauch Puder, ein unauffälliger Kajal-Strich um die Augen. Ludwig Beranek sollte wissen (sie hielt ihn für durchaus fähig, solche Zeichen richtig zu deuten), daß dies ein zwangloses, unprätentiöses Zusammensein unter guten Freunden war. Um so eher würde er sich vertrauliche Mitteilungen über die Station entlocken lassen.

Während sie das Teestövchen auf den Tisch stellte, setzte sie in Gedanken hinzu: Und über Dr. David.

Es war lange her, daß ein Mann sie so auf den ersten Blick beeindruckt hatte. Nicht vom Äußeren her – obwohl sie fand, daß er durchaus angenehm anzusehen war. Sie war keineswegs überrascht gewesen, als Lisa ihr von seiner außergewöhnlichen Intelligenz erzählt hatte. Der Mann roch förmlich nach Außergewöhnlichem. Und Lena Offenbach liebte das Besondere.

Sie stellte Teegebäck und Kondensmilch auf den Tisch und dachte weiter.

Wahrscheinlich war er – mit seinen periodischen Krankheitsanfällen und seiner allgemein unausgeglichenen Wesensart –, ein ziemlich anstrengender Mann. Andererseits: Bei seinem Job würde sie ihn kaum öfter als einen vollen Tag in der Woche sehen. Sie kannte das von ihrer Schwester: Lisa ging an zwei Tagen früh zu Bett, den dritten Tag verschlief sie, um im Nachtdienst frisch zu sein, den vierten Tag verschlief sie, um sich vom Nachtdienst auszuruhen, am fünften Tag bekam man sie dann endlich zu sehen. Bei diesem Lebensrhythmus war auch ein sehr strapaziöser Mann auszuhalten. Und umgekehrt ... Sie machte sich keine Illusionen darüber, daß auch sie selbst auf die Dauer leichter zu lieben war, wenn man sie nur einen Tag in der Woche sah.

»Magst du weiße Katzen?« wandte sie sich an Baghira, der auf die Couch gesprungen war und sich streckte, um am Teegebäck zu schnuppern. »Er hat nämlich eine weiße Katze. T-r-i-l-b-y. Merk dir den Namen, du wirst ihn hier noch öfter hören.«

Jedenfalls war der junge Arzt ein Katzennarr – soviel hatte sie aus Lisa schon herausgefragt. Er gab es nicht zu, aber er war ganz verliebt in Trilby ... wahrscheinlich hatte sie ihn mit den ekstatischen Liebesbezeugungen, zu denen Katzen fähig sind, völlig aus dem Häuschen gebracht.

Baghira hatte die Kondensmilch entdeckt und streckte eine schwarze Pfote aus, um sie ins Kännchen zu stecken. Sie packte ihn und setzte ihn auf den Boden, stellte eine Untertasse hin und goß sie voll Kondensmilch. Baghiras rote Zunge fuhr gierig hinein. Sie kauerte sich nieder und sah ihm beim Trinken zu.

»Hör zu, aber sag's nicht weiter«, flüsterte sie ihm ins Ohr. »Ich habe einen Plan, wie ich an ihn herankomme. Einen überaus listigen Plan. Man muß die Schwächen anderer Menschen nutzen. Verstanden? Und das Codewort heißt TRILBY.«

Draußen schlug die Türklingel an.

Samstag, 11. November, 16.30 Uhr.
___

Beranek kam herein, Wassertropfen in den Haaren und einen nebeligen Geruch nach frostverbranntem Laub und nasser Erde in den Kleidern. Die braune Lederjacke, die er trug, war voll Wasserflecken, seine Laufschuhe voll Schlamm.

»Waren Sie joggen?« fragte sie.

»Nein. Nur spazieren. Ich laufe gern so herum ... einfach irgendwo in der Gegend, wie's mir gerade vor die Füße kommt.«

»Lisa macht das auch.«

Er nickte. Während er im Vorzimmer aus den nassen Schuhen schlüpfte, sagte er: »Bei unserer Arbeit ist es ziemlich schwierig, sich zu entspannen. Nach dem Dienst kann man sich auf nichts mehr konzentrieren, aber einfach hinlegen und ruhig liegen, das kann man auch nicht, dazu ist man viel zu hektisch. Jeder von uns hat so seine Tricks entwickelt, wie man doch noch zur Ruhe kommt – Lisa und ich rennen herum; Jaroslav geht ins Türkische Bad und hockt dort stundenlang im heißen Dampf; David liegt auf dem Bett und donnert sich die Ohren mit seinen Rockopern voll ... macht's Ihnen etwas aus, wenn ich barfuß bleibe? Ich bin's von mir zu Hause so gewöhnt.«

Im »Salon« sah er sich anerkennend um. »Der Ausdruck ›Hübsch haben Sie's hier‹ ist etwas abgedroschen, dennoch ... komfortabel. Das machen wahrscheinlich alles Sie – die Wohnung einrichten und in Ordnung halten?«

»Soweit man von Ordnung reden kann – ja.«

Er lachte. »Ich finde, solange man Kakerlaken und Läuse von sich fernhält, ist's an der Ordnung genug getan.« Er setzte sich in den Winkel der Couch und zog mit einer glatten, katzenhaften Bewegung die nackten Füße auf das Sitzpolster hoch. Unter der Lederjacke trug er einen dunklen Trainingsanzug aus weichem seidenglattem Material, der die harten Konturen seines Körpers milderte. Baghira, der eine jähe und unerwartete Zuneigung zu ihm gefaßt hatte, sprang mit einem Satz auf die Lehne der Couch und von dort in seinen Schoß. Beranek legte die Hand auf den Nacken des Tieres und begann ihm mit erfahrenen Bewegungen die Ohren zu kraulen.

Lena warf einen nachdenklichen Blick auf das Bild häuslicher Behaglichkeit, das Mann und Katze im bräunlich-purpurnen Licht der Tiffanylampe boten, und überraschte sich selbst bei dem Gedanken, wie es sein mochte, wenn jemand wie Beranek jeden Tag da wäre. Sie konnte nicht entscheiden, ob sie den Gedanken anziehend oder abstoßend fand.

Sie setzte sich ans andere Ende der Couch und lächelte ihn an. »Wo waren wir doch stehengeblieben? Bei der Frage nach dem WARUM, nicht wahr?«

»Ja.« Er bemühte sich, seine Teetasse zu erreichen, ohne Baghira auf seinem Schoß allzu sehr aus dem Gleichgewicht zu bringen, und nach zwei oder drei vergeblichen Versuchen schaffte er es auch. »Ich sagte, ich bekam eine Antwort ... was ich Ihnen jetzt erzähle, ist eigentlich Davids Geschichte, aber ich hoffe, es langweilt Sie nicht.«

Es langweilt mich keineswegs, dachte Lena. Laut sagte sie: »Ich habe übrigens inzwischen erfahren, woran er leidet.«

Beranek nickte auf eine Weise, die klarmachte, daß er das erwartet hatte. »Das erspart mir komplizierte Ausweichmanöver ... die Geschichte hängt nämlich irgendwo auch damit zusammen.« Er räkelte sich in seinem Winkel, bis er alle seine mageren Glieder in die bequemste Position gebracht hatte, stützte die Wange mit einer sehr dekorativen Bewegung auf eine Hand und begann zu erzählen. »Sehen Sie – auf einer Station wie der unseren rückt man zwangsläufig eng zusammen, da entsteht eine Intimität wie unter den Tauchern in einem Tiefsee-Habitat, da muß jeder den anderen kratzen, wo es ihn beißt ... ob man will oder nicht, man rückt früher oder später mit seinen Problemen heraus. Also erfuhren wir auch einiges über David, was er sonst niemandem erzählt hatte. Vor allem darüber, daß er es nie geschafft hatte, mit seinem Intelligenzquotienten zurechtzukommen – ich meine, diese Begabung in ein nützliches und vernünftiges Leben einzubauen. Er fühlte sich abwechselnd als Superstar und als Show Freak, und beides machte ihn ziemlich ungenießbar. Beides wechselte außerdem wie Leuchtfeuer mit seinen manischen und depressiven Phasen ... wie immer, eines Nachts bekam er derartig das heulende Elend, daß wir alle nur um ihn herumstanden und ihn anguckten und nicht wußten, was wir tun und sagen sollten. Sehen Sie, Lena ... ich denke immer, am Grunde jeder kranken Seele sitzt ein Basilisk, der sie vergiftet, und der Basilisk in Davids Seele war eine Bemerkung, die seiner Mutter einmal herausgerutscht war. Nicht zufällig natürlich, sondern als Ausdruck einer Haltung, die sie seit Jahren in sich trug: ›Ich habe ein Kalb mit zwei Köpfen geboren.‹ Sie wissen, wie sich solche Dinge einprägen und einbrennen können. Was immer David dachte, tat und fühlte, trug insgeheim den Stempel ›Kalb mit zwei Köpfen.‹ In der Nacht damals brach auf einmal alles aus ihm heraus. Wie sehr er sich als Mißgeburt fühlte, als genetischer Betriebsunfall, als etwas Abnormales und Nicht-Geplantes und Nicht-sein-Sollendes ... wir bekamen alle Angst, als wir ihm zuhörten; wir spürten, daß dieses ganze Gerede nur eine Vorstufe war, ein emotioneller Anlauf, mit dem er Schwung holte, um ins Dunkel zu springen ... er war unheimlich nah dran, sich umzubringen, das merkten wir deutlich. Und das Schlimmste daran war, daß er so offenkundig das Gefühl hatte, er müßte sich aus einer Art Anstand heraus das Leben nehmen, nicht, weil es *ihm* so sehr mißfiel, sondern weil es *anderen* mißfiel. Ich kann natürlich nicht alles nachvollziehen, was in ihm vorging, und bei seinen innersten Motiven muß ich raten, aber sein Denkprozeß verlief in etwa so: ›Ich bin eine so heillose Monstrosität, daß es geradezu von Geschmacklosigkeit zeugt, wollte ich glücklich sein und mein Leben genießen, denn dann bin ich glücklich auf Kosten anderer; wenn ich mich hier auf Erden breitmache und meinen Platz behaupte, bin ich ein ständiger Anstoß für andere, wie ein ungehobelter Krüppel im Restaurant, der es sich gut schmecken läßt und nicht dran denkt, daß er mit seinem Sabbern und Triefen und Schmatzen allen anderen den Appetit verdirbt –‹«

»Aber das ist doch lächerlich!« unterbrach ihn Lena erregt. Bis dahin hatte sie ihren inneren Aufruhr bezwungen, aber der Vergleich mit einem sabbernden Krüppel erboste sie. »Wie kommt er darauf? Das spinnt er doch zusammen! Wenn ich super-intelligent wäre und bildhübsch dazu und –«

Sie unterbrach sich, als die traubengrünen Augen sie mit leicht spöttischem Interesse betrachteten. Sie fürchtete, rot zu werden, dann wurde sie tatsächlich rot, als Ludwig Beranek den unterbrochenen Satz mit leisem Lächeln aufnahm: »Ja? Sie sagten bildhübsch und –«

»Ach was. Erzählen Sie weiter!«

Lena Offenbachs Anteilnahme entsprang nur zum Teil ihrer aufkeimenden Zuwendung zu dem jungen Anästhesisten. Ein mindestens ebenso großer Teil hatte mit dem Basilisken auf dem Grund ihrer eigenen Seele zu tun. Sie hatte elterliche Abneigung nicht so massiv und dramatisch erlebt, wie es offenkundig für David Tilman der Fall gewesen war, aber sie konnte seine Angst, eine Art Wechselbalg zu sein, aus eigener Erfahrung nachvollziehen. Sie erinnerte sich nur zu lebhaft an das hohle Gefühl von Angst, das die Bemerkungen ihres Vaters in ihr wachgerufen hatten; sie hatte deutlich gespürt, wieviel Enttäuschung und Bitterkeit sich hinter diesen Bemerkungen – seinen »Witzen« und »Neckereien« – verbarg: Enttäuschung, daß eine unsichtbare böse Fee ihm statt eines Sohnes eine Doppeltochter in die Wiege gelegt hatte, kein Kind, sondern einen Zwilling ...

Der Basilisk in Lenas Seele hatte eine ganz konkrete Form gefunden, als sie inmitten der Berge von Büchern, die sie las, auf eine Erzählung aus dem alten Prag gestoßen war – von Gustav Meyrink, so weit sie sich erinnern konnte –, in der ein rachsüchtiger Arzt ein entführtes Kind in zwei Kinder zerlegt, einen hirnlosen Leib und eine monströse zwergenhafte Hirn-Kreatur. Sie hatte unmittelbar ihre Angst angesprochen gefühlt, Teile ihrer selbst könnten irgendwie auf Lisas Seite hinübergeraten sein, so daß Lisa jetzt besaß, was von Rechts wegen Lena gehörte ... aber wenn sie sich diese Teile zurückholen wollte, dann geriet sie zu nahe an Lisa heran, dann verschmolz die aufgespaltene Monstrosität zu einer zusammengewachsenen Monstrosität ... was immer sie war, sie würde nie ein Mensch wie andere sein, ein freies Einzelwesen.

»Sie müssen entschuldigen«, wandte sie sich an Ludwig Beranek, dessen kluge freundliche Augen an ihr hingen, »aber so etwas zu hören, tut mir persönlich weh. Ich habe schließlich auch meine schlimmen Erfahrungen.« Insgeheim dachte sie: Das mußte auch erklären, warum sie rot geworden war. Er brauchte es nicht unbedingt mit irgendeinem besonderen Gefühl für Dr. David in Verbindung zu bringen.

Allerdings ahnte sie, daß er zu klug war, sich von solchen Winkelzügen lange bluffen zu lassen.

»Erzählen Sie weiter«, wiederholte sie.

Beranek erzählte weiter.

»Ich faßte mir am nächsten Tag ein Herz und erzählte Dr. Wiegand, der von der Szene nichts wußte, daß ich mir Sorgen um David machte. Selbstmorde sind unter dem Personal von Intensivstationen leider keine Seltenheit, und ich wollte etwas unternommen sehen. Ich hatte allerdings keine Ahnung, was; wir wußten alle, daß David eine psychiatrische Behandlung oder auch nur ein Psychopharmakum in heller Wut ablehnen würde, und mit dem Trösten und Ermuntern hatten wir es schon versucht, das war so sinnlos gewesen, als wollte man einen Stein streicheln.

Der Alte brachte mich damals ziemlich durcheinander. Er hörte sich alles an, was ich ihm sagte, dann rief er David, und dann lud er uns beide zu sich nach Hause ein. Wir saßen in seinem Arbeitszimmer ... schöne alte Bibliothekswände, schöne alte Möbel ... und tranken Kaffee und Sherry und fragten uns, was, genaugenommen, wir da sollten.«

Er starrte einen Moment ins Leere, dann schüttelte er den Kopf. »Meine Güte ... ich hab schon einige Nächte durchdiskutiert, aber die Nacht vergeß ich nie. Dabei fing es so mies an; David nahm es mir ziemlich übel, daß ich ihn ›angezeigt‹ hätte, wie er das nannte, er stänkerte und ätzte in einem fort, und nach einer Weile ging er ganz frontal auf mich los. Er sagte: ›Du willst mit allen Mitteln verhindern, daß ich mich umbringe; du würdest mich lieber in einer Zwangsjacke und von Psychopharmaka verblödet am Leben als in Frieden tot sehen. Okay. Dann nenn mir auch einen Grund dafür. Gib mir einen einzigen guten Grund, warum ich mich nicht umbringen soll.‹ Damit legte er seine Uhr auf den Tisch und sagte: ›Du hast eine halbe Stunde Zeit. Und ich hoffe für dich, daß dir ein sehr guter Grund einfällt, warum ich unbedingt weiterleben soll.‹

Ich hätte ihm irgendwas drauf sagen können. Aber ich war so perplex, daß ich kein Wort herausbrachte. Das war meine Frage, die er da stellte ... meine eigene Frage: WARUM?

Mir ging alles mögliche durch den Kopf, was ich ihm sagen könnte. Zum Beispiel, daß er kein Recht hätte, den Kranken seine Kenntnisse und Fähigkeiten vorzuenthalten, indem er ein

Leben beendete, das noch so vielen von ihnen von Nutzen sein konnte. Oder, daß er mit seinen knapp dreißig Jahren nicht wissen könnte, was das Leben noch an Schönem für ihn bereithielt. Oder, daß er irgendeinen persönlichen Sinn in seinem Leben und Leiden entdecken könnte. Aber damals wußte ich genau, er stand auf der Kippe – wenn ich ihm nicht etwas geben konnte, das sein ganzes Gewicht trug, dann war es sinnlos, ihm irgend etwas zu geben, sei es noch so schön psychologisch oder poetisch.

Zuletzt erzählte ich ihm einfach, was ich damals erlebt hatte, als ich im Staubecken unterging ...«

Samstag, 11. November, 17 Uhr.

»Ich war – weit außerhalb der Absperrungen – im Schatten der Seitenmauer entlanggeschwommen, als plötzlich Wasser aus einem Überlauf schoß: ein mannsdicker Schwall eiskaltes Wasser. Ich spürte den Schock und hätte am liebsten aufgeschrien, aber es war schon zu spät, der Schwall drückte mich unter Wasser. Mir wurde schwarz vor Augen, meine Ohren wurden stocktaub. Die eisige Kälte riß an meinen Lungen. Mein ganzer Körper wurde mit einem Schlag empfindungslos, eine Sekunde lang war ich wie gelähmt. Ich wurde mit unwiderstehlicher Gewalt kopfüber, kopfunter gedreht, ein hilfloser Spielball der Wassermassen, die mich umherschleuderten.

Einen Atemzug lang kam ich hoch, aber mein Kopf schlug hart an die Unterseite des Überlaufs. Ich spürte keinen Schmerz, nur ein plötzliches Erschlaffen. Um mich herum war alles schwarz: dröhnende, wirbelnde, von wildem Widerhall erfüllte Schwärze. Ich suchte verzweifelt nach einem Halt. Ich drehte meine Arme blind in alle Richtungen, aber überall erfaßte ich nur gestaltloses, in meinen Händen zerrinnendes Dunkel. Das Wasser umtoste mich, drehte mich unablässig im Kreis, brachte mich immer wieder aus dem Gleichgewicht, wenn ich nach oben zu schwimmen versuchte. Ich berührte einmal Stein, dann Metall, meine Hand umfaßte den Rand der Wasserröhre, doch die mahlende Gewalt des Wassers riß mich wieder von ihr fort.

Ich gab nicht auf. Noch nicht. Wieder schoß ich mit einer Schwimmbewegung in die Richtung, die für mich ›oben‹ war, und griff danach. Ich hatte kaum noch Gefühl in den Händen und wußte, daß ich bereits langsamer und ungeschickter reagierte. Über mir sah ich einen Schimmer matter Helligkeit. Ich stieß mich mit den Füßen ab, schien mich aber nicht zu bewegen. Der Schimmer kam nicht näher. Unter mir stürzten die schwarzen Fluten übereinander wie ein unterirdischer Mühlbach.

Ohren, Nase, Mund, alles war voll von dem übelschmeckenden Wasser. Meine Lungen brannten. Es war der schlimmste Schmerz, den ich je empfunden hatte. Ich kämpfte gegen den Schmerz und gegen den Sog des finsteren Wassers, hörte nicht auf, mit den Beinen zu schlagen, dem Licht entgegen. Ich konnte an nichts anderes mehr denken. Ich mußte dorthin, dort war mein Ziel, ich mußte unbedingt das Licht erreichen ...

Ich erreichte es nicht.

Der Schwall zog mich von neuem in seine Gewalt, und der Druck der Wassersäule schleuderte mich in die Tiefen des Strudels.

Plötzlich war mir bewußt, daß ich hier unten sterben würde.

Es war ein ganz klares Bewußtsein, das diesen Gedanken faßte – und noch einen zweiten: ICH starb. Ich erlebte meinen Tod. Es würde nichts sein mit dem bei allen Dichtern der Welt so beliebten Zurücksinken des Ich-Tröpfchens ins Meer des unbewußten Alls, nichts mit der ich-verschlingenden All-Seele, nichts mit dem Trunk aus dem Lethe. Ich blieb ich. Darin war ich mir ganz sicher, obwohl mir gleichzeitig klar wurde, daß ›ich‹ nicht meinen Körper bedeutete. Die Überzeugung, daß ich starb, war mir gerade deshalb gekommen, weil ich die Herrschaft über meinen Körper – und sogar jeden Bezug zu ihm –, völlig verloren hatte. Was immer in mir vorging, es drang nicht mehr durch zu dem Leib, der sich im Schwall drehte. Ich war ganz losgelöst. Ich bewegte mich neben mir selbst ... ich wußte, daß ich in diesem Strudel ertrank (oder bereits ertrunken war), ich registrierte entfernt die Empfindung von Kälte und Schmerz, aber das alles zog sich weiter und weiter von mir zurück.

Die Bilder in meinem Hirn verwirrten sich. Ich glaubte einmal in einer dunklen Kathedrale zu sein, dann hoch in einem dunklen Himmel, aber wo ich auch war in diesen wechselnden Bildern, ein Empfinden blieb gleich: Ich fühlte etwas auf mich zukommen ... ›diese furchtbare, stahlharte, eiskalte Ewigkeit, gegenüber welcher der Mensch genötigt ist, sich nur wie ein Schatten zu fühlen‹. So las ich später eine Empfindung beschrieben, die der meinen sehr ähnlich gewesen sein muß.

Ich dachte in dieser Situation natürlich nicht in lang ausgeschriebenen Sätzen ... jeder Gedanke, jede Erkenntnis war etwas wie ein leuchtender Punkt, der jäh aufglühte und wieder erlosch. Eine der Erkenntnisse, die ich gewann, war: daß dieser Tod, der auf mich zukam, der mich schon umfaßt hielt, nicht die mindeste erlösende Kraft hatte – was immer ich war, ich würde es bleiben. Er kam über mich als Verwandlung, die mir den Boden der diesseitigen Wirklichkeit unter den Füßen wegzog, aber er reinigte mich nicht, er erneuerte mich nicht. Er schwemmte mich auch nicht ins Nichts. Ich blieb mir selbst völlig als personhaftes Wesen bewußt, blieb unverwechselbares Einzel-Ich in diesem chaotischen Wirbel des Wassers.

Dann tauchte ein Bild auf. Ich könnte beim besten Willen nicht sagen, ob es eine Vision oder ein bloßes Hirnbild war, aber es blieb mir sehr klar in Erinnerung.

Ich tauchte auf. Aber es war nicht das Staubecken, in dem ich an die Oberfläche kam, sondern ein sehr weiter, sehr düsterer See, von schwarzen gezackten Berggipfeln eingeschlossen, über denen das Mondlicht schwebte – oder, genauer gesagt, eine trübselige Lumineszenz, die an Mondlicht erinnerte, aber von keinem sichtbaren Gestirn ausging. Es spiegelte sich mit bleifarbenem Glanz auf der stillen Fläche des Sees. Als ich den Kopf aus dem Wasser hob, sah ich vor mir eine Klippe in den Himmel ragen ... und ›in den Himmel‹ meine ich beinahe buchstäblich. Der Felsabsturz war so glatt und so pechschwarz wie der Magnetberg in den Erzählungen von Sindbad dem Seefahrer und so unglaublich hoch, daß kein Gipfel zu erkennen war, obwohl ich mich zurückbog, bis ich beinahe rücklings im Wasser lag. Ich gab es bald auf, da hinaufzustarren, denn nichts war zu sehen; der Nachthimmel oberhalb dieser dünnen grünspanigen Lumineszenz war schwarz und blank wie Onyx und vollkommen sternlos.

Ich sah niemand, weder Mensch noch Tier noch sonst irgendeine körperliche Erscheinung, aber diese sonderbare Toteninsel – das war die Bezeichnung, die sich mir aufdrängte –, war keineswegs unbelebt. Sie war voll Gegenwart. Ich kann diese Erlebnisse schwer in die Worte und Begriffe *unserer* Wirklichkeit fassen, denn was ich sah, war außermenschliche, außersinnliche Wirklichkeit, wie sie sich der Seele des Menschen nur in Ausnahme-

fällen offenbar macht ... und selbst dann in oft widersprüchlichen, wie Spiegelschrift den Verstand irritierende Bilder.
Ich sah diese Felsenmauer und fühlte, daß sie ganz durchlässig werden konnte und mich hineinlassen in eine andere Welt. Eine Welt, deren Wesen für mich in Spiegelschrift geschrieben war – und doch nicht das gestaltlose Chaos. Das Niemandsland, in dem ich aufgetaucht war, war erfüllt von Andeutungen einer ganz anderen Seinsweise, die in jeder Weise Un-Endlichkeit war und doch voll lebendiger Wirklichkeit und spürbarer Wirksamkeit.
Ich begann mich zu fürchten, ohne eigentlich zu wissen, wovor. Am ehesten könnte ich es noch als das Gefühl beschreiben, daß irgendwo in meiner Nähe eine gefährliche Öffnung, ein Riß entstanden war, daß eine namenlose Gefahr aus Regionen hereindrängte, die sich unmittelbar neben der Wirklichkeit meiner Welt und doch geistig in unüberbrückbarer Entfernung befand. Ich sah und hörte nichts wirklich Deutliches, und doch durchschoß mich eiskalt die Angst, ein Gebiet betreten zu haben, in dem ich nichts zu suchen hatte, in das ich nicht hineingehörte, dessen Betreten verboten und lebensgefährlich war. Ich spürte, daß ich fort mußte, so schnell wie möglich fort. Ich bemühte mich, wie in der Gefangenschaft eines Alpdrucks, gewaltsam wach zu werden – da wurde ich gefaßt und mit einer seltsam fürsorglichen Geste aus der ganzen Szene herausgezogen, als hätte ein Unsichtbarer meine Angst gefühlt und sei mir zu Hilfe gekommen.
Dann verwirrten sich meine Gedanken, denn ich begann körperliche Schmerzen zu spüren, erst fern, dann immer heftiger und dominierender überkam mich eine Welle von Unbehagen, und dieses Unbehagen zog mich schließlich ins Bewußtsein der diesseitigen Welt zurück.«
»Ich will nicht darüber debattieren«, sagte Ludwig Beranek, »inwieweit diese Erfahrung eine außersinnliche oder mystische Erfahrung war. Ich sehe keinen Sinn darin, die Dinge in Kategorien einzuteilen, mit denen man dann doch nichts anfangen kann.
Ich bin jedenfalls seit diesem Erlebnis über jeden Zweifel hinaus sicher, daß es außer der stofflichen noch andere Existenzformen für unser Wesen gibt, und obwohl wir nur selten und in Extremsituationen Erfahrungen mit ihnen machen, sind sie sicherlich nicht weniger bedeutend als das alltägliche körperliche Dasein. Ich blieb ich: Diese Existenzformen gehören zu unserer Person, wie unser unsichtbares Denken und Fühlen zu unserem sichtbaren Leib gehört, und doch sind sie von diesem, an Raum

und Zeit unseres Planeten gebundenen leiblichen Daseins durch eine Barriere getrennt, die wir nur in Ausnahmefällen durchbrechen können.

Nach meiner Erfahrung kann es gar keinen Zweifel daran geben, daß der Mensch tatsächlich in einem anderen und unkörperlichen Dasein einkehren kann, das von völlig anderer Art ist als die Existenz, die wir hier in unserem Raum-Zeit-Kontinuum kennen. Deshalb blieben damals auch nach der Rückkehr, nach dem Erwachen nur die allerverschwommensten Schemen von Erinnerungen zurück; ich bin überzeugt, ich habe viel mehr erlebt, als ich mit zurückbringen konnte. Aus diesen nebelhaften Resten läßt sich natürlich nur wenig schließen und gar nichts beweisen. Aber ich habe den festen Eindruck gewonnen, daß dieses Dasein jenseits der Barriere, obwohl es weniger materiell ist, unser eigentlicheres, wirklicheres Dasein ist, und daß unsere Gegenwart hier in gewisser Weise zweitrangig, weniger bedeutsam ist.

Ich erzählte David das alles, wie ich es erlebt hatte, und sagte ihm auch, wie sehr mich selbst die Frage nach dem WARUM beschäftigt hatte. In den mehr als zehn Jahren, die seit dem Unfall vergangen waren, war ich mehr und mehr zu der Erkenntnis gekommen, daß mein Schicksal nicht einem bloßen glücklichen Zufall und einem beharrlichen Arzt zuzuschreiben war, sondern einen tieferen Sinn hatte. Nur worin dieser Sinn bestand, war mir nach wie vor unklar. Und nun, wie wir da um Mitternacht in Dr. Wiegands Bibliothekszimmer saßen und redeten, geschah etwas, was mir sehr seltsam erschien.

Kennen Sie Jericho-Rosen? Diese steifen, trockenen, unansehnlichen grauen Knäuel, die sich in kürzester Zeit in lebendige Blumen verwandeln, wenn man sie ins Wasser legt? Bis dahin war mein Erlebnis in mir selbst verborgen gewesen und so trocken und unfruchtbar wie die Jericho-Rose. Jetzt, wo ich darüber sprach, entfaltete es sich plötzlich, es wurde mir unter dem Reden lebendig, blühte auf, ich begann ganz klar den Sinn darin zu sehen.

Ich sagte David, was ich dachte: Daß es eine Wirklichkeit – vielleicht *die Wirklichkeit* – jenseits unserer üblichen Sphäre gibt, daß unser Wesen in dieser Wirklichkeit wurzelt, nicht in einer schemenhaft spirituellen Weise, sondern ganz konkret. Denn ich war dort gewesen in dem Wissen, wer ich bin, wie ich zu Tode gekommen war, welche Kleider ich zuletzt getragen und was ich zuvor gegessen hatte. Es war mir sehr wichtig, ihm zu sagen, daß mein ganzes Ich unbeschadet durch dieses Erlebnis hindurchgetragen worden war – daß meine Seele mein Wesen war und der fleischliche Körper dasjenige, das ich verlieren konnte, ohne es allzusehr zu vermissen.

David hörte mir zu, und dann sagte er in seiner arroganten Art: ›Todesnähe-Erlebnisse ... Ausfall der Großhirnrinde, da gibt's ganze Bücher drüber.‹ Aber ich hatte genau gemerkt, daß er interessiert war. Er wollte es nur nicht zugeben. Er fragte Dr. Wiegand, was er von meinem Erlebnis hielte. Das war schon einmal etwas, daß er den Alten um seine Meinung fragte, denn das konnte er sich denken, daß der sich nicht mit dem Ausfall der Großhirnrinde zufrieden geben würde.

Dr. Wiegand sagte: ›Ich denke, Ludwig hat recht gesehen, wenn es auch ein sehr verschwommener Blick in einen dunklen Spiegel war. Es gibt diese Wirklichkeit, von der er eine Ahnung bekommen hat, und sie ist unsere eigentliche Sphäre.‹

Er holte seine Bibel vom Wandbord und blätterte ein bißchen darin herum, und dann las er uns einen einzigen Vers vor, Epheser 1,4 und 5:

›In Christus hat Gott der Vater uns erwählt vor Grundlegung der Welt. Er hat uns dazu ausgesondert, seine Kinder zu sein.‹

David saß ganz still da, und ich konnte förmlich hören, wie die Worte in ihm hallten und widerhallten.

Ob Dr. Wiegand das beabsichtigt hatte oder nicht, es waren genau die Worte, die David überall dort berührten, wo er empfindlich war. Er vergaß ganz, seinen Kaffee auszutrinken, so interessiert hörte er zu, wie der Alte ihm den Vers auslegte ...

Ich saß daneben und wußte nicht, was ich denken sollte.

Es war ein sonderbares und auch beängstigendes Bild, das er uns da malte, von einer Zeit, bevor Milchstraßen und Sonnensysteme und Astralnebel wurden, ›vor Grundlegung der Welt‹ – da hatte Gott erwählt und ausgesondert, was sein Eigentum sein sollte.

›Natürlich‹, sagte er, ›können wir mit dem Begriff nicht viel anfangen, denn diese Perspektive sprengt unsere Vorstellungen und Denkkategorien. Unser Verstand ist damit überladen. Unser Denken ist in Raum und Zeit gebannt, eingegrenzt auf ›diesen Äon‹, wie der Philosoph Kant es zusammenfaßte. Laßt einfach einmal den Gedanken stehn: Bevor Zeit war, bevor Raum war, bevor irgend etwas war ... vor aller Schöpfung hat Gott euch und mich in sein Herz und seinen Sinn gefaßt. Seine Menschen, dazu bestimmt, aus seinen Geschöpfen in seine Kinder verwandelt zu werden, sind der erste Schöpfungsgedanke Gottes. Vor Grundlegung dieser Welt ist unser Name in der jenseitigen, übergeordneten Welt festgeschrieben.

Zu David sagte er dann: Dein Anfang liegt weit, weit vor dem Augenblick, in dem du hier, im biologischen Leben, empfangen und geboren wurdest. Als Gott sagte ›Lasset uns den Menschen machen nach unserem Ebenbilde‹, da sagte er ›Lasset uns David machen.‹ Und so machte er dich, wenig niedriger als die Engel, von Anfang an erwählt und von aller Schöpfung ausgesondert.‹

›Wer das glauben kann‹, sagte David Tilman.

Der Alte gab ihm keine Antwort darauf, sondern fuhr fort zu erzählen. Er sprach davon, wie Gott den Menschen nicht nur erdacht und geschaffen hatte, sondern eine ununterbrochene und für meine Begriffe erstaunlich leidenschaftliche Beziehung zu diesem winzigen, zerbrechlichen Geschöpf aufrechterhielt. Ich sah alle die kuriosen alten Geschichten auf einmal in einem neuen Licht, als die Manifestationen eines Gottes, der seine Geschöpfe gewissermaßen unablässig umkreiste – niemals fern und gleichgültig, sondern Tag und Nacht fordernd und gebend, gebietend und gewährend, helfend und strafend ... Ich hatte mich bis dahin durchaus als einen gottgläubigen Menschen betrachtet, aber das Etwas, an das ich glaubte, war kalt wie ein Diamant und unzugänglich wie ein Stern am Himmel und damit letzten Endes ganz irrelevant für mich. Jetzt mußte ich daran denken, daß ich in diesem See vor der Toteninsel das Gefühl gehabt hatte, eine Person faßte mich und ziehe mich dort heraus.

›Deshalb‹, sagte Dr. Wiegand, ›haben Christen den Menschen immer auf eine besondere Weise gesehen: Nicht als Zufallsprodukt einer vom Urknall gestarteten Entwicklung, die eigentlich sinnlos abrollt, sondern als ein Wesen von großartigem und unzerstörbarem Wert: ›Jeder Mensch ist einen Christus wert.‹ Die Blickrichtung des Christentums ist der Blick von oben her, vom göttlichen Plan her, von der Voraussetzung einer Existenz von Ewigkeit zu Ewigkeit her.‹

Ich mußte immer wieder David ansehen. Ich konnte natürlich nicht wissen, was er dachte, aber wie er zuhörte! Aus den Bemerkungen, die er dann im Lauf der Nacht machte, schloß ich, daß sich in seinen Gedanken ein Dia über das andere zu schieben begann – ein Bild seiner Existenz, in dem alle Räume und Entfernungen und Perspektiven viel größer abgesteckt waren als in dem winzigen Raum, in dem er bislang existiert hatte. Er kam mir vor wie ein Mensch, der die längste Zeit auf schlüpfrigen Trittsteinen durch eine gefährliche Flut balanciert ist und nun plötzlich eine Mole entdeckt, auf der er ruhig sitzen kann. Ich muß dazusagen, ich greife hier schon ein wenig vor, denn in der Nacht damals warfen wir beide, er und ich, nur den ersten verwunderten Blick aufs Christentum. Für David hieß die Lehre, die er damals mit nach Hause nahm: Jeder Mensch ist erste Wahl. Für mich hieß sie: Nichts geschieht zufällig.

Nun...« Er lächelte Lena an und hob beide Hände zum Zeichen, daß er zum Ende gekommen war. »Ich habe noch oft mit Dr. Wiegand diskutiert, und heute bin ich gläubig.«

»Und Dr. Tilman?« fragte sie.

»Ich weiß nicht, was in ihm vorgeht, aber ich denke, er wird auch dazu kommen, denn seit damals hat er sehr konsequent weitergefragt. Es ist ja nicht damit getan, daß man an Gott glaubt, da kommt noch einiges dazu ... und David will immer alles sehr genau wissen.«

»Und diese Lehre macht Sie glücklich?«

»Die Lehre nicht«, sagte Ludwig Beranek. »Aber die Person.«

»Welche Person?« fragte Lena verblüfft. Dr. Wiegand meinte er offenbar nicht, und sonst war von niemand die Rede gewesen.

Er sagte: »Es gibt einen sehr klugen Satz, Lena: Christentum ist Christus. Jesus sagt von sich selbst: ›Ich bin der Weg, die Wahrheit und das Leben.‹ Damit ist eigentlich schon alles erklärt. Er sagte nämlich nicht: Ich weise euch den Weg, ich zeige euch die Wahrheit, ich bringe euch das Leben. Er sagte: Ich bin alles das.«

Sie griff nach der silbernen Teekanne und schenkte ihre beiden Tassen voll. »Ganz folgen kann ich Ihnen nicht.«

»Es ist fürs erste auch nicht leicht zu verstehen, weil wir so auf Lehren fixiert sind, auf Ideologien, auf Kodices, auf Denksysteme, wir wollen immer wissen, was *sagt* der und der, anstatt zu fragen: Wer *ist* der und der?« Er griff so geschickt nach seiner Teetasse, daß Baghira – minimal in seinem Schlaf gestört –, nur einen schnaufenden Atemzug tat und sekundenlang ein Auge öffnete. Lena betrachtete die beiden. Ihr fiel auf, daß der Mann und die Katze dieselbe traubengrüne Augenfarbe hatten.

Er sagte: »Für mich persönlich begann die ganze Sache in dem Moment, als ich in meinem Erlebnis – nennen wir es ruhig mein Todesnähe-Erlebnis –, das Empfinden hatte, jemand ziehe mich dort aus dem ganzen Schrecken heraus. Ein Beginn war es deshalb, weil ich mit völliger Klarheit das Wirken einer Person erkannte. Zwar hatte diese Person keinen Namen und kein Gesicht, aber jemand wirkte auf mich und meine Situation ein. Als wir mit Dr. Wiegand beisammensaßen, fand ich, daß sein Glaube mit meinem Erlebnis korrespondierte: Da wie dort war die Rede von einer aktiven Persönlichkeit, einem Jemand, der agierte und reagierte und bereits angefangen hatte, in meinem Leben mitzumischen. Das führte zu der Überlegung, ob meine erfolgreiche Reanimation damals nicht auch ein solches Herausziehen gewesen war. Sehen Sie? Als ich nach dem WARUM suchte, fand ich keine lehrhafte Antwort, die dieses Ereignis mehr oder minder logisch begründet hätte, ich fand eine Person. Ich könnte Ihnen heute keine Antwort geben, warum ich überlebt habe, warum ich mit so viel Aufwand ins Leben zurückgeholt wurde, während bessere und wertvollere Menschen als ich ohne zweite Chance sterben – ich bin mir aber absolut sicher, daß Er die Antwort weiß, und das genügt mir. Ich fühle mich geborgen darin, daß vieles, was mir in meinem eigenen Leben unverständlich ist, in seinen Händen ruht.«

»Sie sprechen wie von einem lebenden Menschen.«

»Ich spreche auch von einem Lebenden – wenn auch von mehr als einem Menschen. Was ich aber vor allem sagen wollte: Als mir klar wurde, daß hinter meinem Problem eine Person zu finden war, wurde mir klar, daß auch hinter Davids Problem eine Person zu finden sein mußte. Derselbe, der die Antwort wußte, warum ich weitergelebt hatte, wußte auch die Antwort, warum David mit einem so ausgefallenen Gehirn existierte, so hochbegabt und zugleich so krank.«

»Ja schön. Aber seien Sie mir nicht böse, was nützt das Dr. Tilman, wenn man in irgendwelchen hohen himmlischen Sphären den tieferen Sinn seines Leidens kennt? Was er braucht, ist konkrete Hilfe.«

Beranek blickte sie aufmerksam an, als versuchte er die Emotionen hinter ihrem scharfen Ton zu erforschen. »Ja sicher ... Und das hat Gott schon vor Ihnen erkannt, Lena. Deshalb ist er auch aus seinen hohen himmlischen Sphären herabgestiegen, um David – und unzähligen anderen – konkrete Hilfe anzubieten.«

Lena erinnerte sich dunkel an Kirchenbesuche in Begleitung der alten Frau Hofrat. Sie hatte als Kind in der dunklen, nur von Kerzen erleuchteten Kirche eine Art wohliges Gruseln empfunden – die Bilder der Märtyrer auf den Wandfresken! Die Reliquien der Heiligen in ihren Glassärgen! Die uralten Grabsteine in den Kirchenmauern! Aber als sie älter geworden war, hatte sie aufgehört, sich zu fürchten, und damit auch jegliches Interesse verloren. Sie bemerkte zweifelnd: »Ich weiß nicht. Es ist nicht jeder so veranlagt, daß er in der Religion Trost findet.«

»Von Religion war nicht die Rede, Lena, das habe ich schon zuvor gesagt. Die Rede ist von jemand, der bereit ist, David zu tragen, wo er zusammenbricht, David zu heilen, wo er verwundet ist, David zu erneuern, wo er tot in seinen Sünden ist – jemand, der das Kalb mit zwei Köpfen in ein Kind Gottes verwandelt. Diese Kraft der Verwandlung ist das Geheimnis des Christentums.«

»Haben Sie sich verwandelt?« fragte sie neugierig, in der Erinnerung daran, daß sie sich Lutz Beranek nach dem Bericht ihrer Schwester eigentlich viel weniger sympathisch vorgestellt hatte, als er ihr dann erschienen war.

»Doch«, antwortete er. »Aber danach müßten Sie eher Leute fragen, die mich schon lange kennen – von sich selbst Zeugnis abzulegen ist immer eine etwas dubiose Sache; man sieht sich so verzerrt. Ich kann nur mit Sicherheit sagen, daß ich mein ewiges Grübeln und Brüten abgelegt habe; ich habe schon lange keinen Zeitungsausschnitt mehr in mein Buch geklebt, und ich – ich fühle mich viel mehr als früher dem Leben zugewandt. Ich kann es nicht so elegant in Worte fassen, wie Sie das zweifellos könnten, ich merke nur, ich bin willens, zu leben – früher war ich das nicht, ich war ziemlich depressiv.«

Plötzlich lachte er auf, so lebhaft, daß Baghiras Ohren gereizt zuckten. »Soll ich Ihnen sagen, woran ich das gemerkt habe? Im vergangenen Sommer ging ich einmal auf Schaufensterbummel, und mit einemmal wurde mir bewußt, daß ich immer wieder die Straßenseite wechselte, und zwar jeweils auf den Gehsteig hinüber, den die Sonne beschien. Früher hatte ich dasselbe getan, aber da war ich auf den Gehsteig gewechselt, der im Schatten lag. Das klingt vielleicht nicht besonders toll, aber –«

»Ich denke, ich weiß, was Sie meinen«, versicherte sie ihm. »Es lichtete sich innerlich.«

»Wie Sie das ausdrücken können!« rief er in ehrlicher Bewunderung aus. »Ja, es lichtete sich! Und wissen Sie, warum? Weil Licht in mich hereingekommen ist.«

»Durch Ihren Glauben?«

»Nein, durch Jesus. Mein Glaube hat ihm nur die Türe aufgemacht. Und sehen Sie – wenn diese Türe ein Türschildchen hätte, dann müßte daraufstehen: LUDWIG BERANEK – JESUS CHRISTUS. Im Moment, wenn ich ehrlich bin, steht sehr groß oben LUDWIG BERANEK und ziemlich klein darunter IN UNTERMIETE – JESUS CHRISTUS. Aber ich hoffe, es kommt so weit, daß eines Tages auf dem Schild steht: LUDWIG BERANEK, DOCH NICHT ICH LEBE, SONDERN CHRISTUS LEBT IN MIR.«

Sie fühlte sich verwirrt von der seltsamen Mischung aus Scherz und tiefem Ernst in seinen Worten. »Meinen Sie das nun abstrakt oder...«

»Nein, nicht abstrakt. Vielleicht kennen Sie den Spruch indischer Weisheit: ›Ein seit Jahrhunderten verdunkelter Raum wird sofort erhellt, nicht indem man die Dunkelheit hinausjagt, sondern indem man das Licht hereinläßt.‹ Ich meinte, diese Kraft der Verwandlung hat ihren Ursprung darin, daß Jesus in eine menschliche Seele eintritt und darin sein Wesen – das Licht –, entfaltet. Und in dem Augenblick, in dem dieses Licht wirksam wird, beginnen Veränderungen in der Dunkelheit, das ist unvermeidlich, selbst wenn das Licht fürs erste nur ein Kerzenstümpfchen ist.« Er drehte das Handgelenk und warf einen Blick auf die Armbanduhr. »O nein – schon so spät. Lena, ich danke für Tee, Kuchen und Katze... tut mir leid, Kamerad, aber du mußt jetzt runter! – aber ich sollte um 19 Uhr im Café Lazarett sein. Ich muß gehn.«

»O, dann habe ich denselben Weg wie Sie«, fiel sie rasch ein. »Ich – ich hole nämlich Lisa von der Station ab.«

Es gab noch einiges, was sie ihn wegen Dr. David fragen wollte.

Samstag, 11. November, 18 Uhr.

Die Dunkelheit war hereingebrochen; entlang der Fahrbahn brannten Peitschenleuchten mit kaltem orangem Glanz. Häuserfassaden und Fahrbahn, Geländer und Drähte troffen von Nebel. Lena schlug den Kragen ihrer grauen Plüschjacke hoch. Die feuchte Kälte schien von allen Seiten in sie hineinzusickern.

»Was machen Sie eigentlich jetzt – beruflich?« fragte sie. »Immer noch Krankenpfleger?«

»Was sonst?« Er lachte auf. »Das ist alles, was ich kann.«

»Warum sind Sie eigentlich von C 12 weggegangen?«

»Oh ... es gab gewisse Spannungen mit Dr. Wiegand.«

Sie horchte erstaunt auf. »Spannungen? Ich dachte, Sie hätten sich gut mit ihm verstanden, vor allem, nachdem Sie sich zu seiner Religion bekehrt –«

Er unterbrach mit einer lebhaften Geste. »Ich habe mich zu Christus bekehrt, nicht zu Dr. Wiegands Religion – wollen wir den Unterschied für spätere Gespräche festhalten. Und in manchen dogmatischen Fragen bin ich anderer Meinung als er.«

»Und er ist intolerant?«

»Intolerant würde ich es nicht nennen. Sagen wir, er ist eine starke und entschiedene Persönlichkeit, und auf C 12 war er immerhin mein oberster Chef. Das brachte schon einige Spannungen mit sich. Und dann ... na, gleichgültig.« Er machte eine eckige Bewegung, mit der er sich selbst zum Schweigen brachte.

Die Straße machte eine scharfe Kurve und wurde dann breiter. Die Häuser links und rechts – verschiedene medizinische Museen und Institute –, standen hinter Mauern und Gitterzäunen, und gekieste Fahrwege führten zu ihnen hinauf. Eine Weile lang blickte sie im Vorübergehen in einen weißen Garten, in dem alles aus Stein war, sogar die kugelrunden Rosenbüsche neben der Einfahrt – zerbröckelnder, von dunklen Flechten überwachsener Stein. Das Haus hatte eine Terrasse mit einem Geländer gehabt, das jetzt in Trümmern auf dem Kies lag, und einen Giebel mit zwei Figuren, von denen eine nur noch zur Hälfte da war. Aus dem Unterteil ragte eine steinerne Hand mit einem Palmwedel hervor, und wo der Oberteil hingehört hätte, starrte ein rostiger Spieß ins Leere.

»Was ›na gleichgültig‹?« fragte sie neugierig.

»Nichts.«

»Es gab noch einen anderen Grund, nicht wahr?«

Er zuckte betont die Achseln. »Ich fühlte mich nicht mehr wohl auf C 12, nachdem dieses ganze Theater angefangen hatte ... diese Affäre mit Mrs. Sward und der R.I.P. und den nächtlichen Aktionen. Ich sah es kommen, daß wir da demnächst in einen riesigen Publicity-Rummel hineingezogen würden, und das paßte mir nicht, schon gar nicht –«

»Nachdem Sie Verdacht geschöpft hatten, daß die R.I.P. mehr getan hatte, als nur Blumen vor die Türe zu stellen?«

Er zuckte zusammen, dann drehte er sich halb um und betrachtete sie scharf. »Ja. – Sie sind wieder am Zug.«

Sie hob schweigend drei Finger der linken Hand und schlug dann die Rechte darüber.

»Vier«, sagte er. »Nach meiner Rechnung.« Er blieb stehen und schlug heftig eine Hand in die andere. »Aber wie in aller Welt sind Sie an die Sache drangekommen? Sagen Sie bloß, Lisa hätte Verdacht geschöpft?«

Sie blickte ihn spöttisch an. »Warum nicht? Meinen Sie, nur Männer können denken?«

Er überging den Einwurf. »Ich bin nur neugierig, was die R.I.P. unternehmen wird, wenn sie merken, daß die Sache aufzufliegen beginnt. Ich weiß davon. Sie ebenfalls. Und Lisa. Das sind schon drei. Es kann nicht lange dauern, bis David oder sonst ein kluger Kopf ebenfalls dahinterkommt.«

Sie bogen in die Hauptstraße ein. Unwillkürlich gingen sie nahe nebeneinander, wie Verschwörer. Auf der vierspurigen Fahrbahn war in dieser Nacht wenig Verkehr. Nur selten flog der goldene Lichtschein von Autoscheinwerfern neben ihnen auf und huschte über die kahlen Bäume, die links und rechts der Fahrbahn vor den protzigen schwarzen Häusern standen. Die meisten dieser Häuser waren Museen. Nachts brannte kein Licht in den hohen Fenstern, in denen sich das Neonlicht der Straßenlampen brach wie Mondschein auf dunklem Wasser; nur dann und wann sah man ein Flämmchen hinter den Glasscheiben wandern, wenn ein Nachtwächter oder Portier die Räume kontrollierte.

»Haben Sie Beweise gefunden?« fragte Beranek plötzlich scharf.

»Nein. Und Sie?«

»Wenn ich Beweise hätte, säße Antosch im Gefängnis, anstatt Pressekonferenzen zu geben, und seine Fünfte Kolonne mit ihm.«

»Wen meinen Sie?«

»Nun, den Helfershelfer«, erklärte er ungeduldig. »Irgend jemand in der Station muß mit ihm zusammenarbeiten, nicht wahr? Ich weiß nicht, wie er es angestellt hat, so daß man ihm keinen gewaltsamen Tod nachweisen kann, aber ich bin überzeugt, daß Patienten getötet wurden, und daß irgend jemand aus dem inneren Bereich die Hand dabei im Spiel hatte.«

»Und wer das sein könnte, ist nicht herauszufinden?«

Er zuckte die Achseln, schob die Hand unter ihren Arm und dirigierte sie zur gitterüberwölbten Öffnung eines Abgangs. Steile Betonstufen führten dort vom Straßenniveau in die Passage hinunter, in der es sehr warm, aber auch ziemlich zugig war. Trübes gelbes Licht brannte in vereinzelten Lampen.

Lena fragte: »Wem würden Sie zutrauen, daß er oder sie für die R.I.P. tötet?«

»Niemand von den Ärzten und auch niemand von den Pflegern und Schwestern, möchte ich sagen.«

»Und warum nicht? Es ist noch nicht lange her, da sagten Sie mir, weder ein Doktortitel noch ein Diplom schützte vor Irrsinn oder Sadismus.«

Er warf mit einer merkwürdigen Gebärde die Achseln hoch. »Das ist etwas anderes, als einen Mord im Auftrag zu begehen, noch dazu im Auftrag einer Kreatur wie Antosch, der nach jedem Mord seine Geldbündel zählt. Sehen Sie ... als Arzt oder Pfleger oder Schwester auf einer Intensivstation zu arbeiten, das verlangt und produziert eine eigene Mentalität. Loyalität nach innen, und nach außen eine gewisse ... Feindseligkeit, könnte man es ruhig nennen. Wir sind sehr isoliert, auch innerhalb des Krankenhausbetriebes. Niemand, glaube ich, mag uns wirklich. Wir sind einerseits sehr elitär, wir haben die beste technische Ausrüstung und das höchstqualifizierteste Personal – andererseits kursiert hinter unseren Rücken der Witz, an den orangen Overalls erkenne man die Müllabfuhr. Verstehen Sie, Lena? In dieser Situation lebt man wie in einem Druckkochtopf. Jeder braucht jeden, und die Patienten brauchen unablässig uns alle. Die Welt ist für unsereins so groß wie die Grundfläche der Station, und darauf lasten tausend atü Verantwortung und Streß und Hetzerei und emotionelle Belastung. Ich will gar nicht leugnen, daß es unter uns da und dort Irre gibt, und Psychopathen, und Leute, denen Stimmen aus der Wand Befehle geben ... aber den Killer für einen Außenstehenden zu machen, das kann ich mir ganz allgemein schlecht vorstellen, und auf C 12, wo ich die Leute kenne, würde ich sagen, es ist unmöglich.«

Ihre Schritte klangen dumpf auf dem Terrazzoboden der Passage. Die Läden hinter den dicken Glaswänden hatten bereits für die Nacht geschlossen. Ein buntes Nebeneinander von Läden: mondäne Citygeschäfte hatten dort ihre Filialen neben bizarren Boutiquen; schmale, stockfinstere und nach Kakaolikör riechende Cafés drängten sich an große, neonglitzernde Trinkhallen, die hauptsächlich verschiedenfarbige Brausen und Limonaden ausschenkten und bei den jungen Leuten sehr beliebt waren. Lena hatte sich nie mit ihnen anfreunden können, weil ihre Produkte alle rosa, violett, pfefferminzgrün und signalrot waren und mit ihrer Kohlensäurebeimischung wie giftig brodelnde Chemikalien aussahen. Jetzt waren Cafés und Hallen geschlossen und dunkel.

»Bliebe nur das nichtmedizinische Personal«, spann Lena den Gedanken weiter. »Andererseits kann ich mir jugoslawische Putzfrauen und einen halbgelähmten Hausarbeiter auch nicht als tükkische Killer vorstellen. Sie etwa?«

»Die sicher nicht, aber wir haben immerhin auch eine Sekretärin, die ehemalige Krankenschwester ist; Frau Isolde war, bevor sie alles das Pech hatte, Ordinationshilfe bei einem Gynäkologen, und Zoltan, der zweite Hausarbeiter, war Sanitäter beim Militär, alle –«

»Augenblick«, unterbrach Lena. »Was war das mit Frau Isoldes Pech?«

Er wandte ihr etwas überrascht den Blick zu. »Ach ... eine traurige, aber nicht gerade originelle Geschichte. Sie war eine recht gutsituierte und erfolgreiche Frau – der Arzt, für den sie arbeitete, hatte eine echte Nobelpraxis – bis sie ausgerechnet einen Alkoholiker heiratete. Und wie es in solchen Fällen geht, nach fünf Jahren waren sie alle beide am Ende. Der Gatte versumpfte irgendwo zwischen Männerasyl und Gefängnis, und sie mußte zusehen, wie sie ihr Leben wieder in den Griff bekam. Es war nicht leicht für sie – allerdings ist sie eine tüchtige und disziplinierte Frau.«

»Aber auch stark angeschlagen.«

»Was wollen Sie damit sagen?«

»Ludwig ... als wir uns das erstemal getroffen haben, da haben Sie mir in etwa folgendes gesagt: Viele von den Menschen, die damals in der Nazizeit zur Euthanasie schwiegen oder zustimmten, taten das, weil sie selbst schwer angeschlagen waren; weil ihr geknicktes Selbstbewußtsein die Bestätigung brauchte, daß sie noch lange nicht zur untersten Schicht, zu den Randgruppen, den Parias, den Lebensunwerten gehörten. Und wie Sie Frau Isolde schildern ... nun, da ist eine tüchtige, angesehene Frau, die plötzlich schwer abstürzt, die ihre finanzielle Sicherheit und ihr soziales Ansehen und ihre Selbstachtung verliert. Die ihren Mann haßt, diesen nutzlosen, labilen, ewig im Alkohol schwimmenden Tropf, der nur Schaden und Ärger anrichtet. Die sich aber andererseits auf eine unterschwellige und unbehagliche Weise mit ihm verbunden fühlt, sonst hätte sie ihn niemals in dem Wissen, daß er trinkt, geheiratet.«

»Sie kennen die Frau doch nicht.«

»Nicht persönlich, aber wir haben so viele Artikel über die Frauen von Alkoholikern in ›moderne frau‹ gebracht, daß ich eine gewisse Vorstellung habe. Diese Frauen sind in einer Zwickmühle: Sie hassen den Kerl, sie hassen den Teil ihrer selbst, der ihn liebt, sie schämen sich und versuchen, alles in Ordnung zu bringen, was sich nicht in Ordnung bringen läßt ... Merken Sie, daß da eine Menge Dynamit lagert?«

In ihren Gedanken tauchte die Erinnerung an die Frau auf, wie sie sie in der Abenddämmerung aus der Station treten gesehen hatte, steif, aufrecht, in dem Blaufuchsmantel, der ein wenig zu teuer für einen gewöhnlichen Arbeitstag wirkte. »Ich wette, Frau Isolde ist eine super-saubere, super-tüchtige Putzfrau, die sehr viel Wert auf Respekt legt –«

Beranek lachte. »Das kann man sagen. Es war ihr schon nicht recht, daß man sie nicht beim Familiennamen nannte, aber daß man ›Sie‹ zu ihr sagt, darauf hat sie eisern bestanden. Das war dann recht witzig, daß wir die Assistenzärzte duzten und die Putzfrau siezten.«

»Sehen Sie? Wer besteht so verkrampft auf feierlichen Umgangsformen? Nur Menschen, die einerseits etwas darstellen wollen, aber andererseits fürchten, ihr wirklicher Status paßt nicht dazu. Es ist nicht angenehm, die Frau eines Säufers zu sein. Es bedeutet immer Schande und Demütigung, und daraus entsteht Haß und der Wunsch, diese Kreatur zu vernichten ... und dann wohl der Wunsch, alle solchen schwächlichen und jämmerlichen Kreaturen zu vernichten ... Hören Sie mir eigentlich zu oder denken Sie an etwas anderes?«

Beranek blieb stehen und legte die Hand auf ihren Arm. »Ich dachte momentan an etwas anderes, Lena. Nämlich ... der erste der vier Patienten, deren Tod mir verdächtig vorkommt, war ein Alkoholiker.«

Samstag, 11. November, 18.45 Uhr.

Die Straße schlug einen kühnen, in Wolken oranger Helligkeit gehüllten Bogen. In den sichelförmigen Vorgärten der alten Häuser standen da und dort Bäume, hohe schlanke Bäume mit hängenden Ruten; sie gaben den Häusern etwas düster Exotisches, als wanderte man zwischen verlassenen Palästen aus Tausend und eine Nacht herum. Niedrige verschnörkelte Gitterzäune trennten die einzelnen Gärten. Einmal sah Lena eine riesenhafte Trauerweide über ein leeres und verfallenes Brunnenbecken hängen – es sah aus, als sei sie es gewesen, die das Wasser herausgesaugt und die Marmorfiguren zerbrochen hatte, ein triumphierendes Baumgespenst über Ruinen, die es mit sehnigen Rutenfingern liebkoste. Lena sagte: »Wir kommen der Sache näher, nicht wahr?«

»Mag sein. Vielleicht auch nicht. Sie wissen selbst, wir haben nicht einmal Beweise, daß Morde begangen wurden, wir haben nichts als einen Verdacht und ein bißchen Psychologie und –«

»Sie kennen Frau Isolde doch schon eine ganze Weile. Wenn Sie darüber nachdenken, was Sie von ihr wissen, wird Ihnen das eine oder andere einfallen, das Ihnen weiterhilft. Würden Sie sie beispielsweise eine gutherzige und anteilnehmende Frau nennen?«

Die Antwort kam sofort, ohne jedes Überlegen. »Nein, absolut nicht. Ich habe nie erlebt, daß sie an irgend etwas Anteil nahm, was die Patienten oder auch uns betraf. Wenn ich überlege – sie hat uns eigentlich ziemlich deutlich spüren lassen, was sie von uns hält. Der einzige, der einigermaßen vor ihr bestehen konnte, war Dr. Wiegand, weil der in etwa den Rang ihres ehemaligen Chefs hatte, aber die Assistenzärzte waren für sie dumme Jungen, und wir vom Personal ... naja, wir waren so im Rang von Nachttopfträgern und Hinternabwischern. Sie ließ uns das auch merken. Wenn ein anderer als Dr. Wiegand etwas von ihr wollte, da tat sie immer so –«. Er machte eine träge, arrogante Handbewegung.

Lena nickte. »Sagen wir, sie ist der Station gegenüber gleichgültig bis feindselig eingestellt. Und warum sollte sie nicht Mitglied der R.I.P. sein? Wer von Ihnen sollte erfahren, was sie privat unterzeichnet hat? Vielleicht hat sie auch nichts unterzeichnet, sondern identifiziert sich nur sehr stark mit den Leuten. Sie –«

»Halt, Lena, einen Moment. Ich muß da etwas ausdenken.« Er drückte, Schweigen verlangend, ihren Arm. Ein paar Minuten grübelte er so, dann sagte er plötzlich: »Seltsam, wie einem so etwas einfällt – und ich habe jetzt ehrlich gesagt keine Ahnung, ob es überhaupt etwas zu bedeuten hat, aber ich dachte über Ihre Frage nach, und da fiel mir die Sache ein.«

Sie hatten die gewaltig gewölbte Toreinfahrt des Spitals erreicht und traten in den unregelmäßig erleuchteten Hof dahinter.

»Ja?«

»Als David nach seinem ersten Zusammenbruch – das war vor zwei Jahren –, wieder auf die Station kam, passierten ein paar Wochen hintereinander ziemlich merkwürdige und unangenehme Dinge. Erst hielten wir sie für dumme Zufälle ... zum Beispiel, daß in seiner Kaffeetasse Salz statt Zucker war. Dann wurden sie bösartiger. Einmal waren seine Schuhe innen mit einem klebrigen Dreck bestrichen ... dann war ein Milchpäckchen, das er in seinen Spind gestellt hatte, aufgestochen, sodaß die Milch über seine Kleider rann ... dann lag eines Tages ein Artikel aus einer rechtsextremen Zeitung in seinem Spind mit der Schlagzeile FORDERT SICHERHEITSVERWAHRUNG FÜR UNHEILBAR IRRE! ... und anderes dergleichen mehr. Wir verdächtigten einer den anderen – es war eine miese Zeit –, bis sich der Verdacht allmählich auf Frau Isolde konzentrierte. Da hörten die Attentate mit einem Schlag auf.«

»Aber vor zwei Jahren begannen diese mysteriösen Todesfälle.«

»Ja«, stimmte er nachdenklich zu. »Kurz danach.«

»Jemand, der so boshaft ist, Schuhe mit Unrat zu füllen, würde auch Blumen und Grabkerzen vor die Türe stellen, nicht wahr?«

»Es würde zusammenpassen, ja.«

Lena sagte: »Fallen Ihnen auch die Stufen auf? Es beginnt mit bösartigen, aber immerhin noch ziemlich kleinlichen Terrorakten. Sie wird verdächtigt und ist klug genug, aufzuhören, bevor sie überführt wird. Aber dieses Ereignis beeindruckt sie sehr stark. Wie auch nicht: Sie, die für die jungen Ärzte ohnehin nur Verachtung übrig hat, wird jetzt zusätzlich von einem jungen Arzt befehligt, der in ihren Augen ein armer Irrer ist. Vielleicht war das der Punkt, wo sie beschlossen hat, sich sozusagen aktiv an den Zielen der R.I.P. zu beteiligen. Patienten, die auf der Kippe stehen, werden hinüberbefördert. Aber das befriedigt auf die Dauer nicht. Also wird das Terrorprogramm wieder aufgenommen, das auch am ehesten ihrer Art entspricht: Nächtlichen Schrecken verbreiten, häßliche Symbole hinterlassen. Ich fürchte, es wird nicht allzulange bei Blumen und Kerzen und Klebern bleiben, sie wird sich bald etwas Neues und Handfesteres einfallen lassen – vergessen Sie nicht, sie hat sich auch damals von Salz im Kaffee zu massiven Gemeinheiten gesteigert.«

»Ich glaube nicht«, unterbrach er, »daß Antosch solche Aktionen unterstützt, dazu ist er zu schlau. Was er vor allem braucht, ist gute Publicity – das edle, humanitäre Anliegen –, und die kriegt er nicht mit Psychoterror-Aktionen.«

»Da haben Sie recht, aber Antosch muß gar nichts davon wissen, was sich nachts auf den Stufen von C 12 abspielt. Ihre Frau Isolde scheint ja keine sehr mitteilsame und gesellige Person zu sein. Ich nehme an, das ist ihr privater Spaß, wie das Kaffeesalzen und Kleiderruinieren. Nur – Ludwig, der Spaß wird ein böses Ende nehmen, fürchte ich.«

»Es wird sich weiter steigern, meinen Sie?«

Sie waren an der Stelle stehengeblieben, wo sie sich trennen mußten. Linkerhand schimmerten über die nebelfeuchten Eibenhecken hinweg die Milchglasfenster von C 12.

Lena blickte den Pfleger ernst und beklommen an. »Das meine ich, ja. Und meine ganz persönliche Meinung ist, es wird sich zu blutrotem Mord steigern. Haß wird nicht satt. Wie haben Sie damals gesagt? Wäre das Programm zur Vernichtung lebensunwerten Lebens durchgezogen worden bis zur letzten Konsequenz, ganz Europa wäre heute ein Friedhof. Wenn diese Frau ihr Programm durchzieht, dann wird auf C 12 sehr bald jemand sterben, der kein Patient und auch nicht todkrank ist.«

Ein paar Sekunden lang sah sie Beranek nach, der mit seinen forschenden Schritten der nächsten erleuchteten Tordurchfahrt zustrebte, dann wandte sie sich der Station zu. Ihre Gedanken wanderten in verworrenen Bahnen, aber wohin sie auch gingen, sie kehrten immer wieder zu einem zurück.
Ich habe Angst um dich, Dr. David, dachte Lena Offenbach.

Samstag, 11. November, 18.50 Uhr.

Die Zeiger der Uhr im Vorraum der Station rückten auf 19 Uhr. Die Pfleger und Schwestern der Nachtschicht tauchten einer nach dem anderen auf, ihre nassen Mäntel und Schuhe erfüllten den Korridor mit einem erdigen Schlechtwettergeruch. Lisa warf einen letzten Blick auf die Diabetikerin, die den Aufruhr im Nebenbett nervlich nicht verkraftet hatte. Sie wies ihr Abendessen zurück und lag still im Bett, weinend, wie erschöpfte Kinder weinen – große Tränen flossen eine nach der anderen über ihre Wangen und tropften übers Kinn.

Lischka beschloß, die Sache in die Hände zu nehmen. Er stellte sich ans Fußende des Bettes und blickte sie an, bis sie aus jämmerlich feuchten Augen seinen halb strafenden, halb mitfühlenden Blick erwiderte.

»Was ist?« fragte er. Das »a« rollte tief und dunkel. »Warum wollen Sie nichts essen?«

Wilma Herlacher legte die flache Hand auf die Brust, mit einer Geste, die deutlich illustrierte, daß ihr Herz zum Zerspringen klopfte und sie keinen Bissen hinunterbringen würde.

»Gefällt mir gar nicht«, sagte Lischka.

Die Tränen flossen so reichlich, daß das Löwenhaar an den Seiten feucht wurde. Die kleine Frau fühlte sich offenkundig zerrissen zwischen ihrem Bedürfnis, eine willfährige (und von allen gelobte) Patientin zu sein, und ihrer Nervosität; sie wollte gerne brav sein und essen, aber sie fürchtete sich, und ihre Kehle war wie zugeschnürt.

»Hören Sie«, sagte Lischka plötzlich. »Wir machen eines, wir legen Sie ins andere Zimmer. Da haben Sie einen ganz ruhigen Nachbarn, der schläft und stört Sie nicht. Gute Idee?«

Ein heftiges Nicken bestätigte, daß es eine sehr gute Idee war.

»Aber dann«, nannte Lischka seinen Preis, »dann essen Sie, ja? Dann möcht ich nicht noch einmal hören »Ich mag nicht«.«

Wilma Herlacher erklärte eifrig ihre Bereitschaft, alles zu essen, was man ihr vorsetzte, wenn sie nur von der unheimlichen Zimmergenossin wegverlegt wurde.

»So ist's gut, so ist's recht«, hörte Lisa den Pfleger sagen, während er abwechselnd Hand und Schulter der Patientin tätschelte. »Gleich kommen Sie ins andere Zimmer, und dann ist alles gut, nichts Schlimmes, kein Grund zum Fürchten ... jetzt ist alles ruhig, alles friedlich.«

Unwillkürlich horchten sie beide – die kranke Frau und Lisa. Es war tatsächlich ruhig.

Ein paar Sekunden lang.

Dann gellte ein Schrei durch den Korridor, so voll Schmerz und Entsetzen, daß Lisa ihr Gesicht kalkweiß werden fühlte.

Samstag, 11. November, 19 Uhr.

Sekundenlang erschien Lisa die Szene im Hinterzimmer so unwirklich wie die bluttriefenden Poster in billigen Videotheken. Der häßliche zwielicht-erhellte Raum schien rundum mit Blut bespritzt, Blut, das unglaublich reichlich aus den Wunden des nackten Mannes quoll, der sich brüllend auf dem Sofabett hin und her wälzte – von langen rotglänzenden Schlieren bedeckt, schlug er um sich, durchnäßte Laken und Decke, hinterließ einen schmierigroten Abdruck, wo seine blutnasse Handfläche in verzweifelter Abwehr gegen die Tünche der Wand klatschte –

Und da war die Gestalt, die mit einer langen Verbandsschere in der Hand über ihm stand – die Gestalt, die ihre graue Maske trug, obwohl jeder wußte, wessen Gesicht sich darunter verbarg.

Lisa war unter den ersten, die das Hinterzimmer erreicht hatten, neben ihr stand Schwester Katja, hinter ihr drängte sich die gesamte Belegschaft der Station im Gang. Stimmen riefen und schrien durcheinander, die einen, weil sie wußten, was geschah, die anderen, weil sie es nicht wußten.

Lisa hatte oft den Vorwurf gehört, daß sie nicht allzuschnell dachte, und üblicherweise mochte das durchaus zutreffen. Aber diesmal kam es über sie wie eine Erleuchtung. Sie warf einen Blick auf das graue Un-Gesicht, das so grotesk über dem ockerfarbenen Kleid einer Putzfrau hing, einen Blick auf die Hintertüre, und

dann, als das Geschrei rundum zu bestürztem Schweigen verebbte, sagte sie laut und klar: »Aber uns kriegst du nicht!«
Das blinde graue Gesicht wandte sich langsam in ihre Richtung. Dann neigte es sich zur Seite, als horchte der Popanz. Die Hände in den dicken Wollhandschuhen – so grotesk wie die Hände von Disney-Figuren –, hoben sich in stumm drohender Gebärde. An der glänzenden Schere entlang lief ein dicker Blutstropfen, sammelte sich an der Spitze und fiel.
»Du hast den Krüppel erwischt, und du hast den Irren erwischt«, fuhr sie fort und wunderte sich, wie kräftig und klar ihre Stimme in dem dumpfigen Raum klang. »Aber wir sind Lena-Lisa, wir sind zwei und doch nur eins, und uns kriegst du nie –«
Hinter der Maske kroch eine Stimme hervor, eine breiige dumpf-weiche Stimme wie die des »Sumpf-Dings« in den Batman-Comics. Sie sagte nur ein Wort. »Mißgeburt.«
Lisa lachte. Sie hatte nie gedacht, daß sie Spaß daran finden könnte, eine so tödliche Gegnerin zu reizen. Sie hob die Hände auf und rief: »Kommen Sie und staunen Sie und sehen Sie Lena-Lisa, das doppelte Mädchen, die Frau mit den zwei Köpfen – und mich kriegst du nicht!« Ihre starken Beine spannten sich wie von selbst, trugen sie in einem raschen Satz seitwärts zur Hintertüre. Sie zog den Riegel aus der Halterung, stieß die Türe mit dem Ellbogen auf. Eiskalte nasse Luft quoll herein. »Fang mich, wenn du kannst!« schrie sie und streckte lang und höhnisch die Zunge heraus.

Samstag, 11. November, 19.10 Uhr.

Kälte packte sie an, als wäre sie in kaltes Wasser gesprungen. Ihr Overall war für die ständig überheizte Station gedacht, nicht für eine Novembernacht. Einen Moment lang erstarrte sie, dann konzentrierten sich alle ihre Kräfte darauf, der Verfolgerin zu entgehen.

Soweit sie überhaupt Pläne gemacht hatte, hatte sie vorgehabt, einfach in den hell erleuchteten Hof hinauszustürmen und um Hilfe zu schreien – aber die Entfernung war weiter und das maskierte Gespenst schneller, als sie kalkuliert hatte, ein paar Zentimeter mehr, und eine Hand hätte ihre Jacke gepackt. Sie mußte kämpfen – aber wie? Womit?

Ihre Hüfte krachte schmerzhaft gegen die Abfalltonne neben der Hintertüre. Als die wollig behandschuhten Hände sich erneut nach ihr ausstreckten, stieß sie den Eimer um und versetzte ihm einen Tritt. Sehen konnte sie nicht viel, aber sie hörte es: Der Eimer prallte gegen etwas, das nicht Mauer und Metall war, öffnete sich und erbrach seinen Inhalt, in dem die Stiefel der Verfolgerin fürs erste hängenblieben.

Lisa flitzte wie ein Kaninchen an der Rückseite der Station entlang, auf die schmale Passage zwischen C 12 und dem dunklen Untergeschoß der Zahnklinik zu. Sie bog ums Eck, und eine Sekunde lang stockte sie, zugleich geblendet und verblüfft – geblendet vom scharfen Neonlicht des Lazarett-Hofes und verblüfft von Lenas Erscheinung, die im Augenblick wie ein unerwartetes Spiegelbild vor ihr sichtbar wurde.

»Lena –« schrie sie.

Lena, die eben noch tief in Gedanken dahingetrabt war, erstarrte. Mehr intuitiv als bewußt registrierte sie, daß Katastrophales geschehen sein mußte, wenn Lisa in Overall und Gummischuhen hinter der Ecke der Station hervorgeschossen kam, und ohne nachzudenken stürzte sie auf die Schwester zu – mitten hinein in den Griff einer klammernden Hand.

Nicht einer Hand ... einer rauh-weichen Pfote, die sich ekelhaft um ihr Handgelenk schloß ... und was sie anstarrte, war kein Gesicht, war nur eine glotzäugige graue ausgebuckelte Fläche ohne Mund und Nase. Die Übelkeit, die jähem Schrecken folgt, brach über sie herein – und dann Wut. Sie reagierte so automatisch, wie sie auf die Berührung einer heißen Fläche reagiert hätte. Ihr Körper koordinierte ihre Bewegungen, ohne ihren Verstand zu fragen. Sie ließ sich in den pelzigen Griff, der ihr Handgelenk gepackt hatte, einen Schritt weit hineinfallen, zog die Hand hoch und riß sie scharf zurück. Gleichzeitig schnellte ihre Linke mit äußerster Kraft vor und landete unter dem Rippenbogen. Sie hatte das Sonnengeflecht nicht so exakt getroffen, wie ihr Karatelehrer das gerne gesehen hätte, aber ihre rechte Hand war frei, und der Hieb hatte zumindest einen Überraschungseffekt ausgelöst. Die Maske stolperte, taumelte rückwärts, schien eine Sekunde lang sogar zu fallen, dann fand sie ihr Gleichgewicht wieder und stürmte auf sie beide los.

Und jetzt kam sie vom beleuchteten Ende der Passage, dem Ende, das in den Lazarett-Hof hinaus führte.

»Hierher!« schrie Lisa. Als Lena den Kopf herumwarf, sah es einen Augenblick lang aus, als sei ihre Schwester bis zum halben Leib in der Erde versunken, aber sie stand nur auf den abwärtsführenden Stufen einer Kellertreppe. Lena rannte, ohne zu überlegen, tauchte dieselben kalt und modrig riechenden Stufen hinunter, auf eine Tür zu, hinter der sich fleckiges Halbdunkel ausbreitete. Wieder führten Stufen abwärts, ihre Hand glitt ein metallenes Geländer entlang. Ein dumpfer Geruch nach Öl und Gummi herrschte, wie in einer Garage. In weiten Abständen brannten Lämpchen an einer schwarzgrau gestrichenen Decke, jedes von einem winzigen ölig schillernden Hof umgeben.

Lisa hörte die Tür hinter sich auffliegen und gegen die Wand krachen. Dann vernahm sie Schritte – jemand war zum Geländer gerannt und spähte nun nach unten. Sie wagte nicht, zurückzublicken. Sie überlegte fieberhaft – sollten sie das Gebäude bei erster Gelegenheit wieder verlassen, sollten sie beleuchtete Höfe ansteuern, eine Ambulanz, die Nachtdienst hatte, einen Portier? Waren sie dort sicher? Wer hielt sich schon in einer Ambulanz auf? Kranke, die ihnen nicht helfen konnten, ein oder zwei Schwestern, ein Arzt – und die Feindin, die sie jagte, war kräftig und geschickt und würde nicht die geringsten Skrupel haben, ihren bisherigen sechs Opfern ein halbes Dutzend weitere hinterherzuschicken ...

Wenn sie dagegen im Keller blieben – in dem unübersichtlichen Komplex der unterirdischen Passagen, konnten sie die Verfolgerin leichter abschütteln. Sie wußte, sie war eine gute Läuferin – auf Lena traf das freilich nicht zu, aber konnten sie sich nicht irgendwo, wo die Gelegenheit günstig war, trennen? Außerdem kannte sie sich im Gelände aus, sie hatte so ziemlich jede mögliche Abkürzung ausprobiert, nur die Neubauten drüben waren ihr fremd.

Zwei Türen tauchten vor ihr auf, eine hölzerne mit schmutzigen Milchglasscheiben und eine metallene, auf der in Schablonenschrift HEIZKELLER stand. Sie stieß Lena, die keuchend neben ihr stand, mit dem Ellbogen an und deutete mit stummer Geste: Still!

Leise öffnete sie die Türe zum Heizkeller, ging aber nicht hinein. Statt dessen ließ sie die Türe, die an eine Schließautomatik gekoppelt war, langsam wieder zugehen. Das Gegengewicht quietschte, daß man es bis ans Ende des unterirdischen Raumes hören mußte. Sie faßte Lena am Ärmel und zog sie hinter sich her, als sie durch die zweite Tür schlüpfte und sie rasch hinter sich schloß. Vom Eingang oben hatte sie, bevor die hölzerne Tür alle Laute dämpfte, gerade noch eilige Schritte gehört.

Sie standen in grauem, neblig gedämpftem Zwielicht in irgendeinem verlassenen Institutsgebäude. Stumme Flure streckten sich links und rechts von ihnen aus. Lisa blickte sich um, dann lief sie, so schnell sie konnte, den Flur linkerhand entlang, erleichtert, daß die Gummisohlen ihrer Gesundheitsschuhe und Lenas weiche Schnürstiefel keinen Lärm machten. Am Ende des Flurs öffnete sie leise die Tür zum Treppenhaus und ließ sie hinter sich zugleiten. Sie standen an einer in Schneckenwindungen nach unten führenden Kellertreppe. Lisa legte eine Hand auf den nassen rostigen Handlauf und reichte die andere ihrer Schwester. Die Augen zusammengekniffen, um im unbestimmten Halblicht sehen zu können, machten sie sich ohne zu zögern an den Abstieg.

Vor Lenas irritierten Augen tanzten Lichtflecken. Sie keuchte; der unvermutete Angriff draußen im Hof und der darauffolgende Spurt waren zuviel gewesen. Sie stieß gegen eine Ziegelwand und spürte, wie lockerer Mörtel auf ihre Hände rieselte. Sie blickte über die Schulter zurück. Die Öffnung des Treppenabgangs war jetzt nur noch halb zu sehen, wurde zur Hälfte von der Biegung der Mauer verdeckt. Irgend etwas raschelte geschäftig über die Bündel von Leitungsrohren an der gewölbten Decke über der Wendeltreppe.

Sie eilte hinter Lisa her, vom hastigen Trapp-Trapp ihrer eigenen Schritte verwirrt. Als wäre sie ganz unbeteiligt an den Ereignissen, beschäftigten sich ihre Gedanken mit Belanglosigkeiten, blieben an Dingen hängen, die nicht das geringste mit ihrer Flucht zu tun hatten. Sie spähte zurück und stellte fest, daß sie so weit vorgedrungen war, daß sie den Eingang überhaupt nicht mehr sehen konnte. Ein Schwall kalter Luft, die nach Mauerwerk und Alkohol roch, wehte ihr aus der Tiefe der Treppenspindel entgegen. Sie fragte sich, wie alt die Treppe sein mochte, in welchem Jahr ihre Sandsteinstufen gefügt worden waren, wieviele Stufen es waren, die hinunter – wohin? – führten.

Gleichzeitig aber war sie keinen Augenblick lang frei von dem erdrückenden, würgenden Gefühl, daß ein Alptraum die Fesseln des Schlafes gesprengt hatte und in die reale Welt herübergeströmt war – oder sie in eine irreale Welt hinübergezogen hatte. Sie begriff ihre Situation völlig, sie durchschaute mit klarem Verstand was geschah, und doch kam diese Erkenntnis in einer verzerrten und sonderbar unpersönlichen Art, so daß es ihr nicht gelang, sich selbst dazu in Beziehung zu setzen. Etwas geschah, aber wem geschah es? Sie spürte die Angst, spürte ihr Herz in den Pulsadern pochen und kalte und heiße Schauder abwechselnd ihren Körper umfließen wie Elmsfeuer – und doch konnte sie gleichzeitig ihre ganze Konzentration darauf verwenden, ein weißes Kreidezeichen an der Mauer zu betrachten und zu rätseln, was es bedeuten mochte. Sie wußte, daß das Ding hinter ihr die Gestalt eines Schreckens annahm, der seit Jahren auf dem dunkelsten Grund ihrer Alpträume lauerte, und gleichzeitig lauschte sie fasziniert den leichten, gleichmäßigen Sprüngen, mit denen Lisa die Treppen hinuntersetzte, und ärgerte sich über ihren eigenen schwerfällig unbeholfenen Schritt ... und im nächsten Augenblick flogen ihre Gedanken wieder rastlos von einer unwichtigen Überlegung zur anderen.

Am Grund der Treppenspindel blieb Lisa stehen, wandte den Kopf links und rechts in die warme, von einem fahlen irrwischähnlichen Flimmern durchbrochene Dunkelheit. Sie hatten den Tunnel erreicht, der den alten mit dem neuen Teil des riesigen Krankenhauses verband. Der Tunnel führte von der Stelle aus, wo sie standen, etwa hundert Meter geradeaus, bog dann nach links ab. An der Decke brannten Glühbirnen in Drahtgestellen und gaben schwaches, aber ausreichendes Licht.

Sie blieb stehen und horchte angespannt. Nichts. Kein anderes Geräusch als das verstohlene Summen und Rauschen der Röhren und Kabel.

Sie wandte sich um. »Ich glaube, wir haben es geschafft. Wir haben sie abgehängt.«

Lena bemühte sich, ruhig zu atmen. Sie stellte sich die Haltung vor, die sie zu Anfang jeder Karatestunde einnahm, kniend, die Hände flach auf den Schenkeln, Oberkörper aufrecht, Augen geschlossen, völlig entspannt und zugleich konzentriert. Sie stand noch auf einer sehr niedrigen Stufe, aber sie fand, daß ihr zweimal wöchentliches Training bereits Früchte trug. Jedenfalls bekam sie wieder Luft, nachdem sie ihre Übung durchgeführt hatte.

»He – hörst du mich?« flüsterte Lisa.

»Natürlich. Warum sollte ich dich nicht hören?«

»Du warst plötzlich so komisch steif. – Komm, sehn wir zu, daß wir bei der nächsten Türe hier rauskommen. Wir müssen zur Polizei.«

»Sag mir wenigstens –«

»Schsch! Bist du närrisch, so zu schreien!«

»Sag mir wenigstens, was los war!«

Lisa schüttelte den Kopf und begann rasch und leichtfüßig den Gang entlangzutraben. Lena folgte ihr, halb gereizt, halb erleichtert und immer noch im Bann der Erregung, die sie so unvermutet angepackt hatte.

Am Ende des Tunnels drückte Lisa die eiserne Feuertüre auf. Als sie über die Schwelle trat, spürte sie im Rücken einen pfeifenden kalten Luftzug. Sie wußte, daß dieser Luftzug nur eins bedeuten konnte: Die Tür am anderen Ende war geöffnet worden.

Dann hörte sie auch schon die Schritte.

Samstag, 11. November, 19.30 Uhr.

Hinter ihnen rannte das Ding durch den Tunnel. Vor ihnen lag der dunkle Irrgarten eines nächtlich verlassenen Gebäudes.
 Sie stieß die Tür vom Treppenhaus zum Erdgeschoß auf. Im Gegensatz zum Tunnel lag das Gebäude total im Dunkeln, nur durch die hohen Außenfenster drang matter oranger Schein von den Straßenlampen herein. Die Treppe zum ersten Stock erhob sich vor ihnen. Lisa rannte die glatten Marmorstufen hinauf. Sie versuchte sich zu vergegenwärtigen, wie es in dem Haus aussah, in dem sie sich nun befand. Sie war schon früher öfters hier gewesen, um die Sammlung zu besichtigen: Es war das zweistöckige Gebäude des Instituts für Anatomie und Pathologie.
 Der Flur, auf den die Treppe führte, verlief halbkreisförmig und umrundete die Schauräume des Pathologischen Museums. Die Räume waren geschlossen, aber an den Flurwänden entlang standen Vitrinen, die eine Art Überlaufbecken für die überquellende Sammlung bildeten, und der Inhalt dieser Vitrinen war schon bei Tage unbehaglich und bei Nacht zum Fürchten – Lisa glaubte zu sehen, wie alle diese skelettierten und in Wachs geformten und in Keyserling konservierten menschlichen Überreste sich schemenhaft bewegten. Trüb-stumpfe Augen schienen sich blicklos zu wenden, vertrocknete Hände die Finger zu regen, unbeschreibliche Körper in jäher Bewegung zu erzittern. Sie spürte plötzlich, wie Panik sie überrollte, eine schwere, schwarze

Welle Panik. Verzweifelt rüttelte sie an der Türe, die auf der anderen Seite des Halbrunds wieder ins Treppenhaus führte. Schon glaubte sie, die Türe sei verschlossen – da bemerkte sie, daß nur der Riegel vorgeschoben war. Sie stieß ihn zurück, und die Tür sprang auf. Lisa schob sich hindurch, zog Lena hinter sich her und schlug die Tür wieder zu. An dieser Seite gab es keinen Riegel.

Einen Augenblick lang standen beide reglos, mit allen Sinnen lauschend.

Vom Flur drinnen kam das metallene Klappern von Stiefelabsätzen näher. Die Tür bestand aus solidem Holz, dennoch meinte Lena, keuchenden Atem von der anderen Seite zu hören.

Der Flur vor ihnen lag fast ganz im Dunkeln, nur das Fenster am Ende gab einen matten Orientierungsschimmer. Lisa versuchte sich im schwachen Zwielicht zu orientieren. Sie überlegte fieberhaft. Sie wußte, ihr blieben nur wenige Augenblicke. Sie mußte sich einen Plan machen, aber woher die Zeit nehmen?

Ihre Augen schweiften durchs Halbdunkel, wurden plötzlich groß. Ein Stück weiter den Gang hinunter zeichnete sich ein metallener Rahmen ab, eine dunkle Drahtglasfüllung ... ein Lift!

Sie hörte ein Stolpern jenseits der hölzernen Türe. Die klappernden Schritte verhielten. Eine Türe wurde aufgerissen und krachend wieder zugeschlagen – wahrscheinlich suchte der Popanz sie in den Waschräumen und Toiletten des Museums.

Geräusche widerhallten im Gang.

Sie sprangen in den Lift. In dem Moment, in dem die Kabine sich in Bewegung setzte und abwärts fuhr, sprang die Flurtüre auf, eine groteske Gestalt schoß heraus und wandte ihr Un-Gesicht witternd nach allen Seiten. Eine Sekunde später hob sie die dick behandschuhten Fäuste und schüttelte sie in stummer Verwünschung. Die Geste hatte etwas Heidnisches an sich, als sei sie kein bloßer Ausdruck der Wut, sondern ein ritueller Fluch. Einen Augenblick lang sah das Ding, das sich im bräunlich-orangen Zwielicht der Neonlampen bewegte, aus wie der Zauberpriester eines vergessenen Volkes, als es hin und her sprang und seinen schaurigen Kopf links und rechts drehte.

Der Lift fuhr in den Keller hinunter.

Die Türen der Kabine glitten mit einem leisen Pfiff auseinander. Kühle, zu Tode klimatisierte Kellerluft schlug den beiden Passagierinnen entgegen. Vor ihnen lag der kahle Korridor eines

Neubaus. Nackte, grauweiße Betonwände zogen sich, von den unverzichtbaren Rohrbündeln an der Decke begleitet, in beide Richtungen. Statt des trüben Dunkels im alten Teil brannte hier eine grelle, unfreundliche Beleuchtung. Sie stiegen aus. Lisa sah erstaunt, wie ihre Schwester auf einen großen Farbkanister zulief, den Kanister zum Aufzug zurückschleppte und zwischen die Türen stellte.

»Was machst du?«

»Verhindern, daß jemand anderer den Lift benützt. Jetzt bleiben die Türen offen. Komm weiter, beeil dich.«

»Wart einen Augenblick.«

Sekundenlang blieben sie lauschend stehen. Außer dem fernen Summen der Notstromaggregate war nichts zu hören. Lena flüsterte: »Ist hier irgend jemand – nachts um diese Zeit?«

»Ein paar Mechaniker. Die Nachtwächter. Dann die Pathologen, wenn etwas Dringendes zu erledigen ist. Die neuen pathologischen Labors sind hier unten untergebracht.«

»Päh!« machte Lena, der inzwischen klargeworden war, daß sie vom halbdunklen Flur der pathologischen Sammlung noch oft träumen würde.

Sie liefen Schulter an Schulter durch den Korridor, bemüht, keinen Lärm zu machen. Genau vor ihnen verkündete ein beleuchtetes gelbes Hinweisschild: WÄSCHEREI. Die großen Waschräume waren nachts abgeschlossen, aber vor der Tür standen metallene Handwagen, hochbeladen mit Säcken voll schmutziger Wäsche.

Das nächste Schild besagte ZENTRALKÜCHE. Die riesige Küche des Krankenhauses war leer, aber die Beleuchtung war eingeschaltet, so daß der Nachtwächter die Räume durch die großen Glasfenster in der Wand überblicken konnte. In der cremefarben gekachelten Halle standen in langen Reihen Arbeitstische mit Platten aus rostfreiem Stahl und großen versenkbaren Töpfen.

»Wohin jetzt?«

Lena sah sie fragend an. Sie merkte, daß sie sich nicht mehr auskannte, wie es weiterging; dies war der neue Teil des Krankenhauses, mit dem sie nicht vertraut war.

»Nach rechts«, antwortete sie aufs Geratewohl.

Sie bogen nach rechts in einen anderen Flur ein und näherten sich einer Reihe von Verkaufsautomaten: Heißer Kaffee, Schokolade, Sandwiches, Kuchen. Der Boden hob sich hier, verlief erst in unauffälliger Steigung, dann in einer deutlichen Rampe nach oben, einem unsichtbaren Ausgang zu.

»Wo kämen wir da hin?« flüsterte Lena.
»Genau weiß ichs auch nicht. Aber ich denke, wir müßten im Depothof hinten rauskommen, wir sind – horch!« unterbrach sie sich. »Schritte.«
Sie sahen einander eine Sekunde lang an, dann rannten sie gleichzeitig los.

Die Schritte, die sie verfolgten, verwandelten sich mit einem Schlag von einem spähenden Schleichen in einen Galopp, der von den Tunnelwänden widerhallte.
Lena erreichte die Türe ins Freie, als Lisa schon in die Nacht hinaus verschwunden war. Sie horchte, zögerte, dann stürzte sie ebenfalls hinaus in das frostige Dunkel hinter dem Institut. Lisa war dort draußen mit irgendetwas beschäftigt, das eine Menge Radau machte, das scharrte und klapperte und quietschte, als würde Metall auf Metall gedreht. Dann erkannte sie die Ursache des mysteriösen Lärms: Rechts neben der Türe stand eine Reihe überquellender Mülltonnen. »Halt die Türe auf!« zischte Lisa ihrer Schwester zu. Sie schwang eine der schweren Tonnen mit aller Kraft an den Henkeln herum, manövrierte sie durch die Türöffnung und stieß sie hinter sich, und dann die nächste, und die nächste – das Haus schien zu bersten vor Lärm; Lena hörte, wie die schweren Metallzylinder mit fürchterlichem Gepolter und Geschepper die Stiegen hinunter rumpelten und unten gegeneinander prallten, bevor sie immer schneller werdend weiterrollten. Aus der Kellertiefe drang ein Wutschrei, der sogar diesen donnernden Krach übertönte, als die Maske vor den springenden Tonnen die Flucht ergriff.
Es würde sie nicht lange aufhalten; sobald die Kübel zur Ruhe gekommen waren, würde sie einfach über sie hinwegsteigen, aber bis dahin – bis dahin, dachte Lisa, war ihr sicherlich etwas Neues eingefallen.
Sie blickte mit zusammengekniffenen Augen um sich. Sie waren auf dem freien Gelände zwischen Pathologie und Zahnklinik, auf der Westseite des alten Depothofes, inmitten einer Wüste voll frostbereiftem Unkraut und seit Jahren angesammeltem Schrott. Blinde schmutzfleckige Bettgestelle, das tote Riesenauge eines Monitors, Krakenarme ausrangierter Kunststoffschläuche türmten sich zu bizarren Gebirgen.
Lena wandte den Kopf. Im Keller drüben war der Lärm verhallt. In der fahl erhellten Türöffnung wurde etwas sichtbar, eine

Form, so menschenähnlich und doch so absurd wie die einer Vogelscheuche. Es bewegte sich mit sonderbar pendelnden Armen, als es nach allen Seiten nach ihnen ausspähte.

Sie folgten einem Schleichpfad durch das glitzernde Gerümpel, sprangen da und dort über ein Stück Schrott hinweg. Die Maske sprang ebenfalls, landete aber auf der metallenen Spiralspule irgendeines großen Geräts und verhakte sich darin. Lisa warf einen Blick über die Schulter zurück. Die schattenhafte Gestalt schien auf einem Bein zu hüpfen, sie zog und zerrte und mühte sich ab, um den tief in der blinkenden Stahlspirale steckenden Knöchel freizubekommen.

Plötzlich gelang es ihr. Sie schüttelte sich, und beide Arme hoch erhebend wie federlose Flügel, stürmte sie hinter den beiden Frauen her.

Wie es dann eigentlich geschah, konnte Lena selbst nicht genau sagen. Sie waren jenseits des Depothofes in die fahle Wüstenlandschaft der Baustellen gelangt, als die Maske plötzlich einen Bogen geschlagen und versucht hatte, ihnen von vorne den Weg abzuschneiden, indem sie den Steg über einer der Baugruben benützte. Das einzige, woran sich Lena noch lange mit bitterer Klarheit erinnerte, war die irrsinnige struppige Silhouette des Popanz, der sich grau und blind wie ein Nebelgeschöpf durch den orangeroten Glanz der Natriumdampflampen bewegte, stumm und von Mordlust besessen.

Dann geschah es, ganz plötzlich.

Vielleicht hatten die Stiefel glatte Sohlen, vielleicht hatte sie eine zu hastige Bewegung gemacht. Wie immer, sie glitt aus. Holz klapperte trocken – eine wilde Bewegung, mehr spürbar als hörbar, ging durch die Nacht – und dann kam ein kurzes, fürchterliches Aufbrüllen, das fast augenblicklich wieder verstummte.

Die graue Gestalt auf dem Steg war verschwunden.

Eine gute Minute lang standen sie reglos. Beiden war klar, daß sie nichts mehr zu befürchten hatten, aber es dauerte seine Zeit, bis alle Alarmsysteme in ihrem Inneren verstummten. Lena wies wortlos auf eine der vergitterten Laternen, die als warnende Kennzeichnung an den vier Ecken der Fallgrube hingen. Sie hakte sie los, knüpfte eines der langen rotweißen Kunststoffbänder der Absperrung an den Bügel und trat vorsichtig einen Schritt auf den Steg hinaus. Die Lampe schwang in das zwielichterfüllte Loch hinab.

Es war nicht der Sturz in die Tiefe allein gewesen. Als die Lampe tief in den Schacht hinabsank und ihr schwankendes Licht auf den Wänden tanzte, sahen sie, was die Dunkelheit ihnen verborgen hatte: Aus dem Betonboden ragten mannshohe eiserne Spieße, ein gutes Dutzend nebeneinander – und alle hatten sich durch den stürzenden Körper gebohrt. Der Leichnam steckte, auf einem Dutzend Spießen gepfählt, rücklings auf ihnen, Arme und Beine in grotesk steifer Haltung beiseite gestreckt. Die Pappmaske war bei dem tiefen Sturz vom Gesicht gerutscht und hing an ihrem schwarzen Bändchen vom Hals herab. Der Kopf war nach hinten verdreht, so daß das schwarze Haar schlaff nach unten hing und das Kinn in die Luft starrte. Einen Augenblick lang sahen sie das Gesicht ganz deutlich im pendelnden Lichtschein. Die Augen waren weit offen und starrten mit einem Ausdruck von Haß und Hochmut in eine Welt, die bereits jenseits des Todes lag.

Mittwoch, 15. November, 18.30 Uhr.

Tagsüber war der erste richtige Schnee gefallen. Es schneite immer noch. Eine zarte weiße Pulverschicht verhüllte den Boden. Aus verschneiten Brunnen erhoben sich schneegekrönte Wasserspeier mit leeren trockenen Mäulern. Die schwarzen Bronzestatuen von Ärzten in Gehröcken hoben sich wie Scherenschnitte vom gleichförmig weißen Hintergrund ab. Die erleuchteten Fenster der Kliniken warfen breite viereckige Lichtflecken auf den hellen Schnee.

Lena begleitete ihre Schwester zur Station. Von wilder Aufregung erfüllte Stunden widerhallten noch in ihnen beiden – sie hatten eine halbe Nacht in einem mit Aktenstößen überfrachteten, sehr unordentlichen und sehr ungelüfteten Büro der Kriminalpolizei verbracht und zu Protokoll gegeben, was sie entdeckt und erlebt hatten, und damit eine Schockwelle von Entsetzen ausgelöst, die sich durch alle Spitäler der Stadt fortpflanzte.

Noch in der Nacht war das Hauptquartier der R.I.P. von Kriminalbeamten durchsucht worden, und dabei waren nicht nur weitere Vorräte gefälschter Ampullen gefunden worden, sondern auch eine beträchtliche Menge Zutaten für den Todes-Cocktail und Schachteln voll Listen und Dokumenten, von deren Auswertung die Polizei sich einiges versprach.

Nicht nur in den Intensivstationen, in allen Stationen von den Gebärkliniken bis zur Geriatrie wurden in fieberhafter Eile die

Kartons mit Sympatex-Ampullen aus den Depots geräumt und kontrolliert – sämtliche Spitalsleiter hatten sich (und das sicherlich zu Recht) gesagt, die Barmherzigkeit der R.I.P. könnte sich mittlerweile weit über die Intensivstationen hinaus erstreckt haben, und wie standen sie dann da?

Dr. Antosch war unauffindbar, und Greta Lüdke hatte – vorsichtshalber von einem ausländischen Stützpunkt aus –, ein Kommunique der R.I.P. veröffentlicht, in dem sie erklärte, »ein abscheulicher Menschenteufel habe ihre humanen Ziele aufs gemeinste für seine eigenen finsteren und tückischen Pläne genutzt«.

»Meinst du«, fragte Lisa, »die R.I.P. ist damit erledigt?«

Lena schüttelte den Kopf. »Kaum. Ich bin da Pessimistin, weißt du. Die Lüdke macht unbekümmert weiter, wie du siehst.« Als sie Lisas Gesicht im blassen Schneelicht sah, fügte sie tröstend hinzu: »Aber, wie du ebenfalls siehst, sie gewinnen nicht immer.«

»Ich muß an Patrick denken«, sagte Lisa.

Lena schwieg. Sie wußte, was ihre Schwester meinte. Zu sagen, daß Frau Sward nach dem Auffliegen des Skandals eine schlechte Presse gehabt hatte, war noch ein sehr milder Ausdruck. Die öffentliche Meinung wechselt rasch, und sobald einmal Feuer auf dem Dach der R.I.P. gewesen war, hatten die Zeitungen auch ihre Aufmerksamkeit darauf gewandt, daß Verena Sward einen sehr jungen Ehemann (den mittlerweile dritten) hatte und Patrick seine zwölf Jahre größtenteils in Internaten und bei mitleidigen Verwandten verbracht hatte. Aus den Zeitungsseiten wehte der Hauch der Lynchjustiz, und Frau Sward hatte sich zu einem langen Urlaub – Adresse unbekannt –, zurückgezogen.

»Wie wird es eigentlich mit ihm weitergehen?« fragte Lena. »Ich nehme an, er hat einen langen Weg vor sich?«

»Ja. Sobald wir ihn entlassen können, wird er zur neurologischen Rehabilitation auf eine Spezialstation verlegt werden, wo man ihn mit entsprechenden physiotherapeutischen und neuropsychiatrischen Methoden behandeln wird. Es wird Monate dauern, bis eine weitere Besserung zu erwarten ist.«

»Aber wird er wieder ganz gesund werden?«

»Vielleicht. Man weiß im vornhinein nie, wieweit ein Patient wiederhergestellt werden kann.« Sie schwieg bedrückt. Dann warf sie plötzlich den Kopf hoch. »Andererseits – selbst wenn er nicht hundertprozentig gesund wird, so doch zu neunzig Prozent, oder achtzig Prozent. Wieviel Menschen sind denn schon wirklich rundum gesund?«

Lena hatte nicht richtig zugehört. »Ich muß dran denken«, sagte sie, »wie er damit leben wird, daß seine Mutter ihn töten lassen wollte.«

Der junge Schnee knirschte unter ihren Schritten. Die häßlichen Krankenhaushöfe sahen frisch und romantisch aus, wie sie so weiß bereift dalagen.

Sie schritten schweigend nebeneinander her, bis Lena mit einemmal sagte: »Ich bin froh, daß du deine Beziehung zu Lutz Beranek jetzt guten Gewissens fortsetzen kannst.«

»Wie?« Lisa blickte erschreckt auf. »Ich habe doch überhaupt gar keine –«

»Na, na, Teddybär – wer wird denn lügen!«

»Ich bin bloß froh, daß er nichts damit zu tun hatte.«

»Eben. Also – ruf ihn an, laß ihn wissen, daß du ihm Unrecht getan hast, und werde glücklich mit ihm.«

»Was du zusammenredest!« rief Lisa, die bis über die Ohren rot geworden war. »Er ist in mich verliebt, na schön, das heißt noch lange nicht ... ach du meine Güte.« Sie seufzte tief und schritt mit gesenktem Kopf weiter, und die Röte auf ihren Wangen wurde immer tiefer.

Nach einer Weile fragte Lena, wobei sie ein betont unbeteiligtes Gesicht machte: »Und dieser junge Doktor ... erholt er sich gut?«

»O ja. Zum Glück war kein inneres Organ verletzt, er hat nur Fleischwunden davongetragen. Das Problem war, daß er in einem so schlechten Zustand war, als die Sache passierte. – Ich warte ja schon darauf, was er für ein Gesicht macht, wenn er alle die Zeitungsartikel liest.«

»Ach ja«, machte Lena. Lisa warf ihr einen scharfen Seitenblick zu. Sie wußte genau, daß ihre Schwester sämtliche Tageszeitungen gekauft und in allen nachgelesen hatte, was über Dr. David geschrieben worden war. Für die Journalisten war es natürlich ein gefundenes Fressen gewesen, daß das Opfer nicht irgendein Assistenzarzt gewesen war, sondern ein so glänzendes Exemplar, wie Dr. Tilman eines war, und so wimmelten die Artikel von Bezeichnungen wie »ärztliches Genie« und »große Hoffnung der Anästhesie« und einiges anderes mehr, das nicht dazu angetan war, in Dr. David Demut und Bescheidenheit zu fördern.

Den Journalisten war nicht alles gesagt worden, und von dem, was ihnen gesagt worden war, hatten nicht alle alles richtig verstanden, sodaß die Berichte nicht ganz der Wahrheit entsprachen – viele hatten angenommen, der Angriff auf Dr. David sei eine unmittelbare Folge seiner Bemühungen um Patrick, die Dr. Wiegand stark herausgestrichen hatte, und so gab es Schlagzeilen wie:

»STERBEHELFERIN« ATTACKIERT ARZT, DER TODKRANKES KIND RETTETE!

Lisa sagte: »Dr. Wiegand wird nichts dagegen haben, wenn du ihn kurz besuchst ... schließlich hast du dir auch eine Medaille verdient.«

Lena hatte seit Stunden auf ein solches Angebot gehofft, aber jetzt, wo es kam, sagte sie nur: »Hoffentlich ist eure Rausschmeißerin nicht da.«

»Sei nicht so eklig.«

»Ist er überhaupt bei Bewußtsein?«

»Ja, doch. Ich muß dich allerdings warnen, daß er von deinem Besuch vielleicht nicht viel mitbekommt. Er ist sehr schwach und matt – er schläft und döst nur und nimmt an nichts Anteil, er –«

»Wenn er der Mann ist, für den ich ihn halte«, sagte Lena, »dann erwecke ich sein Interesse mit einem einzigen Wort.«

Lisa blickte sie ungläubig an. »Das Wort möchte ich hören.«

»Du wirst es hören.«

Mittwoch, 15. November, 19 Uhr.

Auf C 12 herrschte jene leicht fiebrige Munterkeit, wie sie nach starken Nervenanspannungen auftritt. Lena nahm an, daß diese Erleichterung einen Grund hatte, den niemand von der Belegschaft offen zugeben würde: die Angst, einer der ihren könnte der Täter sein, war von ihnen gewichen. So traurig es war, daß vier Patienten und zuletzt Herr Leopold ein grausames Ende gefunden hatten, so war es doch die Tat einer Außenstehenden gewesen, einer Feindin, die sich eingeschlichen hatte, um Tod und Schrecken unter sie zu bringen ... die Welt von C 12 war heil geblieben, und das war das Wichtigste von allem. Diese Welt ertrug keine inneren Krisen; sie war so bedroht, so belagert von außen, daß ihre innere Struktur um jeden Preis heil bleiben mußte.

Während Lena vorschriftsmäßig in Überschuhe schlüpfte und einen orangen Mantel über ihre Kleider zog, registrierte sie aufmerksam die Stimmung um sich herum. Alle waren ein bißchen durcheinander, alle bewegten sich zu schnell und sprachen zu laut, und diese Erregung war durchwirkt von einem allgemeinen Bedürfnis, einander Zärtlichkeit und Nähe zu beweisen – als versuchte jeder auf seine Weise dem anderen zu sagen: ›Ich weiß, du warst es nicht. Ich kann dir vertrauen. Komm her, laß uns Freunde sein.‹

»Willst du Patrick sehen?« fragte Lisa.

Der Junge war zurück ins allgemeine Krankenzimmer verlegt worden und lag im Zweierzimmer zwischen einer eingegipsten Gestalt auf der einen und einem erschreckend hohläugigen jungen Mann auf der anderen Seite. Die häßliche Apparatur des Beatmungsgeräts im einen und die Magensonde im anderen Nasenloch entstellten sein Gesicht auf eine befremdende Weise, aber seine braunen Augen waren offen und wach.

»Meine Güte, ist das ein Hühnergerippe!« rief Lena mit einem Blick auf die grauweißen Arme, an denen schlaff der letzte Rest Fleisch hing.

»Schsch!« machte Lisa. »Wir wissen nicht, wieviel er schon versteht.«

Patrick – der jedenfalls verstanden hatte, was orange Kittel an seinem Bett von ihm erwarteten –, wurde plötzlich aktiv; er rollte die Augen nach links und rechts und wackelte beflissen mit den Zehen.

»Siehst du?« bemerkte Lisa betont laut und deutlich. »Es geht ihm großartig. Siehst du, wie er die Zehen bewegt? Mach einmal die Hände auf und zu, Patrick. Super! Und jetzt nimm meine Hand – hier – und Lenas Hand – da.«

Lena wurde den Verdacht nicht los, daß ihre Schwester diese Demonstration von Patricks Fähigkeiten aus einer gewissen Bosheit heraus angesetzt hatte, denn die kleine kalte trockene Hand fühlte sich abscheulich an, viel eher wie das mumifizierte Pfötchen eines Tieres als wie eine Kinderhand. Jähzorn stieg in ihr auf. Nichts konnte sie so herausfordern wie der Versuch, sie zu ängstigen oder anzuekeln; sie hatte schon als kleines Mädchen wacker Regenwürmer aufgeklaubt und Schnecken auf ihrem Arm kriechen lassen.

»Schön machst du das!« sagte sie, als das Kind ihr die Augen zuwandte. »Ich wette, Lisa hat recht, du gehst bald nach Hause. Braver Schatz.« Sie streichelte seinen bloßen Arm, und da sie sein Gesicht mit all den abschreckenden Röhren und Kanülen nicht anzufassen wagte, klopfte sie ihm freundlich den Bauch. Patrick streckte sich und zappelte – in der hoffnungsfrohen Erwartung, jetzt massiert zu werden –, mit allen vier Gliedmaßen gleichzeitig.

»Und die beiden anderen?« fragte Lena leise.

Der Mann, der so ganz in Gipsverbände verpackt war, mußte der Discjockey sein, von dessen enormer Widerstandskraft ihr Lisa erzählt hatte. Sie hörte erstaunt, daß es ihm von Tag zu Tag besser ging. Lisa, die den Blick verstand, den sie auf die gipserne

Mumienhülle richtete, sagte: »Weißt du, der Patient, der am schlimmsten aussieht, ist nicht immer auch am schlimmsten dran. Er hat eine Unmenge Brüche, aber die meisten werden ohne größere Komplikationen heilen. Sein Kopf hat uns Sorgen gemacht, aber wie es aussieht, ist er aus Stahlbeton.«

Der Mann im anderen Bett war ein Neuzugang, über den Lisa selbst nicht viel wußte außer seiner Krankengeschichte: Er war von der Rettung eingeliefert worden, nachdem er sich in einer Innenstadtpassage gegen eine Glasscheibe geworfen und sich wie in Krämpfen in den Scherben gewälzt hatte. Ein Mikrochirurg hatte eine Weile zu tun gehabt, zwei zerschnittene Arterien zu flicken, und jetzt lag der Patient von oben bis unten in Verbände gewickelt im Bett, sprach kein Wort und überließ es der Polizei und den Ärzten, herauszufinden, wer er war und was ihm fehlte.

»Und man weiß nicht, was es sein könnte?«

»Wir vermuten eine alte Hirnverletzung. Schädel-Hirn-Traumen können solche Defekte nach sich ziehen ... Persönlichkeitsveränderungen, wahnartige Zustände, Krampfanfälle ... eine Menge scheußliche Sachen. Komm, wir sehen uns Dr. David an.«

Lena Offenbach hatte aus den Erzählungen ihrer Schwester den Schluß gezogen, daß Dr. David sich nur sehr mäßiger Beliebtheit bei seinen Kollegen erfreute, und so war sie überrascht, mit welcher Zärtlichkeit er von allen Seiten umhegt wurde. Wer immer an seinem Bett vorbeikam, beugte sich über ihn, klopfte seine Schulter, gab ihm ein freundliches Wort; die zarte dunkelhaarige Schwester Radana schlug die Hände zusammen und rief (offenbar nicht zum erstenmal) pathetisch aus: »Jeh, Dr. David, was haben wir gezittert und gebebt für dich, wie hast du ausgesehn!« Erst viel später kam Lena drauf, daß sie ein *gentlemans agreement* beobachtet hatte, eines der trickreichen Arrangements (beileibe nicht das einzige) die sich auf C 12 entwickelt hatten, um das heikle innere Gleichgewicht der Station zu beschützen. Es lautete (vereinfacht): Solange Dr. David gesund war, spielte man sein Spiel mit, daß er keine Zuwendung wünschte – in dieser Phase mußten die anderen zurückstecken und auf das Gefühl allgemeiner Kameradschaft verzichten, das sie so dringend für ihre eigene Stabilität brauchten. War Dr. David aber krank, dann durften alle Dämme brechen, dann wurde er mit Zuwendung zugekippt, bis alle das Gefühl hatten, daß seine ständige Kälte und Abweisung gut gemacht war. Dann durfte sich auch David Tilman sättigen und diese überreichliche Liebe genießen, konnte er sich doch vor sich selbst rechtfertigen, daß er krank und hilflos den Sentimentalitäten seiner Umgebung ausgeliefert und obendrein die meiste Zeit halb bewußtlos gewesen war.

Er lag – sehr blaß und gedämpft, aber bei Bewußtsein –, im Bett, Arme und Beine verbunden. Auf dem glitzernden Chromstahlgestell über dem Betthaupt hingen die Infusionen von Blutplasma, hochkolloidalen Eiweißlösungen und reinen Wasser-Elektrolyt-Lösungen, die das Blutvolumen wieder auffüllen sollten. Man sah ihm den starken Blutverlust an, er wirkte trocken und verschrumpft und war so schläfrig, daß Schwester Katja Mühe hatte, ihm sein Abendessen zu verabreichen. Sie hatte ihm bereits ein weichgekochtes Ei und ein in Würfel geschnittenes Butterbrot verfüttert und ließ jetzt einen kleinen Pudding mit einem Schlagobershäubchen folgen. David Tilman war so schwach, daß er zuweilen am Löffel leckte wie ein Kätzchen, ohne den Mund zuzumachen, dann ermunterte ihn die Stationsschwester mit sanften Rippenstößen und freundlichen Worten, bis er den letzten Rest Pudding hinuntergeschluckt hatte. Von der Anstrengung des Essens völlig erschöpft, rutschte er in sich zusammen und kuschelte sich ins Kissen. Er machte nicht den Eindruck, als könnte ein noch so sensationelles Wort ihn aus seiner satten Benommenheit wecken.

Dennoch behielt Lena recht.

Sie legte eine Hand sehr sanft und zart auf seine Schulter und flüsterte in ihrem wärmsten und weichsten Tonfall: »Trilby.«

David Tilman schlug die Augen auf wie jemand, der in schwärzester Nacht vom Telefon aufgestört wird. Seine Lider flatterten, die Muskeln um seinen Mund strafften sich vor Anspannung. Er versuchte sich aufzurichten, fiel aber augenblicklich wieder zurück. »Futter ... im Eisschrank ...«, murmelte er, mit den Worten kämpfend, als wickelte sich jedes einzelne um seine Zunge. »Warmes Wasser –« Auf seiner Oberlippe brachen vor Anstrengung winzige Schweißperlen aus.

Lena unterbrach ihn. Ihr Gesicht verzog sich zu dem liebreizendsten Lächeln, das sie je fertiggebracht hatte. »Ich bin Lisas Schwester. Wir dachten daran, daß das arme Tier jetzt ganz allein ist ... wir würden gerne für Trilby sorgen, solange Sie krank sind. – Ich *liebe* Katzen«, fügte sie hinzu, in einem so schmelzenden Ton, daß Dr. David einen Augenblick lang unter Aufbietung aller Kräfte ganz wach wurde und »Sehr lieb von Ihnen!« keuchte.

Zehn Minuten später sagte Lisa Offenbach zu ihrer Schwester: »Du bist die falscheste falsche Katze der Welt.«

»Findest du?«

»Ja«, bekräftigte Lisa. »Und ich kann dir prophezeien – du wirst dich wundern, was dich diese Katzenpension kostet, Trilby ist nämlich an nichts Geringeres als Lachs und Kaviar gewöhnt. Aber das ist es dir vermutlich wert.«

»Mag sein.« Lena blickte den kleinen Schlüsselbund an, den man ihr ausgehändigt hatte – Dr. Davids Wohnungsschlüssel –, und warf ihn spielerisch in die Luft. Dann, ganz unerwartet, lächelte sie ihre Schwester an. »Schau gut auf ihn. – Gute Nacht.«

»Gute Nacht.«

Die schwere Drahtglastüre der Station C 12 fiel zwischen ihnen ins Schloß.

Kurzbiografie Barbara Büchner

Die Wienerin Barbara Büchner ist seit 1972 als freie Journalistin und Schriftstellerin tätig. Ihre pointiert geschriebenen Beiträge und Kurzgeschichten zu aktuellen Themen in unserer Zeit wurden in großen Tageszeitungen und Wochenzeitschriften auch außerhalb Österreichs abgedruckt.

Als Meisterin der spitzen Feder lernten sie in Deutschland vor kurzem viele Zeitmagazin-Leser kennen. Bereits 1977 verlieh man ihr den österreichischen Staatspreis für journalistische Leistungen im Interesse der Jugend durch das Bundesministerium für Unterricht und Kunst.

Beiträge der Autorin erschienen in den Anthologien »Im kleinen Kreis« (Kriminalgeschichten), »Riß im Himmel« (Science-fiction-Geschichten von Frauen) und »Blaß sei mein Gesicht« (Vampirgeschichten) des Wiener Frauenverlags. Dort publizierte sie auch »Zwischenfall im Magic Land«, eine Sammlung hintergründiger Erzählungen. 1988 veröffentlichte der Hänssler-Verlag in Deutschland ihren Roman »Das Institut«.